全国中医药行业高等职业教育"十三五"规划教材

物理因子治疗

（供康复治疗技术专业用）

主 编 ◎ 王红新

中国中医药出版社
·北 京·

图书在版编目（CIP）数据

物理因子治疗 / 王红新主编 . —北京：中国中医药出版社，2018.6

全国中医药行业高等职业教育"十三五"规划教材

ISBN 978 – 7 – 5132 – 4790 – 0

Ⅰ . ①物…　Ⅱ . ①王…　Ⅲ . ①物理因子治疗—高等职业教育—教材

Ⅳ . ① R454

中国版本图书馆 CIP 数据核字（2018）第 038087 号

中国中医药出版社出版

北京市朝阳区北三环东路 28 号易亨大厦 16 层

邮政编码　100013

传真　010-64405750

山东润声印务有限公司印刷

各地新华书店经销

开本 787×1092　1/16　印张 24.25　字数 499 千字

2018 年 6 月第 1 版　2018 年 6 月第 1 次印刷

书号　ISBN 978 – 7 – 5132 – 4790 – 0

定价　76.00 元

网址　www.cptcm.com

社 长 热 线　010-64405720

购 书 热 线　010-89535836

维 权 打 假　010-64405753

微信服务号　zgzyycbs

微商城网址　https://kdt.im/LIdUGr

官 方 微 博　http://e.weibo.com/cptcm

天猫旗舰店网址　https://zgzyycbs.tmall.com

如有印装质量问题请与本社出版部联系（010-64405510）

中医药职业教育是我国现代职业教育体系的重要组成部分，肩负着培养新时代中医药行业多样化人才、传承中医药技术技能、促进中医药服务健康中国建设的重要职责。为贯彻落实《国务院关于加快发展现代职业教育的决定》（国发〔2014〕19号）、《中医药健康服务发展规划（2015—2020年）》（国办发〔2015〕32号）和《中医药发展战略规划纲要（2016—2030年）》（国发〔2016〕15号）（简称《纲要》）等文件精神，尤其是实现《纲要》中"到2030年，基本形成一支由百名国医大师、万名中医名师、百万中医师、千万职业技能人员组成的中医药人才队伍"的发展目标，提升中医药职业教育对全民健康和地方经济的贡献度，提高职业技术院校学生的实际操作能力，实现职业教育与产业需求、岗位胜任能力严密对接，突出新时代中医药职业教育的特色，国家中医药管理局教材建设工作委员会办公室（以下简称"教材办"）、中国中医药出版社在国家中医药管理局领导下，在全国中医药职业教育教学指导委员会指导下，总结"全国中医药行业高等职业教育'十二五'规划教材"建设的经验，组织完成了"全国中医药行业高等职业教育'十三五'规划教材"建设工作。

中国中医药出版社是全国中医药行业规划教材唯一出版基地，为国家中医中西医结合执业（助理）医师资格考试大纲和细则、实践技能指导用书、全国中医药专业技术资格考试大纲和细则唯一授权出版单位，与国家中医药管理局中医师资格认证中心建立了良好的战略伙伴关系。

本套教材规划过程中，教材办认真听取了全国中医药职业教育教学指导委员会相关专家的意见，结合职业教育教学一线教师的反馈意见，加强顶层设计和组织管理，是全国唯一的中医药行业高等职业教育规划教材，于2016年启动了教材建设工作。通过广泛调研、全国范围遴选主编，又先后经过主编会议、编写会议、定稿会议等环节的质量管理和控制，在千余位编者的共同努力下，历时1年多时间，完成了83种规划教材的编写工作。

本套教材由50余所开展中医药高等职业教育院校的专家及相关医院、医药企业等单位联合编写，中国中医药出版社出版，供高等职业教育院校中医学、针灸推拿、中医骨伤、中药学、康复治疗技术、护理6个专业使用。

本套教材具有以下特点：

1. 以教学指导意见为纲领，贴近新时代实际

注重体现新时代中医药高等职业教育的特点，以教育部新的教学指导意

见为纲领，注重针对性、适用性以及实用性，贴近学生、贴近岗位、贴近社会，符合中医药高等职业教育教学实际。

2. 突出质量意识、精品意识，满足中医药人才培养的需求

注重强化质量意识、精品意识，从教材内容结构设计、知识点、规范化、标准化、编写技巧、语言文字等方面加以改革，具备"精品教材"特质，满足中医药事业发展对于技术技能型、应用型中医药人才的需求。

3. 以学生为中心，以促进就业为导向

坚持以学生为中心，强调以就业为导向、以能力为本位、以岗位需求为标准的原则，按照技术技能型、应用型中医药人才的培养目标进行编写，教材内容涵盖资格考试全部内容及所有考试要求的知识点，满足学生获得"双证书"及相关工作岗位需求，有利于促进学生就业。

4. 注重数字化融合创新，力求呈现形式多样化

努力按照融合教材编写的思路和要求，创新教材呈现形式，版式设计突出结构模块化，新颖、活泼，图文并茂，并注重配套多种数字化素材，以期在全国中医药行业院校教育平台"医开讲－医教在线"数字化平台上获取多种数字化教学资源，符合职业院校学生认知规律及特点，以利于增强学生的学习兴趣。

本套教材的建设，得到国家中医药管理局领导的指导与大力支持，凝聚了全国中医药行业职业教育工作者的集体智慧，体现了全国中医药行业齐心协力、求真务实的工作作风，代表了全国中医药行业为"十三五"期间中医药事业发展和人才培养所做的共同努力，谨此向有关单位和个人致以衷心的感谢！希望本套教材的出版，能够对全国中医药行业职业教育教学的发展和中医药人才的培养产生积极的推动作用。需要说明的是，尽管所有组织者与编写者竭尽心智，精益求精，本套教材仍有一定的提升空间，敬请各教学单位、教学人员及广大学生多提宝贵意见和建议，以便今后修订和提高。

国家中医药管理局教材建设工作委员会办公室

全国中医药职业教育教学指导委员会

2018 年 1 月

　　《物理因子治疗》是"全国中医药行业高等职业教育'十三五'规划教材之一",由国家中医管理局教材建设工作委员会办公室、中国中医药出版社统一规划组织编写,供全国中医药高等职业教育康复治疗技术和相关专业学生学习使用。

　　物理因子治疗是既古老又年轻的学科,是物理治疗的重要组成部分,是一门学即可用的实用治疗技术。随着现代经济社会的发展进步,现代医学的快速发展及人类对健康需求的不断增加,物理因子治疗必将随着现代医学的发展而快速发展。加强《物理因子治疗》教材建设,使其适应社会的飞速发展及人类对健康和医学模式的日益增长需求,均是摆在我们面前的问题。本教材经过充分研讨论证,统一指导思想和编写思路,编者一致同意教材要突出物理因子治疗特色,理论与实践相结合,学以致用,以职业技能的培养为根本,坚持"三基"(基本理论、基本知识、基本技能)、"五性"(思想性、科学性、先进性、启发性、适用性)的统一,结合全国高职高专康复治疗技术专业的特点,知识点与康复治疗师(士)资格考试大纲要求接轨,遵循"必需""够用"的原则,科学地反映专业知识系统性。教材内容力求贴近学生、贴近岗位、贴近康复治疗考试大纲,力求满足学科、教学和临床三方面的需求。

　　本教材共两个单元,十八个模块。第一单元是物理因子治疗技术,包括概论、电、光、磁、声、冷、热、水、压力、生物反馈、冲击波和自然疗法等15个模块,第二单元是常见疾病的物理因子治疗,精选了物理因子治疗优势疾病和康复科常见疾病,包括神经系统常见疾病、骨骼肌肉系统常见疾病和其他常见疾病的物理因子治疗3个模块,共选17种疾病,由于教材的课时限制,在疾病的选择上是局限的,只能部分体现物理因子治疗在内、外、妇、儿、五官等各科病种上的优势。每一个模块设置学习目标、知识链接或案例导入、学习小结、复习思考等,为教学和学生学习提供帮助。

　　编写分工如下:模块一由王红新编写,模块二由邹来勇编写,模块三由汪洋编写,模块四由陈红编写,模块五由刘尊编写,模块六由李文惠编写,模块七由乔琛编写,模块八由王红新编写,模块九由张静编写,模块十由邹来勇编写,模块十一由林楚华编写,模块十二由李俊文编写,模块十三由杨海编写,模块十四由马飞翔编写,模块十五由张艳红编写,模块十六由宋俊建编写,模块十七由税晓平编写,模块十八由陈世云编写,主要参考文献等由王安迪编写。

编委会成员均长期从事康复临床和教学工作，有着丰富的教材编写经验，对编写工作认真负责，相互研讨，互相提高，全稿反复修改，不断完善，使教材符合教学改革的需求。在此，感谢各参编院校的鼎力支持，感谢国家中医管理局教材建设工作委员会办公室、中国中医药出版社全程指导。

从编写会议到脱稿，仅历时半载，时间紧任务重，也限于编者的水平和经验，加之编委会人员较多，写作风格难以完全统一，实难使其尽善，恳请各院校师生和专家、同仁多提宝贵意见，以便进一步修订完善。

《物理因子治疗》编委会

2018 年 1 月

扫一扫，知答案

▌第一单元　物理因子治疗技术▐

▌第二单元　常见疾病的物理因子治疗▌

第一单元　物理因子治疗技术

物理因子治疗概论

扫一扫，看课件

【学习目标】

　　掌握物理因子治疗的概念、应用范围；物理因子的主要治疗作用；物理因子治疗文书的主要内容。

　　熟悉物理因子的分类；物理因子治疗的作用机制；物理因子治疗的安全防护。了解物理因子治疗的起源、发展和展望。

项目一　物理因子治疗概念

　　物理治疗（physical therapy 或 physiotherapy，PT）是康复治疗的基本构成，康复医学的重要内容和重要组成部分。物理因子治疗（physical agents therapy）是物理治疗的重要组成部分。

　　物理治疗是指应用运动、天然或人工物理因子作用于人体，并通过人体神经、体液、内分泌等生理机制的调节，提高人体健康水平，预防和治疗疾病，恢复和改善身体功能与结构、活动及参与能力，达到康复目的的治疗方法。它包括物理因子治疗和运动治疗。

　　物理因子治疗又称理疗，指应用天然或人工物理因子作用于人体，并通过人体神经、体液、内分泌等生理机制的调节，提高人体健康水平，预防和治疗疾病，恢复或改善身体功能与结构、活动及参与能力，达到康复目的的治疗方法。

常见的物理因子有电、光、声、磁、冷、热等。在我国，物理因子治疗和中医学相结合的理疗方法较多，临床应用广泛。例如中药离子导入，应用低频、磁、超声波、激光等作用于经络腧穴的疗法。

物理因子治疗不仅具有消炎镇痛、镇静安眠、兴奋神经和肌肉、改善血液循环、调节自主神经及内脏功能、松解粘连及软化瘢痕等作用，还可以通过功能性刺激以促进功能恢复，提高活动能力和社会参与能力。

物理因子治疗临床应用广泛，主要有老年病、慢性病、功能障碍、疼痛病及病损引起的病理改变。近年来，物理因子治疗逐渐开展对神经康复、心肺康复、癌症和慢性疼痛的临床治疗，因此，物理因子治疗在康复领域中有着广阔的应用范围。

对物理因子治疗的研究，包括研究物理因子的物理特性、生物学作用、治疗方法、临床应用、注意事项及常见病的物理因子治疗等内容。从宏观方面研究物理因子对人体整体水平的影响，以了解其作用的动态变化和效果；从微观方面研究物理因子对人体超微结构功能形态的改变，以探讨物理因子作用于人体的本质。通过宏观和微观的研究，以及对常见病治疗的临床观察，最终达到全面认识物理因子在康复临床应用的技术、适应证及注意事项的目的。

项目二　物理因子治疗的起源、发展与展望

物理因子治疗是一门既古老又年轻的学科，溯其起源则传统古老、历史悠久，近期发展则技术多样、朝气蓬勃。本项目从物理因子治疗的起源、发展和展望三部分探讨。

一、物理因子治疗的起源

1. 在我国的起源　考古研究发现，公元前 7000 年的石器时代，当时原始人利用阳光、磨制石器等治疗疾病，维护健康。4000 多年前，物理因子治疗的雏形在我国就已形成，我们的先祖已经懂得使用尖状和刮削过的石器刺破痈疡，排出脓血。据《史记》记载，春秋战国时期名医扁鹊常用针灸、砭石、熨贴、按摩等治疗疾病。《史记》记载扁鹊过虢，救治虢太子"尸厥"病："扁鹊乃使弟子子阳厉针砥石，以取外三阳五会。有闲，太子苏。乃使豹为五分之熨，以八减之齐和煮之，以更熨两胁下。太子起坐。更适阴阳，但服汤二旬而复故。"公元前 5 世纪至公元 3 世纪（春秋战国时期）《黄帝内经·素问》中详述了攻达（针灸）、角（拔罐）、药熨（温热）、导引（呼吸体操）、按跷（按摩）、浸渍发汗（水疗）等物理疗法。前 722 ～ 220 年的春秋战国和秦汉时代，按摩已经成为一种重要的医疗手段。此外，中国是世界上发现和应用矿泉水和磁最早的国家。早在东汉时代，《神

农本草经》即记载用磁治"周痹风湿，肢节肿痛"，"除大热烦满耳聋"。唐代医家孙思邈著《备急千金要方》记载用磁治眼疾。中国古籍中不乏磁石、矿泉水治疗疾病的记载。清代吴尚先著《理瀹骈文》一书，认为："外治之理即内治之理……虽治于外，无殊治在内也。"书中详细记载了利用日晒、火烤、蒸熏、热熨、薄贴等治病方法，是一部外治疗法专著。

2. 在西方国家的起源　在古希腊、古埃及、古罗马的早期文献中，记载了阳光浴、热水浴、冷水浴、体操、按摩等防治疾病的方法。古希腊名医希波克拉底（前460—前377）提倡积极利用阳光、空气和水等自然疗法增强体质、防治疾病，这在全世界都产生了一定影响。现代理疗学、疗养学、体疗学，以及由许多专业共同组成的康复医学正是在这样的历史基础上发展起来的。

二、物理因子治疗的发展

第一次世界大战后，现代物理因子治疗开始兴起。由于战争造成众多的伤残，而脊髓灰质炎的流行又使残疾人增多，当时的医务工作者们面对这些情况，不得不去寻求一些非手术和非药物、行之有效的评定和治疗方法，特别是电诊断和电疗等技术。这些技术不仅用于治疗，还用于诊断及预防残疾，从而促进了物理因子治疗的迅速发展。

第二次世界大战推进了现代物理因子治疗的发展，并且加速了康复医学的形成。第二次世界大战期间伤员较多，为使伤员尽快返回前线，Howard A. Rusk（1901—1989）等在物理医学的基础上采用多学科综合应用于康复治疗，如物理治疗、心理治疗、作业治疗、言语治疗、假肢、矫形支具装配等，大大提高了康复效果。战争结束后，Rusk等大力提倡康复医学，把战伤的康复经验推广运用于和平时期的康复治疗。与此同时，地区与国际康复医学组织与机构相继成立。如1938年美国成立了物理治疗师学会，1943年英国成立了物理医学会，1947年美国成立了物理医学与康复医学委员会，1951年国际物理医学与康复学会成立，1969年国际康复医学会成立。

现代物理因子治疗随着现代科学技术的发展而迅速发展，并将新的科学技术应用于临床治疗。特别是现代物理因子治疗成为独立的医学分支只有70余年的历史，随着各种前沿技术在物理因子治疗的应用、中西医结合物理因子治疗的应用，都将丰富其内涵，促进现代物理因子治疗的发展。

三、物理因子治疗的展望

随着当今社会经济的快速发展，人类对健康和医学的需求发生了深刻变化。随着现代医学的巨大发展、新的医学模式的转变，人类健康水平普遍提高。物理因子治疗在新医学模式下，有广阔的发展前景。物理因子治疗有独特的优越性：①物理因子治疗无创伤、副作用少，治疗时多有舒适感，患者易于接受；②一种物理因子可产生多方面的治疗作用；③不同作用方式可相对集中作用于同一部位的组织器官；④与药物同时应用有协同作用，可显著提高疗效；⑤物理能量可集中于特定的器官或组织，针对性强，疗效快。

物理因子治疗在临床治疗中有客观的需要：①可以避免化学药物治疗引起的副作用；②抗生素有耐药性，急需寻求无害疗法，物理因子疗法是优选之一；③不良环境的影响，需要人体提高适应能力和抵抗能力，增强免疫力；④现代科学的飞跃进步和现代医疗技术的巨大进展，促进了物理因子治疗的不断发展。

物理因子治疗是康复医学中重要的治疗手段之一，其在临床中有独特的优越性，展望物理因子治疗的发展有以下趋势。

（一）全面推广临床相关学科开展物理因子治疗

展望物理因子治疗的临床应用，将向各个临床二级和三级学科及专科专病推广。物理因子治疗是可以辅助或替代药物和手术治疗的重要手段，故可提倡各医院临床相关学科开展该疗法，使其在医疗过程中充分发挥作用。应特别重点推进其在老年病学科的应用，中国已经进入老年型社会，尤其是由慢性病造成的老年人伤残问题，物理因子治疗作为补偿、替代功能缺陷者的基本方法，必将成为老年康复领域的重要手段。社区康复是康复医疗工作的基础，物理因子治疗将逐渐成为社区康复的主流技术。

（二）中西医结合物理因子治疗是一大特色

中医康复治疗有悠久的历史，中西医结合物理因子治疗是中国康复治疗的特色之一。现阶段针灸和理疗相辅相成，共同进步发展；中药离子导入，应用低频、磁、超声波、激光等作用于经络腧穴的疗法，在临床广泛开展并且疗效显著。

（三）物理因子治疗的信息化

物理因子治疗的信息化是康复治疗全过程信息化的一部分，2016年《国家卫生计生委办公厅关于印发医院信息平台应用功能指引的通知》明确指出，二级以上医院需实现康复治疗业务的全过程信息化管理，具体功能包括患者管理、康复评估、康复方案及计划、康复治疗、分次康复治疗记录、电子病历查询、康复治疗结果评估、患者治疗状态监控、统计分析等。物理因子治疗的信息化也是国际发展趋势，信息化使理疗师能及时掌握物理因子治疗前沿的科研技术，能全面推广物理因子治疗新技术。

项目三　物理因子的分类

现代应用于临床医学及康复医学的物理因子种类繁多，概括起来分为自然物理因子和人工物理因子两大类。

一、自然物理因子

自然物理因子包括自然物质与自然环境。如日光、空气、海水、矿泉、泥土、热沙、高山、洞穴、森林等。由于人与自然一体，各种自然物理因子可对机体的生理和病理过程进行调节或直接参与新陈代谢，进而起到防病、治病的作用。因此，有选择性和针对性地利用自然物理因子影响人体，有助于达到康复治疗的目的。

二、人工物理因子

人工物理因子是通过人工方式获得的物理因子，具有良好的操控性，如电、光、声、磁、冷、热等因子。人工物理因子治疗其分类方法比较成熟，根据治疗时所采用的物理因子可分为以下几类。

1.电疗法（electrotherapy，ET）　应用电流治疗疾病的方法称为电疗法。根据所采用电流频率的不同，电疗法又分为低频电疗法（low frequency electrotherapy）、中频电疗法（medium frequency electrotherapy，MFE）、高频电疗法（high frequency electrotherapy）、直流电疗法（galvanization therapy）等。电流频率的基本计量单位为赫（赫兹 Hz）、千赫（kHz）、兆赫（MHz）、吉赫（GHz），各级之间按千进位换算，即 1kHz ＝ 1000Hz；1GHz=1000MHz。

2.光疗法（phototherapy）　应用人工光源和自然光源防治疾病和促进机体康复的方法称为光疗法。光波的波长为 1000 ～ 180nm，按波长排列，光波依次为红外线、可见光、紫外线三部分。光疗法治疗种类包括红外线疗法、红光疗法、蓝紫光疗法、紫外线疗法和激光疗法等。

3.超声波疗法（ultrasound therapy）　超声波是指频率高于 20kHz 的声波，是一种机械振动波。应用超声波治疗疾病的方法称为超声波疗法。传统的超声波疗法多采用 800kHz 的连续超声波。近年来开展了 1 ～ 3MHz 较高频超声波、30 ～ 50kHz 较低频超声波及脉冲超声波的应用，不同频率声波对治疗与康复有不同的作用，常用的治疗操作方法有接触法、水囊法、水下法、药物透入法等。

4.磁疗法（magnetotherapy）　将磁场作用于人体以治疗疾病的方法称为磁疗法。它包括静磁场疗法（属于恒定磁场）和动磁场疗法。后者又分为脉动磁场疗法、交变磁场疗法和脉冲磁场疗法。临床常用脉冲磁场疗法。

5.温热疗法（thermotherapy）　以各种热源为介体，将热直接传导于人体以治疗疾病的方法称为温热疗法，又称传导热疗法（condctive therapy）。常用的温热疗法的种类主要有蜡疗法、蒸汽疗法、泥疗法、沙疗法、湿热敷法、坎离砂疗法等。

6.低温疗法（hypothermia）　利用低温治疗疾病的方法称为低温疗法。其分为两类：一类是利用低于体温与周围空气温度、但在 0℃ 以上的低温治疗疾病的方法，称为冷疗法（cold therapy）；另一类是利用 0℃ 以下的低温治疗疾病的方法，称为冷冻疗法（cryoherapy）。其中利用 −100℃ 以下的低温治疗疾病的方法为深度冷冻疗法，属于外科范畴。

7. 水疗法（hydrotherapy） 应用水治疗疾病的方法称为水疗法。水疗法包括冲浴、擦浴、浸浴、淋浴、药物浴、蒸汽浴、气泡浴、漩涡浴、步行浴、水中运动等。因所应用的水温、水的成分，以及作用方式、作用压力与作用部位的不同，其治疗作用及适用范围也不相同。

8. 其他物理因子疗法

（1）生物反馈疗法（biofeedback therapy，BFT）：又称电子生物反馈疗法，应用电子仪器将人体内正常或异常的生理活动信息转换为可识别的光、声、图像、曲线信号，以此训练患者学会通过控制这些现实的信号来调控那些不随意的、通常不能接受的生理活动，以达到调节生理功能及治疗某些身心疾病目的的方法。目前，常用的生物反馈疗法有肌电生物反馈疗法、手指皮肤温度生物反馈疗法、皮肤电阻生物反馈疗法、脑生物反馈疗法、心率生物反馈疗法、血压生物反馈疗法。

（2）压力疗法（compression therapy）：是改变机体局部的压力以治疗某些疾病的一种疗法，包括肢体压力疗法和局部压力疗法。广泛使用的肢体压力疗法主要有气囊袖套式正压疗法。局部压力疗法多用于肥厚性瘢痕的治疗，也可用于肢体水肿的治疗，治疗时多采用压力绷带、压力带、压力衣等。

（3）冲击波疗法（shock wave therapy）：冲击波是一种机械波，具有声学、光学和力学的某些性质。广义的冲击波在生活中随处可见，如震动、雷电、爆炸和超音速航空器等均能产生。冲击波具有压力瞬间升高和高速传导的特性，其能量是超音速的 1000 倍左右。在人体受到物理冲击时，冲击波可刺激生长激素释放，促进微血管新生，有组织再生修复的功能。冲击波可促进组织新陈代谢、循环，有止痛与组织修复功能，对肌腱筋膜病变引起的慢性疼痛及骨折未愈合有非常显著的疗效。

项目四　物理因子治疗的作用机制

一、物理因子治疗作用的相关理论

物理因子作用于人体时，物理能即被人体吸收并发生能量形式的变换，引起一系列物理和化学的变化，产生局部或全身性的生理反应，从而产生治疗作用。由于物理因子的种类较多，又有各自的特点，加之人体固有的复杂的动力学特性，所以引起的反应也各不相同。下面对其共性或有代表性的部分加以介绍。

（一）物理因子作用的反应过程

物理因子直接作用于机体，引发一系列的反应，这些反应过程大致分为三个阶段。

1. 物理反应阶段　物理因子与局部细胞及周围基质相互作用，发生能量转移，机体吸收能量。物理能只有被吸收后才能对人体发生作用，产生物理方面的变化，例如温度、组织形态、离子转移、电位变化等物理特性的改变。

2. 理化效应阶段　在物理因子直接作用或物理作用发生反应后，将产生一些物质的分解、合成等。例如，活性维生素D在紫外线作用下的合成、蓝光对新生儿高胆红素血症所致黄疸的治疗等，都涉及大量的化学反应过程。

3. 生物效应阶段

（1）局部反应：上述理化效应可直接作用于局部产生局部效应，分解、合成的生物活性物质通过血液和淋巴循环，引起细胞功能状态、体液循环、微循环、物质代谢的改变，使组织建立新的平衡状态，从而达到治疗目的。

（2）全身反应：在物理因子作用下，神经兴奋性信息通过内、外感受器和传入神经通路传导；内分泌信息则通过体液途径传导到控制机体产生适应性的中枢神经结构内，各系统相互作用，引起机体产生复杂的综合反应。在神经和内分泌信息输入产生综合反应的基础上，形成全身性的适应反应。

（3）机体内分泌的恒定反应：物理因子刺激通过生理调节机制，迅速恢复被破坏的内环境，从而激活机体产生特异性内环境的恒定反应。

局部和全身反应构成了物理因子的治疗作用，当然，上述作用与反应的模式是典型化的，不包罗万象，只可阐明基本的规律。

（二）物理因子作用的反应规律

物理因子作用于人体可视为一种刺激，每种刺激可使人体发生一定的反应，在刺激与反应之间存在一些共性的规律，主要有Grottus-Draper规律、Bunsen-Roscoe规律及Arndt-Schuize规律。

1. Grottus-Draper规律　光化学第一定律是由Grottus和Draper于19世纪总结出来的，故有时也以他们的名字命名，只有被分子吸收的光才能引起光化学反应。对光化学反应有效的光是紫外线和可见光，红外线由于能量较低，不引起光化学反应。此规律适用于物理因子治疗中的光疗法。

2. Bunsen-Roscoe规律　Bunsen-Roscoe规律指出，吸收能量的大小和作用时间长短的乘积，决定了一定的反应量。当能量减少时，为达到相同的反应，可以通过延长作用时间来弥补；能量增大时，可通过缩短作用时间来调节。只要能量与作用时间的乘积不变，其反应大小也不变。即强度与时间之间的常数引起的机体反应是恒定的。例如，紫外线照射皮肤形成红斑指数约为 2。此规律也广泛适用于物理因子治疗中的光疗法。

3. Arndt-Schuize 规律　Arndt-Schuize 规律指出，弱刺激引起生活活动，中等度刺激可以促进生活活动，强烈刺激则妨碍生活活动，最强的刺激可使生活活动停止。物理因子治疗中最典型的例子为温热疗法所致的充血。轻度的温热疗法可致充血，但高强度的温热疗法反而使血管运动神经麻痹而引起瘀血。此规律要求在治疗中物理能的用量要适中。

二、物理因子治疗对机体作用的共同性和特异性

物理因子治疗对机体的作用具有共同性和特异性。

（一）共同性

物理因子治疗对机体作用的共同性主要表现在物理因子作用于人体后所产生的生理作用和治疗作用。

1. 生理作用　物理因子治疗可改变组织和体液内离子的比例和微量元素的含量；引起体内如蛋白分子、水分子等物质分子的结构变化；影响各种酶的生物活性；调节物质代谢；使体内产生生物学高活性物质；增强血液和淋巴循环；改变生物膜、血管、皮肤、黏膜和其他组织通透性；引起组织温度改变；调节神经 – 内分泌信息控制系统功能；加强单核 – 巨噬细胞系统功能等。

2. 治疗作用　物理因子治疗可改善神经 – 内分泌功能障碍；提高机体或某些系统、器官的功能水平；改变组织器官的血液循环和营养，促进组织修复和再生；提高局部或全身的抵抗力；具有镇痛作用、消炎作用、消肿作用；缓解痉挛；具有脱敏作用；增强机体的适应能力；提高药物向组织器官渗透等。

（二）特异性

物理因子作用于机体后，在引起共同效应的同时，还可以引起特异性效应。物理因子的特异性效应，只有在使用小剂量的条件下方可最明显地呈现。随着剂量的增大，分子的布朗运动（热运动）可掩盖其特异性效应。如小剂量超短波作用于人体时，有明显增强机体防卫功能的作用，而大剂量超短波则有抑制作用。由于不同的物理因子对机体不同的细胞、组织和器官有相对的选择作用，同时各种组织细胞对不同物理因子的感受性也有差异，故选择的治疗方法也各有不同。如紫外线优先作用于外胚层组织及表皮、皮肤神经末梢感受器；超短波优先作用于结缔组织、巨噬细胞系统，并可以优先作用于血管系统、自主神经 – 内分泌信息控制系统、骨组织等；直流电优先作用于外周神经末梢感受器和外周神经纤维；正弦调制中频电流可使疲劳肌肉中 RNA 含量升高，并能增强大脑皮质、锥体神经细胞、核内脱氧核糖核酸蛋白的荧光强度。研究结果证明：不同的物理因子引起的组织形态学变化，体液因子变化，超微结构的功能、形态，甚至组织、器官功能的变化，以及物质代谢的变化等，均有一定的特异性。

三、物理因子治疗应答效应的影响因素

物理因子是一种外界因素，机体是内在因素。因此，当物理因子作用于某一部位或一定组织后，机体的应答反应是内因和外因共同作用的结果。影响物理因子应答反应的因素有以下两大类。

（一）外因

1. 刺激的种类和性质　不同的物理因子作用于机体后，应答反应各有特征。如周围性面神经瘫痪，其急性期治疗目的为消炎、消肿，首先以超短波治疗为主；而在恢复期阶段则主要应用低频脉冲电疗法，使瘫痪的面肌得到被动性训练而尽快恢复功能。

2. 刺激剂量　物理因子刺激的强度、频率等不同，其产生的应答反应也不一样。基本规律是小剂量具有兴奋、促进作用，大剂量则出现抑制、破坏作用；短时间作用可以刺激机体的某种功能，而长时间作用则引起神经系统的抑制反应。例如，小剂量的超短波作用于人体时能刺激外周神经的再生，大剂量则起抑制作用。

3. 刺激环境、时间和条件　机体对物理因子刺激引起的应答反应，也受条件反射和生物钟节律的影响。体内交感信息控制系统与人体阳气的昼夜节律完全相同，体内副交感神经信息控制系统与人体阴气的昼夜节律完全相同，因此，如能抓住最佳时间和环境做治疗，其所产生的应答反应效果一般也是最佳的。

（二）内因

1. 机体状态　研究证明，心理因素和中枢神经系统的功能状态，疾病的性质、程度和病程，个体体质的差异、性别、年龄、反应的敏感性及用药情况等都对物理因子作用的应答反应有着重要的影响。例如，在中枢神经系统兴奋性升高、甲状腺功能亢进、妇女月经期等情况下，机体对紫外线的反应能力增强；而中枢神经系统抑制过程增强、体质衰弱、高度疲劳者，以及新生儿、老年人等，对紫外线的反应不敏感。对于采用物理因子治疗的患者，同样不可忽视其心理因素。医护人员应注意患者的心理活动，如能适时地给予心理治疗，则能增强物理因子治疗的效果。

2. 刺激部位　同一种类、剂量的物理因子，如果作用于机体的部位不同，其产生的应答反应也不同。如紫外线照射膝关节时，产生的反应是以局部反应为主；如果作用在脊髓节段部位皮肤时，除产生局部反应外，还会引起相应神经节段内脏及肢体范围的反应；如进行全身紫外线照射，就会引起许多全身性应答反应。

项目五　物理因子的主要治疗作用

物理因子对人体的作用方式主要包括直接作用和间接作用两种（图1-1）。由于作用

因子不同，作用方式的差别也很大。现以光疗法和电疗法为例进行比较分析，用于说明不同物理因子的作用方式与深度。

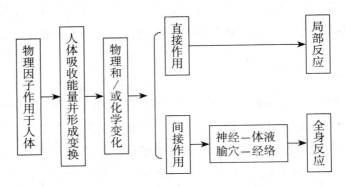

图 1-1　物理因子对人体的作用

一、直接作用

物理因子直接引起局部组织的生物物理和生物化学的变化，称为直接作用。

1. **对组织器官的直接作用**　在短波和超短波电场下，可使偶极子产生振荡，并产生热效应和非热效应；低频脉冲电流刺激运动神经，可引起其支配的肌肉发生收缩；二氧化氮激光聚焦治疗疣、赘生物等都是物理因子的直接作用。

2. **对致病因子的直接作用**　超短波、微波、紫外线等物理因子有杀菌或抑菌作用，以及将某些细菌或病毒破坏或减弱的作用。

3. **对组织直接作用的深度**　物理因子治疗可以直接作用于人体而获得治疗效果，但各种物理因子直接作用的深度并不相同，其穿透深度在临床应用上有着十分重要的意义。例如，远红外线或称长波红外线只能作用到皮肤的表层组织；近红外线或称短波红外线可能达到皮下脂肪，偶可达到肌肉，红外线主要产生热作用。长波紫外线可穿透表皮达真皮；中波紫外线可达表皮深层；短波紫外线仅达表皮浅层，紫外线产生光化学效应。

二、间接作用

物理因子作用于人体后，通过神经 - 体液内分泌调节的共同参与，包括腧穴 - 经络，以及一系列的理化变化而发挥作用，称为间接作用。

1. **神经系统调节作用**　物理因子治疗时，如声、光、热等物理能量可刺激内、外感受器，冲动经传入神经纤维、中枢不同部位和传出神经纤维发生全身性反射、节段反射及轴突反射而产生效应。

2. **体液系统调节作用**　各类低、中频脉冲电流引起肌肉收缩反应时，可产生三磷酸腺苷和乳酸，致使血管扩张，局部血液循环加强，营养代谢改善，水肿渗出消退，肌肉营养改善，功能恢复；紫外线照射时，刺激组织细胞释放组胺，使组胺酶增多，细胞和体液免疫功能受到刺激，释放前列腺素，形成非特异炎症等一系列反应。总之，物理因子的治疗作用是靠神经－体液共同参与实现的。

三、主要治疗作用

物理因子在临床中应用十分广泛，其主要治疗作用可以概括为以下几个方面。

1. 消炎　　多种物理因子都具有消炎作用，皮肤、黏膜、肌肉、关节及内脏器官的急慢性炎症都属于物理因子治疗的适应证。例如：表浅部位的急性炎症可以选用紫外线照射疗法或抗生素离子导入疗法等治疗；较深部位的急性炎症可以选择超短波（无热量）或微波疗法等治疗；慢性炎症可以选用短波、超短波疗法，磁场疗法，或低、中频电疗法等治疗。物理因子消炎作用的机制除了紫外线等物理因子直接杀灭病原微生物之外，还与扩张血管、改善血运、增强细胞吞噬能力、促进炎症病理代谢产物吸收与清除、提高机体免疫力与修复力等因素有关。

2. 镇痛　　物理因子治疗疼痛有较好的疗效。应用物理因子镇痛，需要辨清疼痛的病因，选用恰当的物理因子针对性治疗。例如：炎症引起的疼痛可选用上述具有消炎作用的物理因子。痉挛性和缺血性疼痛可采用温热疗法，以解除痉挛，改善缺血。神经性疼痛可采用直流电麻醉药物离子导入疗法，阻断痛觉神经传导；或采用低、中频疗法，关闭神经疼痛传导闸门、激发释放内啡呔等镇痛物质，起到治疗作用。

3. 抗菌　　紫外线具有较好的杀菌作用，其中 $254 \sim 257nm$ 的光波杀菌效力最强，对金黄色葡萄球菌、枯草杆菌、铜绿假单胞菌（绿脓杆菌）、溶血性链球菌等均有杀灭作用。紫外线杀菌机制主要通过光化作用使细菌的 DNA 聚合成二聚体，从而失去正常的代谢、生长、繁殖能力，甚至死亡。

4. 镇静与催眠　　电睡眠疗法、音乐电疗法、镇静性药物离子导入疗法、磁场疗法、温水浴疗法等可以增强大脑皮质扩散性抑制，缓解全身紧张状态，从而产生明显的镇静与催眠效果。

5. 兴奋神经肌肉　　应用低、中频电流，如间动电流、干扰电流、调制中频电流，均可引起运动神经和肌肉兴奋，用于治疗周围性神经麻痹和肌肉萎缩。其引起神经、肌肉兴奋的机制是细胞膜受到电刺激后，产生离子转移，膜通透性和膜电位发生变化，形成动作电位兴奋，引起肌肉收缩。

6. 缓解痉挛　　具有热效应的物理因子疗法均可起到缓解痉挛的作用，包括具有深部热效应的短波疗法、超短波疗法和微波疗法，具有浅部热效应的石蜡疗法、红外线疗法，还有作用于全身的热水浴疗法等。其缓解痉挛的作用机制是热能降低肌梭中传出神经纤维的兴奋性，使牵张反射减弱和肌张力下降。

7. **软化瘢痕、消散粘连**　具有此种作用的物理因子疗法有石蜡疗法、超声波疗法、直流电碘离子导入疗法等。其作用机制是这些疗法可以改变结缔组织弹性、提高组织的延展性，常用于治疗手术后瘢痕和组织粘连。

8. **加速伤口愈合**　应用小剂量紫外线照射伤口，在防止感染的同时还能刺激肉芽组织生长，加速上皮搭桥和创口愈合过程。锌离子导入和共鸣火花疗法可治疗下肢静脉曲张形成的溃疡，比单纯外科换药处理伤口愈合的时间显著缩短。

9. **加速骨痂形成**　电流强度较弱的直流电阴极、经皮电神经刺激疗法（TENS）、干扰电疗法、低频脉冲电磁场疗法和超声波疗法等均能促进骨质生长，加速骨折愈合。

10. **增强机体免疫力**　紫外线、红外线、磁场等物理因子均有增强和调节机体免疫力的作用，部分物理因子或影响细胞免疫，或促进体液免疫，或同时影响两种免疫功能。

项目六　物理因子治疗处方

物理因子治疗处方是康复医师针对患者病情制定的物理因子治疗医嘱，对物理治疗师的具体操作具有指导作用。

一、治疗处方的目的

物理因子治疗处方为物理治疗师提供物理因子治疗的基本目的、具体治疗要求，保证康复医师的医嘱得到准确的执行；物理因子治疗处方为临床治疗和管理提供永久性的资料；物理因子治疗处方在发生医疗纠纷时提供病历资料。

二、治疗处方的基本原则

处方中的物理因子治疗具有指导作用，开具物理因子治疗处方应该注意以下几个基本原则。

（一）明确诊断

明确诊断是正确治疗的前提。医生应详细询问病史、进行全面的体格检查和必要的临床辅助检查，明确诊断后才能对患者进行物理因子治疗。对于不同疾病的发生、发展过程，医生应有针对性地确订治疗计划，开具物理因子治疗处方。例如，临床常见的腰痛，其原因可能是局部软组织急性炎症、腰部肌肉及韧带的长期劳损、脊柱骨关节及椎间盘退行性病变，以及椎管狭窄、粘连、肿瘤、邻近脏器疾病等。只有认真分析，找出本次疼痛的主要原因，明确诊断后才能进行有目标、有计划的治疗，从而取得理想的临床效果。

（二）综合治疗

物理因子治疗时，应该考虑局部与整体、药物与营养、心理与社会多重因素的综合作用。综合治疗即物理因子与上述因素及两种以上物理因子综合应用的治疗方案。

1. **不同物理因子的综合应用** 两种或两种以上物理因子综合应用，治疗作用相互叠加，有利于缩短治疗时间、减少治疗剂量，避免由于单一因子的过强刺激对机体造成损害。然而，并非所有物理因子的综合应用都能够产生叠加作用。部分物理因子综合应用不仅不会产生叠加作用，反而会因为相互抑制而降低疗效。因此，在综合应用物理因子治疗时应该注意以下情况。

（1）治疗作用基本相同的物理因子不宜同时应用，相互叠加产生过强的刺激可能引起机体产生超限抑制作用，或者造成机体功能紊乱。如超刺激疗法与微波疗法、间动电疗法与调制中频电疗法、全身水浴疗法与大面积泥疗法等。

（2）产生相互拮抗作用的物理因子不宜同日应用。例如紫外线疗法与红外线疗法或可见光疗法、全身静电疗法与针状浴或直喷浴疗法。

（3）反射疗法：应用反射疗法时，在同一反射区不宜同日使用两种以上的物理因子治疗，以免造成不良反应。

（4）防止负荷过大：防止综合治疗造成患者过大负荷或引起患者疲劳，治疗过度对机体体液及生理调节机制不利。

2. **物理因子治疗与药物治疗的综合应用**

（1）物理因子治疗与全身药物治疗的综合应用：物理因子与药物对人体的作用可以相互协同，也可以相互拮抗，合理利用两者的协同作用能缩短病程、提高疗效。对患者采用药物治疗的同时进行局部物理治疗，由于局部血液循环的改善，可加速药物进入体内的速度，促进药物的吸收，增加局部的相对浓度。某些药物能够改变机体对于物理因子的敏感性，如水杨酸、磺胺、汞、砷制剂等能够提高机体对紫外线的敏感性，而胰岛素、钙剂则减弱紫外线的生物效应。

（2）物理因子治疗与局部皮肤、黏膜药物治疗的综合应用：在局部皮肤、黏膜进行药物治疗的同时，根据病情需要采用直流电疗法、超声波疗法、光疗法等物理因子治疗，可以促进机体对药物的吸收，增加局部的药物浓度，有利于提高疗效。

（三）方法选择

1. **因子的选择** 在选择物理因子的时候，不但要考虑患者的病情，而且还应该对患者的性格、年龄、生活习惯、身体状况及对物理因子作用的反应能力进行综合考虑。一般而言，应该注意以下几点。

分清主次：在明确诊断的前提下，要弄清楚疾病所处阶段存在的主要问题。特别是当患者存在多种疾病时更应该考虑分清主次，找出主要矛盾，针对主要矛盾采取相应的治疗。

标本兼顾：根据患者疾病的本质和症状表现，同时考虑局部治疗与整体治疗的关系，做到标本兼顾。

综合治疗：选择物理因子时要注意作用方式、部位、强度、时间、频次和治疗的疗程，同时应该考虑到所选择的物理因子之间是否存在相互拮抗的作用，进行合理的综合治疗。

2. 参数的选择　相同的物理因子在治疗不同疾病时，应该选择不同的治疗参数；相同的物理因子在治疗同一疾病的不同阶段，也应该选择不同的治疗参数。所以临床应根据病情适当地选择和调整治疗参数。例如，超短波疗法在治疗急性疼痛时应选择无热量，而治疗慢性疼痛时应选择微热或温热量。

3. 部位的选择　正确选择治疗部位对保证疗效非常重要。在选择部位时可以从以下几方面考虑：局部治疗时尽量将病变部位置于物理因子能作用的场中；要注意人体各阶段的反射作用，可采用上病下治、左病右治的方法，对内脏疾病可在体表投影区进行治疗。

4. 剂量的选择　确定物理因子的治疗剂量有两个因素：刺激强度和作用时间。一般规律是大剂量产生抑制作用，小剂量产生兴奋作用。应该根据病情的需要选择治疗剂量，物理因子治疗剂量的选择与药物治疗道理相同，剂量过低达不到治疗效果，剂量过高可能产生不良反应。例如，紫外线照射时小剂量能促进肉芽生长，加速创口愈合；大剂量则破坏新生肉芽，延缓创口愈合。

5. 疗程的确定　物理因子治疗的效果需要量的积累，多数物理因子一次治疗难以达到预期的疗效，需要积累到一定的量才能产生治疗效果。这是因为物理因子作用于人体会产生应答效应并留下痕迹后作用，这种后作用反应较弱，只有经过反复多次的累积才能达到一定的强度产生持续疗效。此时应该结束疗程，如有必要可休息一段时间后再进行下一个疗程。如果连续治疗，可能造成累积后作用过强，或者机体反应系统产生超限抑制，如此不但不会提高疗效，相反有可能给机体带来不利影响，产生适应性反应。

因此，对于需要进行多个疗程物理因子治疗的慢性病患者，应当在两个疗程之间设一个间歇期，以利于机体恢复调整，消除上个疗程适应性反应产生的影响。间歇期一般为 2～4 周，同一种物理因子在 1 年内应用次数以不超过 3～4 个疗程为宜。

三、治疗处方的内容

（一）物理治疗单的基本内容和要求

进行物理因子治疗之前应该首先填写物理治疗单，各医院的治疗单记录方法不尽相同，但一般而言具备以下几个方面的内容是基本要求。

1. 一般情况　患者初诊时，接诊医生应该记录患者的基本情况，内容包括接诊日期、姓名、性别、年龄、职业、科别、病历号、联系方式等。简要记录患者的病情，包括主诉、主要体征、目前诊断，同时还需记录患者有无其他并发症及既往史、过敏史等。

2.治疗医嘱　根据病情开具治疗医嘱，内容包括物理因子的治疗方法、治疗部位、治疗时间、治疗方式、治疗强度、治疗疗程等。如果需要采用两种以上物理因子治疗，应注明治疗先后顺序及间隔时间并签名。同时最好在治疗单上用示意图的形式标出治疗部位及治疗方法。

3.复诊记录　患者复诊时，接诊医生负责记录患者的复诊日期、病情变化及治疗反应。如果因为病情变化或疗效不佳需要更改治疗医嘱时，应注明更改日期、更改项目，重新标注示意图，记录再次治疗的次数或复诊日期并签名。

4.治疗记录　操作人员在对患者进行治疗操作后，负责记录治疗日期、治疗剂量、治疗时间、有无重点不良反应，并在记录后签名。

5.治疗小结　患者结束 1 个疗程的治疗后，经治医师根据对患者的诊察结果及时在治疗单上做出疗效判断，对特殊患者做出治疗小结并签名。

6.样例　如表 1-1。

表 1-1　物理治疗单样例

姓名		性别		年龄		职业	
科别		就诊日期				病历号	
主诉							
主要体征							
辅助检查							
诊断							
治疗医嘱		治疗方法					
		治疗部位					
		治疗方式					
		治疗强度					
		治疗时间					
		治疗疗程					
治疗记录							
复诊记录							
复诊记录							
复诊记录							
治疗小结							

（二）物理因子治疗处方的内容和要求

物理因子治疗处方的基本内容应该包括物理因子治疗的种类、部位、规格、方式、图示等。

1. 选择物理因子治疗的种类　针对患者具体病情选择物理因子治疗的种类，对于较复杂的病情，应该全面考虑治疗方案，先解决急性的、患者最需要解决的症状，同时在选择治疗种类时又要考虑原发病、并发症的影响。选择一个治疗因子即包括该因子的治疗部位、范围、波形、频率、剂量、强度、时间、频次等。

2. 选择物理因子治疗的规格　同一种类的物理因子有不同的规格，例如超短波治疗机有 50W 与 200W 之分、紫外线有冷光低压与高压汞灯光源之分。

3. 选择物理因子治疗的部位　书写治疗部位时应该尽量具体明确，按照解剖学名称详细记载肢体的左、右侧，远、近端，必要时还需注明距体表解剖标志的距离、治疗面积的大小，同时在示意图上用图标明。

4. 选择物理因子治疗的方式

治疗方法：同一种物理因子在治疗时可以根据病情的需要采用不同的治疗方法和方式。例如，超短波治疗时电极放置有对置法、并置法的不同；超声波疗法有固定法、移动法、水下法等。

治疗剂量：同一种物理因子在治疗时可以根据病情的需要采用不同的治疗剂量。

治疗频次：要在治疗处方中标明治疗的频次。一般治疗是每日 1 次，反应强者可以隔日 1 次，特殊治疗可以每日 2 次。

5. 图示　在人体复杂的几何形状上标记某些部位，用图示的形式可变得简单易懂，便于操作者理解并执行。所以物理因子治疗处方常常用文字结合图示的方式进行标记。在标记时应尽可能做到准确标明治疗部位和治疗方法，图样简洁清楚，不宜过于复杂。

项目七　物理因子治疗的安全防护

一、物理因子治疗的安全操作

物理因子治疗的操作有严谨的操作规程，学习物理因子治疗过程中，要认真熟记每一项的操作规程并严格执行。强调物理因子治疗的安全操作，这是由于在实施物理因子治疗的过程中，若操作不当或其他技术性失误，对操作者和患者均具有一定的危险性。在治疗中要求操作者必须具有一定的电学常识并严格执行各项操作规程，要做好患者和操作人员的防护，要使用合适的剂量进行治疗，才能预防并发症和事故的发生。在治疗过程中，应经常询问、随时听取患者的反应，以便及时调整治疗的强度和时间，避免发生损伤。发现有过度刺激反应的患者，要立即中止治疗。严格认真掌握各种物理因子治疗的适应证和禁忌证，以杜绝风险的发生。操作者应熟悉物理因子治疗中可能发生的事故及原因，具备一定的紧急救护的基本知识，如对电击伤、灼伤、过敏性休克等的救护。

（一）物理因子治疗中的事故及原因

1. 电击伤　是物理因子治疗中最危险的医疗事故，事故的发生往往与治疗师在治疗前没有认真检查治疗机器和接地电线的可靠性有关。如果发现机器有故障时，应及时进行修理，暂停机器的使用，做好明显的标志，防止使用时出现漏电等问题。

患者受到电流损伤时可表现为疼痛、肌肉痉挛、皮肤苍白，严重时可出现意识丧失、呼吸、心跳停止、瞳孔散大等情况。电击伤或电流损伤多因接地不良、设备故障所致。

2. 灼伤　表现为皮肤或黏膜损伤，灼伤多因利用电、光、热因子治疗时，强度过大、温度过高、持续时间过长或保护不当所致。

3. 过度刺激现象　由于物理因子的负荷量过大、作用时间过长，超过机体耐受力，患者除局部出现剂量过大的反应，如红肿、水疱外，还可出现全身表现，如出汗、心悸、疲乏、食欲不振、病情恶化等现象。

4. 过敏反应　过敏体质的患者，在接受某些药物离子导入治疗时，可能出现对药物的过敏反应。

5. 未熟练掌握适应证、禁忌证，使患者病情加重或发生意外　对于高热、昏迷、恶病质、恶性肿瘤、心衰、出血倾向、化脓性感染、体内装有心脏起搏器、孕妇腰骶部等，不恰当地应用了直流电、中频电流、高频电流治疗。对于有出血倾向，恶性肿瘤，活动性结核，心、肺、肝、肾功能衰竭，放疗及化疗后一年内的患者，不恰当地应用紫外线、红外线等光疗法。对于有活动性肺结核，化脓性炎症，持续性高热，出血倾向，消化道溃疡，心脏病、心脏安装起搏器、支架等患者，以及男性的睾丸、小儿的骨骺，急性关节炎，孕妇的腹部、腰骶部等部位，不恰当地使用了超声波疗法。对于有传染病，心、肺、肝、肾功能不全，严重动脉硬化，发热，皮肤破溃，月经期，大、小便失禁，出血性疾病，过度疲劳等情况的患者，不恰当地应用了水疗法等。

（二）电烧伤的防治

1. 预防直流电治疗时的烧伤　电极衬垫应比金属电极周边各大 1～2cm，厚度不应小于 1cm；电极衬垫须与皮肤紧密接触，固定稳妥；电流密度在 0.1mA/cm^2 以上时．应密切注意皮肤的反应；导线和电极接触部位避免触及皮肤，可用胶布保护。

2. 预防高频电治疗时的烧伤　进行高频电治疗时（长波电治疗），导线不得直接接触人体；短波、超短波治疗时，受作用部位不得过于潮湿，有汗液时要擦干后再进行治疗。

3. 预防低、中频电治疗时的烧伤　进行各种低、中频电治疗时，衬垫也应有适当的厚度，与皮肤紧密接触固定；如患者皮肤有刺痛感、烧灼感时，应断电进行检查。

治疗时如发生电烧伤应及时处理：①局部用龙胆紫外涂；②中小剂量紫外线照射。

（三）超高频和特高频电磁场的有害作用和防护

1. **建立屏蔽室** 输出功率在200W上的短波、超短波治疗宜在屏蔽室内进行；如无屏蔽室，则工作人员停留最久的工能点应距离发生器不得少于3m；有4台以上的小功率超短波治疗机时，应设专门的治疗室，面积不应小于24m²。

2. **高频电防护** 使用高频电疗机时，应尽可能把输出调谐机钮调至谐振点；两电极与皮肤的距离不得超过6cm；禁忌在无屏蔽室的治疗室内应用单极法。

3. **微波电防护** 使用微波辐射器有距离照射患部时，应在专门治疗室内进行，每台治疗机和床所占治疗室面积至少为9m²；在一般治疗室内应用微波时，应设置具有屏蔽微波性能的屏风，治疗时辐射器应朝向外侧墙壁；采用无距离的直接照射法时可以在无屏蔽设备的治疗室内进行，工作人员不得停留于微波直接照射区，照射头部时应戴护目眼镜。

4. **体检防护** 在高频电和微波治疗室的工作人员每半年或一年应进行一次体检，并定期轮换治疗室。

（四）光辐射及超声辐射的有害作用和防护

1. **保护眼睛** 禁止眼直视激光和紫外线光源；进行激光和紫外线治疗的人员和患者应戴护目镜；红外线照射面部或附近的患部时，应遮盖眼睛。

2. **激光防护** 激光在工作时任何人都不能在光源前通过，以防激光伤害（尤应注意CO_2激光）。

3. **紫外线防护** 点燃的紫外线灯，未用于治疗时应使反射罩开口朝向地板。治疗室应有通风设备，定时通风。

4. **超声波防护** 应用超声波治疗时，工作人员应戴好双层手套，在头颅、眼睛、心区、脊髓部位治疗时应用脉冲式，选择小剂量。

（五）理疗机器的保养和检修规则

1. **培训理疗专业人员** 理疗机的使用必须是经过专门培训的理疗专业人员，并严格执行各种理疗机的操作常规。

2. **每日养护机器** 每日早晨工作前，工作人员应进行机器面上的清洁。治疗过程中如发生障碍即停止使用机器，待检修后方可使用。下班时要盖好机器。

3. **特殊养护要求** 机器启动后避免移动，尤其用紫外线和高频电治疗时，并防潮湿。高频治疗机尽可能避免连续使用2～3小时，夏季必要时用电扇冷却。

二、物理因子治疗的安全用电

物理因子治疗的工作室和操作要经常使用电，安全用电问题值得注意。所有理疗设施一定要接合格的地线并使用安全的电压和电流，操作人员要有安全用电常识并提醒患者应该注意的事项。操作人员在治疗患者前，要检查设备的性能和完好性，发现问题及时检修。如有电击伤情况发生时，要立即采用安全措施切断电源，对患者及时进行抢救，作为专门的理疗科室管理必须同临床其他科室一样具备突发事件应急预案。

（一）用电基本要求

1. 培训理疗科人员　理疗科工作人员应经常培训，具有安全用电的一般知识及触电急救常识。

2. 电疗室及光疗室　地面须是木质地板或用橡皮覆盖，治疗床亦须为木制，在治疗床周围的暖气管、水管等应用木栅遮挡。

3. 治疗室　各治疗室须设电源总开关和保险丝、指示灯、闸刀、插座。电源线应绝缘良好，电源插座应带地线。凡设有接地线的理疗机均应良好接地。

4. 理疗时安全用电　患者理疗时严禁与周围导电物体或他人接触；禁止患者治疗时触摸机器；接触身体的导电物品，如手表、腰带等物应去除。

5. 在理疗室外进行理疗　在理疗室外（如在病房等）进行理疗时，如果患者的床是金属的（或金属台），必须用橡皮布或毛毯等物铺盖金属部分，使患者基本处于绝缘位后，再进行治疗。

（二）避免触及高压电的防护

1. 检修人员　无较熟练检修技术者，不可在通电情况下检修或触及机器内各部件。

2. 高压电防护　使用高频或超高频电疗机时一般不应去除机器后盖。夏季使用需散热必须去掉后盖时，应另装屏蔽网，以免触及高压电。

3. 高压输出导线防护　高压输出导线要绝缘好，如有裂纹、破损，应及时更换，并应经常认真检查，导线不能交叉相碰。板状电极接头要检查是否接触良好。

4. 检修　检修有高压电（高频电疗机、激光的电系统等）的治疗机时，首先应检查机器外壳是否漏电。测试高压电时，先将一地线接好，用探笔触及被测点，勿用手触摸机壳；CO_2 激光器和空气离子发生器在治疗后测试时应先放电后再测试；高频电疗机的振荡管屏机上，不能在通高压电的情况下用普通万用表测量，以免损坏万用表。

学习小结

物理因子治疗又称理疗，指应用天然或人工物理因子作用于人体，提高健康水平，预防和治疗疾病，恢复或改善身体功能与结构、活动及参与能力，达到康复目的的治疗方法。常见的物理因子有电、光、声、磁、冷、热等。物理因子分为天然物理因子和人工物理因子两类。物理因子作用方式分为直接作用和间接作用，物理因子治疗临床应用范围包括老年病、慢性病、功能障碍、疼痛病及病损引起的病理改变等。物理因子治疗具有消炎镇痛、镇静安眠、兴奋神经和肌肉、改善血液循环、调节自主神经及内脏功能、松解粘连及软化瘢痕等作用。物理治疗单基本内容有一般情况、治疗医嘱、复诊记录、治疗记录、治疗小结；物理因子治疗处方的基本内容应该包括物理因子治疗的种类、部位、规格、方式及图示等。注意物理因子治疗的安全防护，物理因子治疗中可能发生的事故包括电击伤、灼伤、过敏反应及过度刺激现象等。了解物理因子治疗的起源、发展和展望。

复习思考

一、以下每一道考题有 A、B、C、D、E 五个备选答案，请从中选择一个最佳答案

1. 以下哪项不是人工物理因子种类（　　　）

　　A. 电疗法　　　　　　　　B. 日光　　　　　　　　C. 冷疗法

　　D. 光疗法　　　　　　　　E. 水疗法

2. 下列哪项不是物理因子的主要治疗作用（　　　）

　　A. 镇痛作用　　　　　　　B. 消炎作用　　　　　　C. 镇静作用

　　D. 降血糖作用　　　　　　E. 杀菌作用

3. 促进骨质生长，加速骨折愈合不包括哪项疗法（　　　）

　　A. 经皮电神经刺激疗法　　B. 超声波　　　　　　　C. 干扰电

　　D. 低频脉冲电磁场　　　　E. 紫外线

4. 物理因子治疗中最危险的医疗事故是（　　　）

　　A. 电击伤　　　　　　　　B. 灼伤　　　　　　　　C. 过敏反应

　　D. 电烧伤　　　　　　　　E. 过度刺激现象

5. 物理治疗单基本内容不包括（　　　）

　　A. 一般情况　　　　　　　B. 治疗医嘱　　　　　　C. 风险评估

　　D. 治疗记录　　　　　　　E. 治疗小结

二、多选题

1. 物理因子治疗临床应用范围包括（　　　）

　　A. 老年病　　　　　　　　B. 慢性病　　　　　　　C. 功能障碍

　　D. 病损引起的病理改变　　E. 疼痛病

2. 物理因子治疗中可能发生的事故包括（　　　）

　　A. 电击伤　　　　　　　　B. 灼伤　　　　　　　　C. 过敏反应

D. 电烧伤　　　　　　　　　E. 过度刺激现象

3. 物理治疗单基本内容包括（　　　）

A. 一般情况　　　　　　B. 治疗医嘱　　　　　　C. 复诊记录

D. 治疗记录　　　　　　E. 治疗小结

三、名词解释

物理因子治疗　　直接作用　　物理因子治疗处方

四、简答题

1. 简述物理因子的分类。

2. 简述物理因子的主要治疗作用。

3. 简述物理因子治疗处方的基本内容。

五、思考题

1. 试述对物理因子治疗安全防护的认识。

2. 谈谈如何学习物理因子治疗？

模 块 二

直流电疗法和直流电药物离子导入疗法

扫一扫，看课件

【学习目标】

掌握直流电疗法、直流电药物离子导入疗法的概念、治疗技术及临床应用。

熟悉直流电疗法的治疗作用。

了解直流电药物离子导入原理。

项目一 概 述

一、概念

直流电是指方向不随时间而改变的电流，通常又分为恒定直流电和脉动直流电。恒定直流电是方向（正负极）和大小（电压）都不变的直流电；脉动直流电是方向不变，但大小随时间变化的直流电。

直流电疗法（galvanization therapy）是将低电压的平稳直流电通过人体部位引起一系列的物理化学反应及产生对人体有益的生理反馈，从而达到防治疾病目的的一种治疗方法。临床上常应用 30 ～ 80V 低电压、小于 50mA 低强度的恒定直流电。

直流电疗法是电疗法中应用最早的一种，是直流电药物离子导入疗法（electrophoresis）和低频电疗法的应用基础，目前主要应用于骨折、炎症、血栓、溃疡等疾病的治疗。本模块内容主要有直流电疗法及直流电药物离子导入疗法。

二、物理特性

人体由蛋白质、维生素、脂类、糖、无机盐和水等物质构成。人体的体液中包含钠、钾、氯、钙、磷、镁、铁、硫、碘、氟、锌、铜、碳、氢、氧、氮等多种元素，其中许多元素以离子形式存在。直流电通过人体皮肤，体内的离子、水、蛋白质等发生特定方向运动，从而产生电离、电解、电泳、电渗等物理化学特性。

（一）电解质及电解

电解质是指在水溶液中或在熔融状态下形成离子，从而能导电的化合物，如食盐、氢氧化钠等。电解是指电流通过电解质溶液或熔融状态的电解质，使阴阳两极发生氧化还原反应。

在直流电的作用下，电解质溶液中阴离子移向阳极、阳离子移向阴极并在相应电极上获得电子，还原成为原子或原子团。电解产物就是这些原子或原子团，或者其进一步与溶剂发生化学反应而产生的新物质，阳极产生酸性物质，阴极产生碱性物质。

（二）电离及组织兴奋

电离是电解质在溶液中或在熔融状态下能形成自由移动的离子。人体体液中的阳离子主要有钠离子、钾离子、钙离子、镁离子等，阴离子有氯离子、碳酸氢根离子、磷酸氢根离子、有机酸和蛋白质等。直流电通过机体，使体液中阴阳离子移动并引起离子浓度发生相对变化，从而产生的一系列生物理化作用。

在直流电的作用下，体液中阳离子向阴极方向移动，其中 Na^+、K^+ 移动速度较快，浓度相对升高。阴极下产生碱性电解产物，从而使碱性升高，H^+ 浓度较低，故阴极能提高组织兴奋性，具有兴奋刺激作用；阳极下的 Ca^{2+}、Mg^{2+} 浓度相对增加，H^+ 浓度较高，故阳极能降低组织兴奋性，具有镇静、镇痛作用。

（三）酸碱度变化

酸是指电解质电离时所生成的正离子全部是 H^+ 的化合物，能与碱中和生成盐和水，与某些金属反应生成盐和氢气。碱是指电解质电离时所生成的负离子全部是 OH^- 的化合物，能与酸中和生成盐和水。

在直流电作用下，电解质中大多酸根和有机酸移向阳极，产生酸性电解产物，阳极呈酸性；金属离子移向阴极，产生碱性电解产物，阴极呈碱性。临床上利用阴阳极下的酸碱度改变来拔除倒睫毛、破坏疣痣等，但要注意防止电解产物达到一定浓度时会引起化学性烧伤。

（四）电渗及电泳

人体液正常情况下为弱碱性，蛋白质表面带负电荷，与其所吸引的少数正电荷构成吸附层，吸附层周围的正电荷构成扩散层。在直流电作用下，带负电荷的蛋白质粒子及其吸附层向阳极迁移，称为电泳；扩散层正离子连同其水化膜向阴极移动，称为电渗。

在直流电作用下，蛋白胶体的移动影响蛋白的分布和密度。由于电渗，阴极下水分相对增加，蛋白质分散度升高，组织膨胀，变得松软；而阳极下组织水分减少，蛋白质分散度降低，组织较干燥致密。这些对人体生理活动均可产生影响，故临床上可利用电渗及电泳特性来治疗疾病。

（五）细胞膜通透性改变

在不断变化的环境中，细胞膜为了生存必须保持自身的稳恒状态。细胞膜能选择并允许一些物质通透，但也会降低甚至阻挡另一些物质的通透。细胞膜通透性改变是指细胞膜的选择透过性发生了改变。

在直流电作用下，阴极呈碱性，组织含水量增加，K$^+$浓度相对升高，细胞膜较疏松等，故阴极细胞膜通透性升高，物质经膜交换加快；阳极呈酸性，组织含水量减少，Ca^{2+}浓度相对升高，细胞膜较致密等，故阳极细胞膜通透性降低，物质经膜交换减慢。

表2-1　直流电理化特性

电极	酸碱度	组织含水量	组织兴奋性	膜通透性
阳极	降低	酸性	减少	降低
阴极	升高	碱性	增加	升高

项目二　直流电疗法

一、治疗作用

（一）治疗原理

特定直流电作用于人体，在体内产生一系列生理反应，从而改善机体病理生理变化，达到防治疾病的目的。

1. 舒张血管　经直流电治疗后，机体产生最普遍的血管舒张反应。放置阴阳极部位（阴极更明显）的皮肤温度升高，充血潮红。直流电刺激感觉神经末梢和血管壁上的感受器，通过生理反射使末梢血管舒张；刺激皮肤释放组胺及血管活性肽等物质，使小动脉舒张及血管通透性升高。

2. 调节神经系统　直流电刺激中枢神经系统，产生兴奋或抑制的生理作用。将阳极置于腰骶部，阴极置于颈项部，可使反射的兴奋性增高；阴极置于腰骶部，阳极置于颈项部，则使反射的兴奋性降低。直流电刺激自主神经系统，产生舒张或收缩内脏器官和血管的生理功能。直流电弱刺激皮肤感觉神经末梢，有蚁走样感觉；中等刺激有针刺、刺痛、灼痛等反应；强刺激疼痛剧烈，可引起明显的灼痛。直流电通电或断电、直流阴极或阳极、电流加强或减弱等变化，可引起运动神经及肌肉组织的生理反应，使其所支配的骨骼肌明显收缩。

3. 消炎利水、促进消散　直流电阴极作用于皮肤可产生轻度无菌变性、渗出性炎症，白细胞和巨噬细胞杀菌作用增强；作用于伤口能促进肉芽组织生长，软化瘢痕，松解粘连及消散肿块。直流电阳极可减少组织含水量，减少渗出液，具有消肿作用。

4. 释放钙盐、分化成骨细胞　阴极下产生 OH^-、升高 pH 值，有利于钙盐从软骨细胞释放和钙化；阴极下增加耗氧量，降低氧分压，刺激多能干细胞分化为成骨细胞和软骨母细胞。

5. 其他作用　弱直流电阳极具有兴奋心肌、消除心率不齐、改善心肌缺氧缺血等作用；直流电能促进唾液腺、胃腺等分泌。

（二）具体治疗作用

1. 心血管系统　$0.001mA/cm^2$ 弱直流电作用于心前区，刺激心血管反射区的皮肤感受器，可调节异常的冠状动脉舒缩功能，对冠心病有较好疗效。

2. 神经系统　行全身电疗时，下行电流起镇静作用，上行电流起兴奋作用。临床常用下行电流或阳极产生催眠、镇痛和缓解痉挛的作用来治疗疾病，如将主电极阳极置于前额，阴极置于颈后，可以治疗神经衰弱和失眠。对局部治疗而言，阳极周围组织兴奋性降低，阴极区组织兴奋性增高。但大剂量长时间通电，则阴极区产生较强的抑制，阳极区兴奋性恢复正常或兴奋性增高。

3. 运动系统　直流电弱刺激骨折区可促进骨折处愈合。骨组织在电流作用下，磷酸氢根、过磷酸钙等物质在碱性环境下极易在阴极附近沉积，从而促进骨痂形成，加速骨折愈合。

4. 免疫系统　由于直流电有舒张血管的生理作用，可使血液循环加快、组织营养增加、代谢产物排除加速、细胞免疫力提高，故直流电能消炎止痛、提高组织功能及再生能力；直流电疗法电极下产生的强酸及强碱产物可破坏部分肿瘤细胞结构，起到治疗肿瘤的作用。

二、常用技术

（一）常用设备

1. 直流电疗机　输入 220V 交流电，利用电子管或晶体管对其进行波整流，经滤波电路输出小于 100V、$0 \sim 50mA$ 连续可调的平稳直流电。输出端标注正、负极。

2. 电极板和衬垫　电极板多采用导电橡胶电极或薄铅片，根据治疗部位制成圆形、方形或乳房区等特殊形状，大小适中。衬垫使用 1cm 厚吸水性能好的绒布，制成口袋状，一边薄一边厚。

3. 其他　红、黑色导线，胶布和沙袋等。

（二）电极作用

电极包括电极板和衬垫。衬垫用温水浸湿，湿衬垫不但能吸附及稀释电极下面的酸碱电解产物，避免发生直流电化学灼伤；而且能湿润皮肤，降低皮肤电阻，使电极紧密接触皮肤，令电流均匀分布。电极板放在衬垫内，厚的一边与皮肤接触，用导线同直流电疗机连接。

电极分为主电极和副电极。主电极又称作用极，电极面积小，电流密度大，引起的反应强，发挥治疗作用；副电极面积大，电流密度小，引起的反应弱，作为电流通路。进行直流电疗时，主电极应放置在治疗部位或穴位上，副电极放置在对应的颈部、背部、腰骶部、胸骨部等电阻较小的平坦皮肤上。

（三）电极放置

电极放置方法有对置法、并置法及斜对置法（图 2-1）。不同放置法是为了让电力线更好地通过病变部位或所作用的部位。

1. 对置法　对置法是将两个电极分别放置在身体某部的内外侧或前后面，例如肘关节内外侧对置、上腹部与腰部前后对置等。对置法多用于治疗头部、关节及内脏器官等局部或较深部位的疾病。

2. 并置法　并置法是将两个电极放置在身体某部的同一侧，例如上、下肢前面并置。并置法多用于治疗周围神经、血管、较长肌肉的病变。

3. 斜对置法　斜对置法是将两个电极放在身体某部的内外侧的上下部。

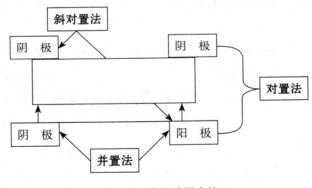

图 2-1　电极放置方法

（四）操作程序

1. 准备工作　患者取舒适并适宜操作的体位，充分暴露治疗部位。

（1）选择所需的直流电治疗机及所需电极板、衬垫，准备沙袋、胶布等固定物品及其他相关用物。

（2）检查治疗及相关部位的皮肤有无炎症、感觉障碍等治疗禁忌证；检查治疗机开关是否关闭，治疗机输出调节旋钮是否在零位，极性转换开关是否指向正常位置，电流分流器所指强度是否合乎治疗要求，导线连接的极性是否正确。

（3）将电极板放入适宜的温湿衬垫内，使衬垫紧密平整地接触治疗部位皮肤，覆盖塑料布并固定电极。

（4）开机前向患者解释通电治疗时产生的各种感觉，如可有柔和的针刺感，或轻微的蚁走感，或微量的紧束感。

2. 治疗开始　插上电源，启动电源开关，顺时针调节电位开关，缓慢增加电流输出，根据患者感觉逐渐增加强度到治疗剂量，不要超过患者的耐受度。

3. 治疗过程　电流强度一般儿童为 $0.05 \sim 0.20mA/cm^2$，成人为 $0.05 \sim 0.10mA/cm^2$，不超过 $0.50mA/cm^2$。治疗时如患者有局限性刺痛或烧灼等感觉异常，立即停止治疗，检查原因，妥善处理后再继续治疗。

4. 治疗结束　治疗后，按逆时针顺序缓慢将输出调节按钮调至零位，关闭电源开关，取下电极，拔下电源。洗净衬垫，消毒晾干备用。观察皮肤有无异常。

以上治疗 $15 \sim 20$ 分 / 次，每日或隔日 1 次，$10 \sim 20$ 次为 1 个疗程。

（五）治疗方法

1. 头面部

（1）眼-枕法：一极用分叉线连接于两直径 $3 \sim 4cm$ 圆形电极，置于滴入药液的闭合两眼上；一极连接于 $6cm \times 10cm$ 方形电极，置于枕项部位。

（2）额-枕法：一极连接于 $6cm \times 10cm$ 方形电极，置于额部；一极连接于 $6cm \times 10cm$ 方形电极，置于枕部。

（3）面部法：一极连接于 E 形电极，置于面部患侧；一极连接于 $10cm \times 15cm$ 方形电极，置于肩胛间区。

（4）颞侧法：一极连接于 $5cm \times 6cm$ 方形电极，置于一侧颞部；一极连接于 $5cm \times 6cm$ 方形电极，置于对侧颞部。

（5）耳部法：一极连接于 $5cm \times 6cm$ 方形电极，置于放入外耳道内湿棉条末端耳前区；一极连接于 $8cm \times 10cm$ 方形电极，置于对侧耳郭前面。

（6）下颌法：一极连接于 $5cm \times 10cm$ 方形电极，置于一侧下颌关节；一极连接于 $5cm \times 10cm$ 方形电极，置于对侧下颌关节。

2. 颈项部

（1）颈交感神经节法：一极用分叉线连接于两个 $3cm \times 5cm$ 方形电极，置于两侧胸锁乳突肌前沿；一极连接于 $6cm \times 8cm$ 方形电极，置于枕部。

（2）咽部法：一极用分叉线连接于两个 $5cm \times 6cm$ 方形电极，斜对置于前侧颈部；一极连接于 $8cm \times 10cm$ 方形电极，置于后项部。

3. 躯干部

（1）心前区法：一极连接于 $10cm \times 15cm$ 方形电极，置于心前区；一极连接于

$10cm \times 15cm$ 方形电极，置于左背部。

（2）乳腺区反射法：一极用分叉导线连接于两个直径 12cm 中央有圆孔的圆形电极，置于两侧乳房区；一极连接于面积为 $250 \sim 300cm^2$ 电极，置于肩胛间区或耻骨联合上。

（3）领区反射法：一极连接于披肩形电极，置于 $C_6 \sim T_4$ 之间的脊柱、肩及锁骨上区；一电极连接于 $16cm \times 25cm$ 方形电极，置于腰骶部。

4. 四肢部

（1）肩关节法：一极连接于 $6cm \times 8cm$ 方形电极，置于肩关节前面；一极连接于 $6cm \times 8cm$ 方形电极，置于肩关节后面。

（2）肘关节法：连接于 $6cm \times 10cm$ 方形电极，并置于肩上部及前臂掌侧下 1/3 处；或连接于 $6cm \times 10cm$ 方形电极，对置于肘关节的内外侧。

（3）膝关节治疗法：连接于两个宽 $6 \sim 8cm$ 袖口形电极，并置于大小腿中段 1/3 处；或连接于两个 $5cm \times 10cm$ 的电极，对置于膝关节的内外侧。

5. 全身法　一极用分叉线连接于两个 $10cm \times 15cm$ 方形电极，置于两侧腓肠肌区；一极连接于 $14cm \times 22cm$ 方形电极，置于肩胛间区。

三、临床应用

（一）适应证

1. 心血管科疾病　高血压、冠心病、血栓性静脉炎、淋巴结炎、淋巴管炎等。
2. 五官科疾病　角膜炎、结膜炎、中耳炎、牙痛、扁桃体炎、鼻炎等。
3. 神经科疾病　神经痛、神经炎、神经衰弱、神经官能症、自主神经失调等。
4. 消化科疾病　慢性胃炎、胃溃疡、肠痉挛等。
5. 骨科疾病　骨折、关节痛、关节炎、坐骨神经痛等。
6. 其他科疾病　闭经、皮肤瘢痕、前列腺炎等。

（二）禁忌证

1. 慎用　皮肤感觉障碍，以防烧伤。
2. 禁用　严重心脏病或安装心脏起搏器者、恶性肿瘤、结核、血小板减少性紫癜、化脓性炎症、湿疹，以及孕妇腰、腹、骶部等。

（三）注意事项

1. 治疗前嘱患者将治疗部位及附近的金属物取下，以防烧伤。治疗中患者不能触摸治疗机及接地金属，避免短路或触电。

2. 衬垫温度适宜，防止反放，紧贴皮肤；导线夹下放置绝缘布，防止金属部分与皮肤接触；电极必须平稳放置，嘱患者勿移动身体，防止电极与身体分离，避免造成灼伤。

3. 治疗后，如果局部出现红肿、小丘疹或刺痒，可外涂止痒液，注意观察，严重者需进一步处理。

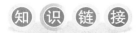

经颅直流电刺激

经颅直流电刺激（transcranial direct current stimulation，tDCS）是一种非侵袭性、利用微弱电流（1～2mA）调节大脑皮质神经细胞活动的技术。自20世纪90年代起，人们就对 tDCS 进行研究，随着技术逐步成熟，到目前为止，tDCS 的临床疾病应用研究已经取得了有益的成果，如脑卒中、难治性癫痫、慢性抑郁、药物成瘾、脊髓损伤等。

tDCS 由阴极和阳极两个表面电极片构成，阳极刺激提高皮质的兴奋性，阴极刺激抑制皮质的兴奋性。tDCS 对皮质兴奋性调节的基本机制是依据刺激的极性不同，引起静息膜电位超极化或者去极化改变。电流的强度、刺激持续时间、刺激部位、极片的面积和极性决定刺激效果。tDCS 刺激点的定位准确与否严重影响其作用效果。tDCS 的电流为 1.0～2.0mA，治疗时间在 30 分钟内。衬垫用盐水浸泡，一个 5cm×7cm 电极放置于刺激皮质区域的颅骨上方，一个 5cm×7cm 电极放在对侧的眼窝之上或肩上。

相对于传统的康复治疗手段，tDCS 通过电流直接作用于大脑皮质，促进大脑的功能重组，调节大脑皮质的可塑性，从而改善患者的功能障碍。如 tDCS 已经被证实可以对大脑多个功能区进行调节，刺激运动皮质可以促进卒中后患者的运动功能恢复。近来有研究显示，用阳极 tDCS 刺激卒中患者的受损半球可以促进患侧手功能的恢复。与经颅磁刺激相比，tDCS 的优越性表现为：刺激较弱，更易引起皮质兴奋性变化，刺激后效应更长；简便易携带；设备的价格更低廉；可设立假刺激组进行对照研究。tDCS 最常见的副作用是存留时间较短的电极板下轻微麻感及痒感。

tDCS 是一种安全、不良反应小的皮质刺激手段。tDCS 技术为临床工作者提供了新的治疗思路，必将作为临床治疗的辅助手段更多地应用到临床实践中。

项目三 直流电药物离子导入疗法

直流电药物离子导入疗法（electrophoresis）是使用直流电将药物离子通过皮肤、黏膜或伤口导入体内进行治疗的方法，具有药物与直流电物理疗法的双重综合性作用。

一、直流电药物离子导入原理

直流电药物离子导入疗法主要根据直流电场内同性电荷相斥、异性电荷相吸原理，在电极与皮肤之间放置以药液浸湿的纱布或滤纸，利用直流电能将药物离子经皮肤导入体内。溶液中一部分药物电离分解成阴离子和阳离子，在直流电的作用下，离子进行定向移动，阴极衬垫中含有带负电荷的药物离子或者阳极衬垫中含有带正电荷的药物离子，就会向人体方向移动而进入体内。

（一）药物离子导入途径及深度

药物离子主要部分经过皮肤汗腺管口和毛孔进入皮内，少部分经过黏膜上皮细胞间隙进入黏膜组织。汗腺导管内径为 $15 \sim 80\mu m$，蛋白质（$1 \sim 100\mu m$）等大分子物质的离子也能经过汗腺导管导入体内，但离子在电场中移动速度很慢。

直流电直接导入离子只达皮内，主要堆积在表皮内形成"离子堆"，然后通过渗透作用逐渐进入淋巴和血液，最后有些药物选择性地停留在某些器官组织内，如碘主要停留在甲状腺、磷蓄积在中枢神经系统和骨骼中等。

（二）药物离子导入数量及因素

药物离子导入所用的药液浓度宜高，临床应用的药物浓度一般为 $1\% \sim 10\%$。具体选用要注意避免剧毒药或刺激性较大的药物，不宜盲目追求高浓度，这类药物导入过量易致严重副作用或造成皮肤损伤；药物的酸碱性太强时，易造成皮肤化学烧伤，因而药液浓度不能过高；贵重药的浓度也不宜偏高，否则会造成浪费。离子导入的数量与所使用的电流强度成正比，电流强度越大，导入药物越多。一般情况下，通电时间越长导入量越多，但有一定的限度，通电时间太长，导入的药量并不随时间的延长而增多，由于皮肤在电流作用下产生了极化效应反而会相对减少。在恒定连续电流条件下，通电时间一般限制在30分钟；不同部位导入的数量也有差别，以躯干导入最多，上肢次之，下肢特别是小腿最少。一般情况下，导入体内的药物为衬垫中药物总量的 $2\% \sim 10\%$，所以总的来说，导入体内的药量是很少的。

（三）药物离子导入的极性

采用离子导入技术经皮肤给药时，药物必须解离成荷电离子。导电性能愈好的离子化药物，其通过电流作用导入皮肤的效果也愈强。在相同浓度下，一价离子较多价离子在电场中迁移更快，有更高的渗透效率。据化学结构式可以判定有效离子导入的极性。通常，金属、生物碱带正电荷从阳极导入，非金属、酸根带负电荷从阴极导入。对于氨基酸、肽及酶类蛋白质等两性电解质，其极性与溶剂的 pH 值有密切关系。当溶剂的 pH 值远离等电点时，才能使药物带正电荷或负电荷。

（四）药物离子导入治疗作用

1.具有直流电和药物的综合作用，两者作用相互加强。如果是穴位离子导入，还具有穴位主治作用。目前单一使用直流电疗法很少，使用直流电药物导入疗法较广泛。

2.直流电药物离子导入可通过神经反射途径引起机体反应，起到治疗作用。直流电引起组织理化性质改变，加上药物的存在刺激体内外感受器，引起机体产生运动反应。

（五）直流电药物离子导入常用药物

直流电药物离子导入常用药物有氨茶碱、阿司匹林等，也有五味子、杜仲等中药。临床根据药物主要适应证选择使用。常用的导入药物见表2-2。

表2-2　直流电药物离子导入常用药物表

导入药物	极性	药物名称	浓度（%）	主要作用	主要适应证
钙	+	氯化钙	3～5	保持神经、肌肉的正常反应性，降低细胞膜通透性，消炎收敛	神经炎，神经根炎，局限性血管神经性水肿，神经官能症，功能性子宫出血，过敏性结肠炎
镁	+	硫酸镁	3～5	降低平滑肌痉挛，舒张血管，降低血压，利胆	高血压，冠心病，肝炎，胆囊炎
锌	+	硫酸锌	0.25～2	降低交感神经兴奋性，收敛杀菌，改善组织营养，促进肉芽生长	溃疡病，慢性胃炎，创面，过敏性鼻炎
钾	+	氯化钾	3～5	提高神经、肌肉组织兴奋性	周围神经炎，周期性麻痹
铜	+	硫酸铜	0.5～2	抑制浅霉菌，抑制病毒	疱疹性结膜炎，浅层结膜炎，手足癣
锂	+	氯化锂	2～5	加强尿酸盐的溶解	痛风性关节炎，神经炎，神经痛，肌炎
银	+	硝酸银	1～3	杀菌，消炎，收敛腐蚀组织	溃疡，伤口，子宫颈糜烂，霉菌性炎症
碘	−	碘化钾	1～5	软化瘢痕，松解粘连，促进慢性炎症吸收	瘢痕增生，术后粘连，神经根炎，蛛网膜炎，角膜混浊，视网膜炎
溴	−	溴化钾	3～5	增强大脑皮层的抑制过程	高血压，神经官能症，失眠，脑外伤后遗症，溃疡病
氯	−	氯化钠	3～5	软化瘢痕，促进慢性炎症吸收	瘢痕增生，慢性炎症，退行性骨关节病
氟	−	氟化钠	1～3	加强牙质，减弱牙齿对冷热的传导	牙质过敏
硫	−	亚硫酸钠	3～5	促进慢性炎症吸收，利胆	慢性关节炎，盆腔炎，肝炎，胆囊炎

导入药物	极性	药物名称	浓度（%）	主要作用	主要适应证
磷	−	磷酸铜	3～5	促进神经调节、磷代谢	神经炎，周围神经损伤，骨折，脑炎后遗症，神经官能症
肾上腺素	+	盐酸肾上腺素	0.01～0.02	使皮肤、腹腔内脏血管收缩，骨骼肌、心肌血管舒张，支气管平滑肌松弛，抗过敏	支气管哮喘，过敏性鼻炎
狄奥宁	+	盐酸狄奥宁	0.1～0.5	镇痛，促进渗出物吸收	肌痛，毛囊炎，冠心病，角膜白斑，玻璃体混浊
组胺	+	盐酸组胺	0.01～0.02	使微循环舒张，通透性增高	静脉炎，血栓闭塞性脉管炎，扭伤
苯海拉明	+	盐酸苯海拉明	1～2	抗组胺，抗过敏	过敏性鼻炎，局限性血管神经性水肿，皮肤瘙痒症
普鲁卡因	+	盐酸普鲁卡因	1～5	局部麻醉，降低组织兴奋性	各种疼痛（用于镇痛时加入适量肾上腺素），溃疡病，高血压，脑血肿，脑外伤后遗症
氯丙嗪	+	盐酸氯丙嗪	1～2	安定，降血压	神经官能症，高血压，皮肤瘙痒症
新斯的明	+	溴化新斯的明	0.02～0.1	缩瞳，加强胃肠道、膀胱平滑肌张力和蠕动	青光眼，尿潴留，肠麻痹，重症肌无力，面神经麻痹
毛果云香碱	+	硝酸毛果云香碱	0.02～0.1	缩瞳，加强肠蠕动、膀胱平滑肌紧张度	青光眼，尿潴溜，肠麻痹
阿托品	+	硫酸阿托品	0.02～0.1	散瞳，缓解平滑肌及微血管痉挛，抑制汗腺、唾液腺分泌	虹膜炎，虹膜睫状体炎，胃肠道痉挛，多汗症
安替比林	+	安替比林	2～10	镇痛，解热	神经痛，肌痛，关节痛
奎宁	+	盐酸奎宁	0.25～2	镇痛，减轻横纹肌强直收缩	先天性肌强直，神经痛，神经炎，红斑狼疮
金霉素	+	盐酸金霉素	0.5～1	抑制多数革兰阳性和阴性菌	浅部组织感染
土霉素	+	盐酸土霉素	0.5～1	抑制多数革兰阳性和阴性菌	浅部组织感染
氯霉素	+	氯霉素	0.5～1	抑制革兰阳性和阴性菌，尤其对阴性菌作用较强	眼、耳、浅部组织感染
新霉素	+	硫酸新霉素	0.5～1	对大部分革兰阴性菌和某些革兰阳性菌有杀菌作用	浅部组织感染
庆大霉素	+	硫酸庆大霉素	2000～4000 U/mL	对绿脓杆菌、大肠杆菌、金黄色葡萄球菌有抗菌作用	浅部组织感染

续表

导入药物	极性	药物名称	浓度（％）	主要作用	主要适应证
四环素	+	四环素	0.5	抗菌作用同金霉素相似	浅部组织感染
红霉素	+	红霉素	2	对革兰阳性菌和阴性菌有抑制和杀菌作用	对青霉素、四环素有抗药性的感染
异烟肼	+	异烟肼	1～2	对结核杆菌有抑制、杀灭作用	结核性疾患
维生素 B$_1$	+	盐酸硫胺	1～2	参加体内糖代谢过程，维持神经、消化系统正常功能	多发性神经炎，周围神经损伤，溃疡病
维生素 B$_{12}$	+	V－B$_{12}$	50～100μg	抗恶性贫血、神经炎、肝炎	神经炎，神经痛
透明质酸酶	+	透明质酸酶	50～100U	提高组织通透性，促进渗出液吸收	局部外伤肿胀、血肿、注射后吸收不良、瘢痕、硬皮症
氢化考的松	+	氢化考的松	10～20毫克／次	抗炎，脱敏	类风湿关节炎，变态反应性疾患
促皮质素	+	水溶性促皮质素	10～15单位／次	刺激肾上腺素皮质合成及释放皮质激素	类风湿关节炎，变态反应性疾患
氨茶碱	+/–	氨茶碱	1～2	松弛支气管平滑肌，扩张冠状血管	支气管哮喘，冠心病
水杨酸	–	水杨酸钠	3～5	镇痛，抗风湿	风湿性关节炎，神经痛，巩膜炎，虹膜炎
枸橼酸	–	枸橼酸钠	1～5	抗凝剂	类风湿关节炎之关节肿胀
阿司匹林	–	阿司匹林	2～10	解热，镇痛，抗风湿	风湿性关节炎，神经炎，神经痛，肌炎，肌痛
安乃近	–	安乃近	0.5	镇痛，解热，抗风湿	风湿性关节炎，肌痛，神经痛
咖啡因	–	安息香酸钠咖啡因	0.5～1	增加大脑皮层的兴奋过程	神经衰弱
磺胺嘧啶	–	磺胺嘧啶钠	2～5	抑制大多数革兰阳性球菌，某些革兰阴性球菌、杆菌	皮肤、黏膜及浅部组织感染
青霉素	–	青霉素钠盐	1万～2万 U/mL	对革兰阳性菌、阴性球菌有抑制杀菌作用	浅部组织感染
结核菌素	–	旧结核菌素	0.1～0.25	对结核感染有脱敏作用	结核性角膜炎，结核性虹膜睫状体炎
对氨水扬酸	–	对氨水扬酸钠	3～5	对结核杆菌有抑制作用	结核性疾患
维生素 C	–	抗坏血酸	2～5	与结缔组织形成有关，促进伤口愈合，增强抵抗力	角膜炎，冠心病，伤口

续表

导入药物	极性	药物名称	浓度（%）	主要作用	主要适应证
肝素	−	肝素钠	5000U	抗血凝	冠心病、血栓性浅静脉炎
谷氨酸	−	谷氨酸钠	3～5	参与脑蛋白质和糖代谢，改善细胞营养	神经衰弱
胰蛋白酶	−	胰蛋白酶	0.05～0.1	加速伤口净化，促进肉芽生长	感染伤口，肉芽生长不良，血栓性静脉炎，痛经
罗芙木	+	罗芙木液	10	降血压，镇静	高血压
大蒜	+	大蒜原液	1～5	对革兰阳性及阴性菌有抑制作用	痢疾，前列腺炎
草乌	+	草乌总生物碱	0.1～0.8	消炎，镇痛	关节痛，神经痛
延胡素	+	延胡素乙素硫酸盐	30～40毫克/次	镇痛，镇静	胃肠道及肝胆系统疾病的疼痛，脑外伤后遗症
双勾藤	+	双勾藤煎剂	10～20	镇静，降压	神经衰弱，高血压
毛冬青	−	毛冬青煎剂	50～100	扩张血管，消炎	冠心病，脑血管痉挛
五味子	−	五味子煎剂	50	兴奋中枢神经系统及调节血管、心功能	神经衰弱，盗汗
杜仲	+	杜仲煎剂	50	降血压	高血压
川芎	−	川芎煎剂	30	扩张血管	高血压，冠心病，脑动脉供血不足
洋金花	+	洋金花总生物碱	0.5	扩张支气管平滑肌	支气管炎，支气管哮喘

二、治疗技术

（一）常用设备

直流电药物离子导入疗法主要仪器为直流电疗机及辅助配件。衬垫的制作同直流电疗法，衬垫及配制药液所用的滤纸、纱布上应标注（＋）（−）极性；药物衬布（药垫）与电极尺寸一致。遵医嘱选择不同的药物配制成不同浓度的导入药液备用，药物必须新鲜、无污染。

（二）操作程序

1.准备工作

（1）治疗前穿戴好工作服及工作帽，修剪指甲。

（2）将正负极板套和治疗专用药液加热到50℃以上，检查药垫是否干燥，药液有无变质发酸。

（3）将治疗机接通电源，检查机器各指示灯光是否正常，电位器旋钮有无松动，治疗输出导线有无扭曲、破损，夹子是否裸露、松动或缺损，插头有无松动，电极板是否平整、完好。

2. 治疗步骤

（1）加热好的极板套尽量拧干，置于盘中，加热好的药垫轻拧（以不滴药液为准）置于盘中备用。

（2）根据治疗卡核对患者的姓名、性别、年龄，简单询问症状、体征，对初次治疗者要交待注意事项。

（3）将患者安置在合适的治疗位置，充分暴露治疗部位。

（4）将正负极板分别置于加热好的正负极板套中，检查极板是否完全在套中，正极加上药垫。

（5）将极板连接治疗输出导线，检查夹子是否外露。

（6）将准备好的正极极板套和药垫按要求置于治疗卡上写明的部位，将负极极板套置于附近部位。

（7）分别盖上隔水布，再一次检查极板及夹子是否外露，压上沙袋，将患者的衣服拉好，防止受凉。

（8）打开机器的电源开关，设置好治疗通道的时间，检查好治疗通道的电位器是否回零，按下确认键，治疗通道的电流即接通，慢慢调节电位器旋钮至患者能耐受为止。

（9）在患者治疗期间，要定期巡查，及时为患者调整治疗电流，询问患者在治疗中的感觉，防止发生意外情况。

（10）机器报鸣后，将电位器回零。分别取下沙袋、隔水布、极板套及药垫，用毛巾擦干净治疗部位。将极板从极板套中取出，放于隔水布上，将治疗输出导线理顺，检查治疗部位皮肤有无烫伤，关掉电源开关，拔出电源插头。

（11）将极板套洗净，放入锅中煮沸消毒，以备下次使用，将药垫集中放置。

（12）填写患者的治疗卡片，记录患者治疗的部位、时间、反应。

（三）治疗方法

1. 衬垫法　治疗方法与直流电疗法基本相同，但要注意以下几点。

（1）与作用电极面积相同的滤纸或纱布用药液浸湿后，放在治疗部位的皮肤上，其上面再放衬垫和铅片；非作用电极下的滤纸或纱布用普通温水浸湿即可。

（2）尽量减少作用电极上的寄生离子。一般用蒸馏水、酒精或葡萄糖溶液为药物溶剂，每个衬垫及纱布最好只供一种药物使用。

（3）为防止有些药物被电解产物所破坏，在用药液浸湿的纱布上面依次放置衬垫、缓冲液浸湿的滤纸、衬垫和铅片等非极化电极处理。

（4）导入的极性要正确。过敏药物如青霉素导入前要做皮肤过敏试验。

2. **电水浴法** 将药液放在水槽内，治疗部位浸入槽内，一般采用炭质电极，非作用电极用衬垫电极，称为电水浴法。将四肢远端分别浸入 4 个水槽内，根据导入药液性质分别连接阴极或阳极，称为四槽浴直流电药物导入法。

3. **体腔法** 将特制的体腔电极插入治疗部位如阴道、直肠等，或将药液浸湿的棉花塞入耳道、鼻腔，向电极内灌注药液，非作用电极置于邻近部位的皮肤上。常用的体腔法有以下几种。

（1）耳道导入法：先用药液将棉条浸湿后塞入外耳道，若有鼓膜穿孔，可先滴入 1mL 药液，然后再塞入浸药液的棉条，棉条另一端露在外耳道口外，与金属电极连接，非作用电极置于侧颊部。治疗电流强度为 1 ～ 2mA。

（2）鼻黏膜疗法：先将药液浸湿的棉条塞入鼻腔，紧贴鼻黏膜，在鼻唇沟处放一小块绝缘布，将露出鼻腔外的棉条置于其上面，再放一个 1.5cm×3cm 的铅片，非作用极置于枕部。治疗电流强度为 2 ～ 3mA。

（3）直肠导入法：用有机玻璃或硬橡胶制成的前列腺体腔电极，插入直肠内约 10cm，非作用电极为一个 $150cm^2$ 的电极，置于下腹部。治疗电流强度为 6 ～ 10mA。

4. **创面离子导入法** 将创面分泌物清除，再用抗生素或其他药物浸湿的无菌纱布敷于创面或填入窦道内，然后放置电极，非作用电极置于创口对侧。此法可使药物在伤口内的浓度增高，达到较深层组织，结合直流电的协同作用，疗效比其他投药法好。例如用庆大霉素治疗铜绿假单胞菌感染的创面。

5. **穴位导入法** 将直径 2 ～ 3cm 的圆形电极放在穴位上，非作用电极放在颈部或腰部。该法具有药物、直流电物理疗法及穴位主治等多重综合性作用。

三、临床应用

（一）适应证

1. **内科疾病** 高血压、冠心病、慢性胃炎、胃溃疡、胃及十二指肠溃疡等。

2. **五官科疾病** 角膜混浊、虹膜睫状体炎、角膜炎、牙周炎、扁桃体炎、慢性咽炎等。

3. **神经科疾病** 偏头痛、神经痛、神经炎、神经衰弱、神经官能症、自主神经失调等。

4. **骨科疾病** 关节痛、类风湿关节炎、风湿性关节炎、颈椎病、腰椎间盘突出症、肩周炎等。

5. **其他科疾病** 闭经、皮肤瘢痕、慢性附件炎、前列腺炎、慢性前列腺炎等。

（二）禁忌证

恶性肿瘤、恶性血液系统疾病、肺结核、急性湿疹、心力衰竭、对直流电过敏者、出血倾向疾病、装有心脏起搏器者、对导入药物过敏者，以及孕妇腰、腹、骶部等。

（三）注意事项

1. 遵循直流电疗法的注意事项。

2. 衬垫要单一使用，不得混用不同药物。

3. 配制好的药液应放在玻璃瓶内保存，避光的药液应放在棕色瓶内，瓶盖盖严。

4. 药液要新鲜配置，保存时间一般不超过 1 周。

5. 对可能发生过敏的药物须先进行药敏试验。

（四）处方举例

1. 处方内容　导入药物名称、导入药物的极性、导入药物浓度、电极放置部位和极性（画图）、电极面积及数量、电流强度、治疗时间、治疗次数、治疗频度、理疗医师签名、日期。

直流电离子导入处方常用代号：E——电极、I——电流强度、t——治疗时间。

2. 举例

适应证：冠心病。

2% 毛冬青黄酮离子导入（－）于心前区。

E——150cm^2×1 于心前区（－）、150cm^2×1 于左背后（＋）。

I——5 ～ 15mA

t——15 ～ 20 分钟

每日 1 次，15 次为 1 个疗程。

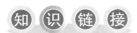

直流电中药离子导入疗法

　　药物经皮离子导入技术已有200余年的历史，但该技术的科学化和系统化研究始于20世纪初。20世纪60年代，一些局部麻醉药、血管紧张素和类固醇化合物，先后通过离子导入技术用于局部皮肤或组织疾病的治疗。我国开创了中草药通过离子导入技术治疗全身性疾病的先河，在临床上也获得较大成功。

　　中药离子导入疗法是一种促进药物透皮吸收很有潜力的方法，其作用已被医疗界广泛认可。直流电中药离子导入疗法是用直流电电场的作用，使中药液中的分子电离子经皮肤或黏膜进入人体的一种治疗方法，具有活血化瘀、软坚散结、抗炎镇痛等作用。中药离子导入疗法具有使药物直达病灶、药效维持时间长、无痛苦等特点，并能加强内服药物活血化瘀、软坚散结、消积止痛的功效，使其得到更加充分的发挥，因此患者易于接受，临床疗效也大大提高。

学习小结

本模块主要内容为直流电疗法的概念，物理学特性，学习治疗作用，治疗技术及临床应用；直流电药物离子导入疗法，学习直流电离子导入原理，治疗技术及临床应用。要求掌握直流电疗法、直流电药物离子导入疗法的概念、治疗技术及临床应用；熟悉直流电疗法概念及治疗作用；了解直流电离子导入原理。根据临床应用情况，重点要求学习直流电药物离子导入疗法的治疗技术及临床应用。特别要求熟练掌握治疗步骤，治疗方法及适应证。

复习思考

一、以下每一道考题有 A、B、C、D、E 五个备选答案，请从中选择一个最佳答案

1. 直流电流的特点是（　　　）

　A. 低电压、大强度　　　　B. 低电压、小强度　　　　C. 高电压、小强度

　D. 高电压、大强度　　　　E. 中电压、中强度

2. 直流电作用下对神经兴奋性的影响是（　　　）

　A. 阳极下神经兴奋性降低而阴极下兴奋性升高

　B. 阴极下会由兴奋性升高转向降低

　C. 阴极下神经兴奋性甚至可能完全消失

　D. 阴极下神经兴奋性降低而阳极下兴奋性升高

　E. 阳极下会由兴奋性降低转向升高

3. 诊断为面神经麻痹，请选择正确的直流药物离子导入的方法（　　　）

　A. 阿司匹林，从阳极导入

　B. 硫酸庆大霉素，从阳极导入

　C. 5% ～ 10% 氯化钾，从阳极导入

　D. 3% ～ 5% 硫酸镁，从阳极导入

　E. 氨茶碱，从阳极导入

4. 单纯的直流电的治疗作用不包括（　　　）

　A. 促进骨折愈合

　B. 抗过敏

　C. 镇静和兴奋作用

　D. 消炎、促进肉芽组织的生长

　E. 溶解血栓

5. 直流电额－枕法，副电极置于（　　　）

   A. 腹部　　　　　　　　B. 枕部　　　　　　　　C. 腰部

   D. 背部　　　　　　　　E. 头部

6. 治疗支气管哮喘离子导入所用的药物为（　　　）

   A. 阿司匹林　　　　　　B. 氨茶碱　　　　　　　C. 氯化钾

   D. 谷氨酸钠　　　　　　E. 维生素 B_1

二、多选题

1. 直流电药物离子导入疗法的适应证包括（　　　）

   A. 消炎止痛　　　　　　B. 瘢痕增生　　　　　　C. 心力衰竭

   D. 慢性溃疡　　　　　　E. 骨折

2. 与药物离子导入数量有关的因素有（　　　）

   A. 溶液的浓度　　　　　B. 药物的溶解度　　　　C. 使用的电流量

   D. 不同部位　　　　　　E. 通电时间

3. 直流电对人体产生的理化作用包括（　　　）

   A. 阴极下的水分相对增多，阳极下相对脱水

   B. 阴极下碱性升高，阳极下呈酸性

   C. 阳极下 Ca^{2+} 浓度应用相对升高，阴极下 K^+ 浓度相对升高

   D. 热效应

   E. 组织兴奋性变化

三、名词解释

直流电疗法　　直流电药物离子导入疗法　　主电极　　直流电并置法　　电泳

四、简答题

1. 直流电疗法的适应证与禁忌证。

2. 直流电药物离子导入的作用。

五、思考题

怎样才能更好地提高直流电中药离子导入疗法的作用？

扫一扫，看课件

模 块 三

低频电疗法

【学习目标】

　　掌握神经肌肉电刺激疗法、功能性电刺激疗法、经皮电神经刺激疗法的治疗作用、治疗技术与临床应用。

　　熟悉间动电疗法、超刺激电疗法、感应电疗法、直角脉冲脊髓通电疗法、电睡眠疗法、低频高压电疗法的治疗作用、治疗技术及临床应用。

　　了解所有低频电疗法的物理特性。

项目一　概　述

一、概念

　　应用频率在 1000Hz 以下的脉冲电流治疗疾病的方法，称为低频电疗法（low frequency electrotherapy）。其特点是均为低压、低频，而且可调，无明显的电解作用；对感觉、运动神经都有强烈的刺激作用；有止痛但无热的作用。目前常用的低频电疗法有神经肌肉电刺激疗法、功能性电刺激疗法、经皮电神经刺激疗法、间动电疗法、超刺激电疗法、感应电疗法、直角脉冲脊髓通电疗法、电睡眠疗法、低频高压电疗法等。

二、物理特性

　　1. 频率（f）　指每秒钟内脉冲出现的次数，单位为赫兹（Hz）。由于哺乳类动物的绝对不应期在 1 毫秒左右，相隔 1 毫秒以上的电刺激都能引起一次兴奋，因此低频脉冲电流的每一次刺激都能引起一次运动神经兴奋。在临床上，低频脉冲电流多用于镇痛和兴奋神经、肌肉组织，常用 100Hz 以下的频率。

2.周期（T）　指一个脉冲波的起点到下一个脉冲波的起点相距的时间，单位为毫秒（ms）或秒（s）。

3.波宽（t）　指每个脉冲出现的时间，包括上升时间、下降时间等，单位为毫秒（ms）或秒（s）（图3-1）。

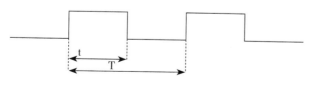

图3-1　方波的周期与波宽示意图

4.波幅　指由一种状态到另一种状态的变化量，最大波幅（峰值）是从基线起到波的最高点之间的变化量。

5.脉冲间歇时间　即脉冲停止时间，等于脉冲周期减去波宽的时间，单位为毫秒（ms）或秒（s）。

6.通断比　指脉冲电流的持续时间与脉冲间歇时间的比值。

7.占空因数　指脉冲电流的持续时间与脉冲周期的比值，通常用百分比来表示。

8.常见低频电流波形

（1）方波：波形呈矩形或正方形。常用于电诊断、电睡眠、超刺激和电兴奋等。

（2）指数曲线波（又称三角波）：是一种按数学上指数规律上升与下降的脉冲电流。常用于电体操、电诊断等。

（3）调制波：使一种频率较高的电流的幅度和频率随着一种频率较低的电流的幅度变化而改变，称为调制。其受控（频率较高）的电流称被调波；控制电流（频率较低）则称调制波。

三、分类

低频电疗法的分类方法有多种，下面介绍根据治疗作用来分类的方法。

（一）主要刺激神经肌肉、使肌肉收缩的低频电疗法

1.神经肌肉电刺激疗法（NMES）。

2.功能性电刺激疗法（FES）。

3.感应电疗法。

（二）主要作用为镇痛或促进局部血液循环的低频电疗法

1.间动电疗法。

2.超刺激电疗法。

3.经皮电神经刺激疗法（TENS）。

4.低频高压电疗法（HVPC）。

5.脊髓电刺激疗法（SCS）。

（三）促进骨折和伤口愈合的低频电疗法

1.电极植入式微电流刺激疗法。

2.TENS。

3.HVPC。

（四）以其他治疗作用为主的低频电疗法

1.电兴奋疗法。

2.电睡眠疗法。

3.直角脉冲脊髓通电疗法。

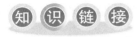

电兴奋疗法

用大剂量（患者能耐受为准）的感应电、断续直流电在患部或穴位上做短时间通电治疗的方法，谓之电兴奋疗法。其治疗作用主要有以下几方面。

1.对神经衰弱的作用：采用大剂量电流刺激末梢神经，促使皮层兴奋过程增强到一定程度，自然转化诱导为抑制，引起自然睡眠，失眠得以消除。

2.对皮神经炎的作用：用大剂量直流电负极给末梢神经以超强刺激，使神经在短期内解脱抑制状态，恢复正常功能。

3.对腰肌劳损的作用：应用电兴奋使肌肉短期内完全收缩，随后导致充分的肌肉舒张，从而使局部血液、淋巴循环改善，致痛物质吸收，疼痛缓解。

4.对胆道蛔虫症的作用：电兴奋可使奥迪括约肌先强烈收缩而后松弛，解除痉挛，同时强烈刺激可使胆道内虫体退回肠道易于排出。

项目二 神经肌肉电刺激疗法

一、概述

（一）概念

神经肌肉电刺激疗法（neuromuscular electrical stimulation，NMES）是应用低频脉冲电流刺激肌肉使其收缩，以恢复其运动功能的方法。NMES的临床应用已有100多年的历史，近年来在神经、肌肉、骨骼疾病的康复中，NMES 的应用显著增加。它的范围很广，用各种电流来刺激肌肉的方法都属于 NMES。在本项目中，只讨论狭义的 NMES，近 20 多年来发展起来的 FES、低频调制的中频电流疗法将另行详细叙述。

（二）物理特性

1. 波形　常见 NMES 的波形有两种：不对称双相方波和对称双相方波。前者有阴阳极之分，一般用阴极作主极，用于小肌肉、肌束的刺激；后者没有极性，用于大肌肉和肌群的刺激。McNeal 和 BaKer（1988）认为在同样的电流强度下，对称双相方波引起的肌收缩力比单相方波大 20% ～ 25%。失神经支配肌肉的 NMES 一般用指数波（三角波）。

2. 波宽　许多袖珍 NMES 仪的波宽固定于 0.2 ～ 0.4 毫秒之间。而大型 NMES 仪的波宽在 0.05 ～ 100 毫秒可调。对于正常神经支配的肌肉（包括上运动神经无麻痹的肌肉），Bowman 等（1985）认为，波宽 0.3 毫秒的电流比 0.05 毫秒或 1 毫秒的电流更舒适，不易引起疼痛。

3. 频率　NMES 所用的频率常在 100Hz 以下。临床应用时常需要使肌肉达到完全强直收缩。针对正常肌肉，频率在 30Hz 以上。针对失神经支配的肌肉，引起强直收缩所需的频率降低。频率越高，神经越易疲劳。

4. 占空系数和通断比　通断比在 1：1 ～ 1：1.5 之间。要注意通断比和频率的共同影响，如 30Hz、1：3 的电流与 50Hz、1：7 的电流所引起的肌收缩力无统计学差异。病情越严重，所需的占空系数和频率就越低。

5. 上升时间　失神经支配肌肉的 NMES 采用指数波，其上升时间在数十毫秒至 500 毫秒之间。

二、治疗作用

1982 年，美国 FDA 正式宣布 NMES 用于下列三种情况是安全、有效的：①治疗失用性肌肉萎缩；②增加和维持关节活动度（ROM）；③肌肉再学习和易化。

此外，NMES 还有生理治疗作用：①减轻肌肉痉挛；②促进失神经支配肌肉的恢复；③强壮健康肌肉；④替代矫形器或肢体和器官已丧失的功能。

（一）治疗失用性肌萎缩

失用性肌萎缩发生于制动后和中枢神经系统损伤后，最明显的改变是肌肉横切面积缩小，但肌纤维数量不变。慢肌纤维比快肌纤维更易发生萎缩。大量研究表明，NMES 不能完全阻止、但能延迟萎缩的发生，能增强已萎缩肌肉的肌力。Bouletreau 等（1987）发现，NMES 能使长期制动的肌肉的分解代谢减弱，检测时可发现两种蛋白降解产物减少。NMES 对髌骨软骨软化症、髌骨移位所致的股四头肌乏力亦有良效。治疗失用性萎缩肌肉的电刺激参数见表 3-1。在病情允许的情况下，应鼓励患者多活动，尤其是早期多做等长收缩，当患者能做主动抗阻运动时，就停止 NMES 治疗。

表 3-1　治疗失用性肌萎缩的电刺激参数

	严重萎缩	中度萎缩	轻度或无萎缩
频率（Hz）	3～10	10～30	30～50
通电时间（s）	5	5～10	10～15
断电时间（s）	25～50	20～30	10～30
每次治疗时间（min）	5～10	15	15
每天治疗次数	3～4	3～4	1～2

（二）增加和维持关节活动度（ROM）

关节周围软组织或关节本身的痉挛、挛缩，可使 ROM 受限。NMES 作为一种辅助治疗手段，可增加或维持 ROM。但它不能取代被动牵拉、主动运动等疗法。其作用机理是刺激肌肉收缩，引起关节活动，牵拉关节周围软组织。

如果 ROM 只有一个方向受限，单通道的 NMES 即可。如 ROM 有两个方向受限，可用双通道的仪器，但必须能交替输出。例如 Colles 骨折所致腕关节屈伸均受限，适宜用双通道仪器治疗。

对神经支配正常的肌肉，刺激的频率和通断比与治疗失用性肌萎缩相同。Benton（1981）认为要维持 ROM，每天的治疗时间必须达到 30 分钟；要增加 ROM，治疗时间必须更长。

（三）肌肉再学习和易化

Liberson 发现电刺激治疗偏瘫或颅脑损伤患者的垂足时，患者感到足背屈较容易完成的情况于刺激停止后仍能持续一段时间。这种效应是麻痹肌发生易化的结果。Bishop 认为神经具有可塑性，即神经系统能不断适应环境的变化。通过肌肉再学习和易化，神经能恢复功能。

使肌肉易化的方法有以下两种。

1. 模拟运动疗法中的促通技术　方法是电流强度较小（感觉阈）而看不到肌肉收缩，但患者必须有"轻触""拍打"样感觉，类似促通技术中的轻抚、拍打等手法。

2. 运动控制法　加大电流强度使肌肉收缩，向中枢传入大量的本体、运动和皮肤感觉信息，使中枢逐渐适应这种输入信号，帮助建立正常的运动模式。

用 NMES 来易化肌肉时，患者必须配合。电流通过时，患者尽量自己收缩；电流中断时，患者必须放松肌肉。每次治疗时间不必太长，一般为 15 分钟。如果配合肌电生物反馈疗法效果更好。

（四）减轻肌肉痉挛

痉挛是一种肌张力过高、反射亢进的状态，表现为被动活动时阻力增大、腱反射亢进、阵挛等。治疗痉挛有以下三种方法。

1. **单纯刺激拮抗肌**　1952 年，Levine 等报道给拮抗肌以双相 100Hz 方波刺激引起强直收缩，治疗偏瘫、截瘫、多发性硬化，结果痉挛肌的张力下降，ROM 增大。

2. **单纯刺激痉挛肌**　这种方法多用于截瘫、多发性硬化。Robinson 等（1980）观察了 12 例脊髓损伤股四头肌痉挛患者。用强刺激使股四头肌产生强直收缩：频率 20Hz，波宽 0.5 毫秒，通断比为 1 : 1，电流强度达 100mA，持续 20 分钟。结果显示，所有患者股四头肌肌张力立即显著下降。治疗前肌张力越高，治疗后降低得越明显。但疗效持续均不超过 0.4 小时。当给类似的患者长时间刺激后（以上参数每天 2 次，每周 6 天，共 4 ～ 6 周），发现痉挛有加重的倾向。

3. **痉挛肌和拮抗肌交替刺激（Hufschmidt 电疗法）**　这种方法需使用痉挛肌治疗仪，特点是以波宽和频率相同的两路电流交替刺激痉挛肌和拮抗肌，使二者交替收缩。两路电流可单独调节，前后错开的时间也可以调节。该方法的疗效较好，持续时间较长。其原理是先使痉挛肌强烈收缩，神经较兴奋，通过反射使痉挛肌本身受到抑制；刺激拮抗肌收缩，通过交互抑制使痉挛肌松弛。治疗时间 10 ～ 15 分钟，强度以引起肌肉明显收缩为准。适应证为变异性哮喘（CVA）、脑瘫、多发性硬化、脊髓损伤、脑外伤、帕金森病。

根据条件首选 Hufschmidt 法，其次是对拮抗肌的刺激。单独刺激痉挛肌不能过量，以免加重痉挛。

（五）强壮健康肌肉

基于 NMES 刺激后肌肉出现有益的解剖和生理学改变，1977 年苏联医生 Yakowkots 报道，给优秀运动员用 NMES 刺激股四头肌后，肌力增加 30% ～ 40%。已有不少文献报道单独用 NMES、肌肉主动收缩练习、NMES 加运动三者增强肌肉的效果无明显差异，NMES 用 25 ～ 200Hz 的脉冲频率，0.1 ～ 0.5 毫秒波宽，通断比为 1 : 1 ～ 1 : 1.5，电流强度以引起肌肉最大收缩为限。NMES 对比较薄弱的、不能理想地主动收缩的肌肉有益；对于完全正常的肌肉，没有必要用 NMES。

（六）促进失神经支配的肌肉恢复

失神经支配肌肉的电刺激方法已有 100 多年的历史，其目的是用电刺激使肌肉收缩，维持在"健康"状态。当神经恢复支配时，肌肉更易恢复其功能。导致失神经肌肉改变的原因有肌肉萎缩、N-M 接头退化、膜电位改变、肌张力下降或消失、收缩反应慢、反射下降或消失。

三、治疗技术

（一）常用设备

理想的 NMES 仪应该体积小、功能全、安全舒适、稳定可靠，各个参数应该有较大的调节范围，具有多通道输出。国产 DXZ-2、DXZ-3 型低频治疗仪，KX-3A 型痉挛肌治疗仪，D88-1 型程控神经肌肉诊疗仪，以及丹麦 Biometer AM706 型、美国 Promatek 公司 Electrostim 180-2 型和 Medtronic 公司 Respond Ⅱ 3128 型神经肌肉刺激仪均能满足上述要求。

国内生产的 KX-3A 型痉挛肌治疗仪，其参数指标为：

输出波形：A、B 两组输出均为无极性双相不对称脉冲方波。

脉冲周期：输出脉冲周期从 1～2 秒连续可调。

波宽：输出波宽从 0.1～0.5 毫秒连续可调。

延时时间：B 组比 A 组输出脉冲延时出现，延时时间从 0.1～1.5 秒连续可调。

输出强度：A、B 两组输出脉冲电流峰值从 0～99mA 连续可调。

（二）应用原则

1. 波宽尽量短，但需能引起肌肉收缩，波宽 0.3 毫秒的电流更舒适。

2. 波形应尽量陡，但又不能太直，以避免刺激感觉神经。

3. 通断比为 1∶4～1∶5，防止肌疲劳。

4. 强度达到中至强的肌肉收缩，又不能引起患者不适。

（三）治疗方法

1. 单极法　主极置于肌肉上最易兴奋之处，大小为 1～2cm²；副极的大小应使患者感觉不到电极下有皮肤刺激，放置于远处。

2. 双极法　主极同单极法，副极置于肌腱上。

最易兴奋处并不一定是运动点，因为失神经支配后运动点的功能消失。尽量不要引起邻近正常肌肉收缩。

（四）治疗参数

1. 波形　指数波。

2. 波宽　必须等于或大于失神经肌肉的时值，所以在治疗前有必要做时值测定。脉冲群的通断比应为 1∶4～1∶5，每个收缩 < 5 秒。

3. 强度　应引起肌肉最大收缩，即所有肌纤维都收缩，特别是使用皮肤电极时。如电极不够强，深部的肌纤维可能会刺激不到。

4. 频率　10～25Hz。用于部分失神经肌肉时，由于波宽 < 0.5 毫秒，故 10～25Hz 易引起强直收缩。

5. 收缩的类型

（1）等长收缩：国外作者报道等长收缩的作用比等张收缩好，只要达到最大的等长收缩张力，治疗时间就可缩短。甚至有人认为，收缩的类型比波宽、频率等参数更重要。治疗时要适当固定关节。

（2）等张收缩在促进肌肉恢复中也有重要作用。

6. 时间　①受伤后越早治疗效果越好；②每次治疗时间为（5～20个等长收缩）×3，每天1～3次或4～6次；③治疗中两段时间 > 10分钟，或为5～10分钟。

例如：每个收缩5秒，间歇25秒，则每分钟2个收缩，10个收缩即5分钟为一段，中间休息10分钟，2段共20分钟，等于每次治疗20分钟，每天1～3次。

四、临床应用

（一）适应证

各种下运动神经元损伤所致肌肉失神经支配、失用性肌萎缩、习惯性便秘、宫缩无力等。

（二）禁忌证

痉挛性瘫痪、有出血倾向、急性化脓性炎症、皮肤破损处、局部有金属异物、安装心脏起搏器、恶性肿瘤等。

（三）注意事项

1. 对电极的要求　电极必须导电均匀、与皮肤接触良好、不妨碍身体活动、无皮肤刺激性。

2. 电极的大小和放置原则

（1）针对大肌肉和肌群，可用两个等大的大号电极，放在肌肉两端或肌腹两侧。

（2）针对小肌肉和单个肌肉，用一个小电极置于运动点上（失神经支配肌肉没有运动点，可放在获得最佳反应的点上），另一个较大的电极置于远端或肌腱上。

（3）避开瘢痕、骨突位置。

（4）两电极不能靠得太近，否则容易造成电流在皮肤表面短路。适当加大电极间距离，电流的作用加深。

（5）两个电极通常应放在身体的同侧。

项目三　功能性电刺激疗法

一、概述

（一）概念

功能性电刺激疗法（functional electrical stimulation，FES）是使用低频电流刺激失去神经控制的肌肉，使其收缩，以替代或矫正器官及肢体已丧失的功能。该方法是Liberson等在1961年发明的。他们用脚踏开关控制电流刺激腓神经支配的肌肉，产生踝关节背屈，以帮助患者行走。当时称为功能性电疗法，1962年才正式定名为FES。

目前FES的应用已涉及临床各个领域。如心脏起搏器用于心律失常和窦房结功能低下（病窦综合征）；膈肌起搏器（膈神经刺激器）用于救治呼吸中枢麻痹、调整呼吸；通过植入电极控制膀胱功能、调整胃肠功能等。

（二）物理特性

由于FES的应用范围非常广泛，所用的仪器和电流参数差异很大。常用的参数包括频率、波宽、通电／断电比、波升／波降调节及电流强度，而波形，即脉冲的形态（双相方波、指数曲线、尖波等）在一般的治疗仪中固定不变。

1.频率　理论上FES的频率为1～100Hz。较低频率（＜20Hz）刺激所产生的效应虽然相应较小，但肌肉不易疲劳；较高频率（＞50Hz）的刺激容易产生肌肉强直收缩，且肌肉易疲劳。理想的频率是根据各种肌肉类型及功能而定，常用的频率多在15～50Hz之间。

2.波宽　常为100～1000微秒，多使用200～300微妙。一般波宽在治疗中保持固定。

3.通电／断电比（on/off time）调节　通电与断电的时间比与肌肉的抗疲劳程度有关。肌肉在通电时收缩，断电时放松。通电时间愈长，断电时间愈短，肌肉愈易疲劳。一般来说，通电／断电比大多为1：1～1：3。

4.波升／波降（ramp）调节　波升是指达到最大电流所需的时间，波降是指从最大电流回落到断电时所需的时间，波升、波降通常取1～2秒。

5.电流强度　治疗时根据刺激目的及患者的耐受程度来调节。一般FES使用表面电极时，其电流强度为0～100mA；使用肌肉内电极时，其电流强度为0～20mA。

二、治疗作用

1.代替或矫正肢体和器官已丧失的功能，如偏瘫患者的足下垂、脊柱侧弯。

2.功能重建：FES在刺激神经肌肉的同时，也刺激传入神经，加上不断重复的运动模式信息传入中枢神经系统，在皮层形成兴奋痕迹，逐渐恢复原有的运动功能。

三、治疗技术

（一）常用设备

1.治疗仪器　FES治疗仪多种多样。在医疗机构使用的一般是大型精密的多通道仪器，电极的放置和仪器操作较复杂。还有一种便携式机，一般为单通道或双通道输出，患者可以戴着仪器回家治疗或一边工作一边治疗。操作时治疗参数的选择必须因人、因病而异，应循序渐进，持之以恒。

2.电极　电极是 FES 系统中最关键的部分，目前刺激电极有三类：表面电极、肌肉内电极和植入电极。各种电极均有其优缺点，且技术要求不同，根据实际需要选择电极是不可忽视的因素。

（1）表面电极：表面电极是应用最广泛的电极。它操作简便，易于更换，又不会造成任何创伤。其主要缺点是对单个肌肉刺激的选择性差，且不能刺激较深部的肌肉，刺激反应变化大等。

（2）肌肉内电极：它由多股不锈钢丝绕成线圈，线圈端部的绝缘材料被剥去，形成电极部分，并在端部做一个倒钩，使电极能牢牢地固定在肌肉内。它的优点为选择性和稳定性好。缺点为在皮肤表面电极的出口有感染和断裂的危险；电极的使用寿命短，只有 2 年。

（3）植入电极：它与刺激器一起埋在体内，与体外控制系统通过高频无线电感应进行通讯，除了有表面电极的优点外，也不存在感染和断裂的问题。它的缺点是植入电极需要高超的手术技巧，还存在造成神经永久性损伤的可能性。

从长远发展来看，发展植入电极是必然趋势。但就目前的水平而言，表面电极是较合适的选择。

（二）治疗方法

1.偏瘫　将刺激器系在腰骶部，刺激电极置于腓神经处，触发开关设在鞋底足跟部，患者足跟离地时，开关接通，刺激器发出低频脉冲电流，通过电极刺激腓神经，使足背伸；患者足跟再次着地，开关断开，刺激停止。如此重复上述动作。

2.脊柱侧弯　将表面电极置于竖脊肌表面，或置于一侧胸、腰部侧弯部上下方。

3.呼吸功能障碍　将接收器植入皮下，环式电极经手术置于膈神经上；或将表面电极放在颈部膈神经的运动点上，进行功能性电刺激。

四、临床应用

（一）适应证

功能性电刺激疗法可用于上运动神经元瘫痪、呼吸功能障碍、排尿功能障碍、特发性脊柱侧弯、肩关节半脱位等。

1.上运动神经元瘫痪　上运动神经元瘫痪包括脑血管意外、脑外伤、脊髓损伤、脑性瘫痪、多发性硬化等。FES 治疗的目的是帮助患者完成某些功能活动，如步行、抓握，协调运动活动，加速随意控制的恢复。

（1）辅助站立和步行：主要用于偏瘫和 $T_4 \sim T_{12}$ 损伤的截瘫患者。偏瘫患者可用一个拐杖支持上身，保持平衡；截瘫患者可借助助行器或拐杖支持上身，保持躯干稳定，下肢可在电刺激的作用下，完成站立和行走动作。FES 的主要作用在于改进步态，使其行走更接近自然步态。最早应用单侧单通道刺激，用以纠正足下垂。其原理是在患侧摆动相开始时，足跟离地，放在鞋后跟里的开关接通，电流刺激腓神经或胫骨前肌，使踝背屈；进入站立相后，开关断开，电刺激停止。对于截瘫患者，可用4通道刺激。在双站立相（即双足同时站立时），刺激双侧股四头肌；在单侧站立相，一个通道刺激同侧股四头肌，同时对侧处于摆动相，另一个通道刺激胫骨前肌。后来有人在此基础上再增加了两个通道，分别刺激双侧臀中肌或臀大肌，控制骨盆活动。这样，患者使用FES可以站立、转移、行走。

（2）控制上肢运动：主要用于 $C_4 \sim C_6$ 损伤的高位截瘫患者，其目标是提供患者上肢运动和手的基本功能，如抓握、进食、饮水等。上肢的运动比下肢复杂许多。应用 $4 \sim 8$ 通道的FES系统刺激手和前臂肌肉，可使患者完成各种抓握动作。因为手和前臂肌肉较小，一般用植入电极，通过同侧肩部肌肉或对侧上肢来控制开关。

2. 呼吸功能障碍　呼吸功能障碍用于控制和调节呼吸运动，FES系统为膈肌起搏器。将一对植入电极埋入双侧膈神经上（亦可将体表电极置于双侧颈部膈神经运动点上），与固定于胸壁上的信号接收器相连。控制器发出无线电脉冲信号，由接收器将其变为低频电流，经电极刺激膈神经，引起膈肌收缩。主要用于脑血管意外、脑外伤、高位脊髓损伤所致的呼吸肌麻痹。

3. 排尿功能障碍

（1）尿潴留：当骶髓排尿中枢遭到破坏或 $S_2 \sim S_4$ 神经根损伤后，膀胱逼尿肌麻痹，出现尿潴留。如果损伤部位在骶髓以上，则出现反射性膀胱，排尿不能受意识控制。FES对尿潴留的治疗都是采用植入电极刺激逼尿肌，使其收缩，并达到一定的强度，克服尿道括约肌的压力，使尿排出。电极植入的位置和刺激部位有4种：①直接刺激逼尿肌；②刺激骶髓排尿中枢；③刺激单侧骶神经根；④刺激骶神经根的部分分支。典型的刺激参数是频率20Hz，波宽1毫秒。

（2）尿失禁：是由于下运动神经元损伤，尿道括约肌和盆底肌无力，出现排尿淋沥不尽，或腹压轻微升高即排尿。

FES刺激尿道括约肌和盆底肌，增强其肌力。对男性患者可用体表电极或直肠电极；对女性患者可用阴道电极。刺激参数为频率20Hz，波宽 $0.1 \sim 5$ 毫秒，通断比为8秒：15秒，波形为交变的单相方波或双相方波。由于阴道电极靠阴道里端的电极间距较短，有利于使阴道深部形成主要刺激区，易于引起尿道括约肌的收缩，产生排尿，所以阴道电极治疗的有效率很高。

4. 特发性脊柱侧弯　本病常见于青少年，病因不明。传统的治疗方法是戴脊柱矫形器。但因佩戴时间太长（每天需23小时），矫形器限制患者的活动，既不舒服，又影响患者的形象，患者往往不愿戴而使治疗半途而废。20世纪70年代开始用电刺激替代矫形器的研究。这种能替代矫形器的 FES 称为"电子矫形器"（electrical orthosis）。Bobechko 等首先在 1979 年报道用植入电极和射频发射控制的系统治疗本病获得成功。由于植入电极有危险性和副作用，20 世纪 80 年代以来改用表面电极。方法：用双通道仪器，电极置于侧弯的两个曲线最高的脊椎旁，刺激髂肋肌、最长肌、棘肌。每晚睡觉后治疗，每天 8 ～ 10 小时。电流强度以引起肌肉强收缩而又不引起疲劳为限。电流参数：推荐用 Rancho Los Amigos 医院康复工程中心的标准。频率 25Hz，波宽 0.2 毫秒，通断比 1 ∶ 1，上升时间 1.5 秒，下降时间 0.8 秒，电流强度 60 ～ 80mA。连续治疗 6 ～ 42 个月，或直到患者的骨骼成熟为止。疗效：与矫形器的效果一致。患者的年龄、弯曲的位置和程度、是否有并发症均可影响疗效。一般来说，弯曲度（Cobb 角）在 20°～ 40°之间的进行性侧弯，适合用 FES 治疗。

5. 肩关节半脱位　肩关节半脱位常见于脑血管意外、四肢瘫、格林－巴利综合征。是由于冈上肌、三角肌无力所致，可出现疼痛、上肢肿胀等症状。

本病的治疗多用支具、吊带来托住上肢，但限制了上肢的活动。FES 可以替代支具、吊带治疗肩关节半脱位，不影响上肢运动。方法是用双相方波刺激冈上肌和三角肌后部，FES 频率为 20Hz，波宽 0.3 毫秒，通断比 1 ∶ 3，逐渐增大电流强度和治疗时间，5 天后患者可以耐受连续 6 ～ 7 小时的刺激，以后再逐渐增加通电时间，减少断电时间。通过对肩关节 X 片观察，FES 能显著减轻肩关节半脱位的程度，疗效与治疗前半脱位的程度和疼痛无关，而肩吊带和轮椅臂托不能改善脱位的程度。

（二）禁忌证

安装心脏起搏器、意识不清、肢体骨关节挛缩畸形、下运动神经元受损、神经应激性不正常。

（三）注意事项

1. 操作者要准确掌握刺激点的解剖、生理等知识。

2. 配合运动训练、心理治疗等综合治疗措施，方能取得好的效果。

项目四　经皮电神经刺激疗法

一、概述

（一）概念

经皮电神经刺激疗法（transcuataneous electrical nerve stimulation，TENS）也称周围神经粗纤维电刺激疗法，是通过皮肤将特定的低频脉冲电流输入人体以治疗疼痛的电疗方法。这是 20 世纪 70 年代兴起的一种电疗法，在止痛方面有较好的效果，因而在临床上

（尤其在欧美国家）得到了广泛的应用。

（二）物理特性

1. 波形　大部分 TENS 仪产生持续的、不对称的平衡双相波形，形状一般为变形方波，没有直流成分，故没有极性。但因为是不对称双相波，一个时相（相位）的作用可能比另一个时相强一些。此外，少数 TENS 仪器使用单相方波、调制波形等。

2. 频率　TENS 的频率一般为 1～150Hz，可调，最常用的是 70～110Hz（常规 TENS），其次是 1～5Hz（类针刺型 TENS），20～60Hz 和 120Hz 以上的频率较少选用。

3. 波宽　TENS 的波宽和电流强度的选择应尽量兴奋 A 类纤维，而不兴奋 C 类纤维，这样才有助于激活粗纤维，关闭疼痛闸门和释放内源性镇痛物质。大部分 TENS 治疗仪的波宽为 0.04～0.3 毫秒，可调。对于有脉冲群输出方式的仪器，脉冲群的宽度一般为 100 毫秒左右，每秒钟 1～5 个脉冲群，群内载波为 100Hz 的常规 TENS 波。

二、治疗作用

1. 镇痛　TENS 是根据闸门控制学说发展起来的。产生镇痛作用的 TENS 的强度往往只兴奋 A 类粗纤维，明显减弱甚至完全抑制传入引起的背角神经元的反应，TENS 治疗过程中和治疗后背角神经元的自发性动作电位活动明显减少，从而缓解疼痛。电生理实验证明，频率 100Hz 左右、波宽 0.1 毫秒的方波，是兴奋粗纤维较适宜的刺激。

阿片肽在两种方式的 TENS 镇痛中作用有所不同。高强度类针刺型 TENS（2Hz）引起的镇痛可以被纳洛酮逆转，腰段脑脊液中的脑啡肽明显升高，而强啡肽无明显变化，说明内源性阿片肽起重要作用。常规 TENS（弱强度，100Hz）使强啡肽有所升高，脑啡肽不受影响。外源性谷氨酸能增加脊髓背角神经元的自发性电位活动，而 γ–氨基丁酸（GABA）能降低其活动。高强度、高频率（100Hz）TENS 的作用能被印防己毒素（pictrotoxin）和纳洛酮逆转，但不受士的宁影响，说明 GABA 能神经元参与了镇痛机制。关于 TENS 镇痛的中枢机制尚缺乏系统的研究。

2. 改善血液循环　TENS 可能作用于交感神经系统，使周围血管扩张。

3. 促进骨折、伤口愈合　应用直流电以植入电极治疗骨不连接有公认的效果，但可能发生侵入性感染和损伤。

4. 治疗心绞痛　TENS 可减少心绞痛的发作次数，减少患者对硝酸甘油的依赖。

三、治疗技术

（一）常用设备

1. 经皮电神经刺激治疗仪　能输出 1～150Hz 的单相或双相不对称方波或三角波，波宽 2～500 微妙，电流强度可达 80mA，有单通道和双通道输出两种，波宽与频率可调。

袖珍型仪器由电池供电，可随身携带使用，也可应用外接变压电源。

2.附件　碳硅材料电极（不同形状、大小），或自贴型电极，有导线与治疗仪相连，还有沙袋、固定带等。

（二）治疗方法

1.电极放置方法　一般置于痛区、运动点、扳机点、穴位、沿神经走向，以及与病灶相应的脊柱旁神经节段、病灶上方节段、病灶对侧同节段上。

电极可对置、并置或交叉放置。

2.频率选择　多以患者感到能缓解症状为准；慢性痛宜用14～60Hz；术后痛宜用50～150Hz；疱疹性痛宜用15～180Hz；周围神经损伤后痛用30～120Hz等。一般主张由患者自己选择适合的频率。大多数患者适宜的刺激频率为100Hz，波宽为0.1～0.3毫秒。

3.电流强度　以引起明显的震颤感而不致痛为宜，一般为15～30mA，依患者耐受度而定。

4.治疗时间　治疗烧灼性神经痛2～3分钟。一般为20分钟，亦可长达1小时或数小时。

（三）操作程序

1.患者取舒适体位，暴露治疗部位，选好痛点、穴位。

2.治疗前告诉患者治疗时电极下应有舒适的麻颤感或肌肉抽动感。

3.检查治疗仪的输出是否在零位，根据治疗需要选择、调节电流频率与波宽和治疗时间，可同时利用两个通道进行治疗。

4.用水沾湿电极治疗面，将电极固定（或粘贴）于治疗部位。

5.启动电源，调节电流输出，电流强度逐渐增大至患者可耐受度。

6.每次治疗30～60分钟。治疗完毕将电流输出调至零位，关闭电源，从患者身上取下电极。

7.每日治疗1～3次，15～20次为1个疗程，可连续治疗数个疗程。

四、临床应用

（一）适应证

扭挫伤、肌肉痛、术后伤口痛、截肢后残端痛、头痛、神经痛、幻肢痛、癌痛、关节痛、骨折及伤口愈合迟缓、中枢性瘫痪后感觉运动功能障碍等。

（二）禁忌证

1.安装心脏起搏器的患者禁用。

2.严禁刺激颈动脉窦。

3. 早孕妇女的腰和下腹部慎用。

4. 局部感觉缺失和对电过敏患者禁用。

5. 眼部、体腔内慎用。

6. 有脑血管意外病史者，不要将电极对置于颅脑。

7. 有认知障碍的患者不得自己操作治疗。

（三）注意事项

1. 治疗时专用的碳硅电极、粘贴型电极下可不放置衬垫。

2. 其他注意事项与直流电疗法相同。

项目五　间动电疗法

一、概述

（一）概念

间动电流是将 50Hz 交流电经整流后叠加在直流电上构成的一种脉冲电流，用这种电流来治疗疾病的方法称为间动电疗法。该法是法国医生 Bernard 于 1950 年发明的，故也称为 Bernard 电疗法。

（二）物理特性

1. 间动电流的种类　间动电流的脉冲部分仍属正弦波。这种正弦电流可以半波或全波的形式出现，或半波或全波交替出现，或断续地出现。单个波宽为 10 毫秒。常用的间动电流有以下 6 种。

（1）密波（diphase fixe，DF）：由 50Hz 的正弦交流电经全波整流后叠加在直流电上而成。频率为 100Hz，无间断，幅度恒定。

（2）疏波（monophase fixe，MF）：是经半波整流而成，频率为 50Hz，间歇 10 毫秒。

（3）疏密波（courtes periodes，CP）：由疏波和密波交替出现而成，各持续 1 秒。

（4）间升波（longues periodes，LP）：亦由疏波和密波交替出现而成。但密波持续 8～10 秒，疏波持续 4～6 秒；密波部分由两组疏波组成，其中一组疏波幅度不变，而间插在其中的另一组疏波则为缓升缓降。

（5）断续波（RS）：是间断出现的疏波。通、断电时间各 1 秒。

（6）起伏波（monophase modulate，MM）：是断续波的一种变形，通、断电时间各 4 秒，通断时幅度缓升缓降。

2. 间动电流的特点

（1）间动电流每组电流的波形、频率，脉冲持续时间和间歇时间是固定的，治疗时只能调节强度。

（2）间动电流属于半波正弦电流。在电流峰值和波宽相同的情况下，正弦电流的作用比感应电流和指数曲线电流大。若使三种电流的作用区相等，则感应电流和指数曲线电流的峰值将超过痛阈而引起疼痛。方波电流的作用区比半波正弦电流更大，但方波的前沿过陡，对感觉神经的刺激性大，人体不易耐受。

（3）间动电流具有直流电性质，有电解作用，治疗时需要明确阴、阳极，并要用衬垫。

（4）间动电流的载波频率较低，故作用不深。

二、治疗作用

间动电流的治疗作用主要是镇痛、促进周围血液循环和锻炼肌肉三个方面。

（一）镇痛

间动电流的镇痛作用比较明显，比直流电和感应电流均显著。实验证明，间动电流治疗 20 分钟后皮肤痛阈明显升高。作用最强的为间升波，次为疏密波，再次为密波和疏波。

（二）促进周围血液循环

间动电流有明显促进周围血液循环的作用。临床治疗后，常见局部皮肤充血发红和温度升高。观察证明，用间动电流治疗时皮肤温度升高 0.3℃，治疗后 10 分钟上升 0.6℃，40 分钟平均上升 0.7℃，然后缓慢下降，2 小时后才恢复到原来水平。用间动电流治疗动脉内膜炎后，供血量增加 50%；治疗动脉硬化时能使血流量增加 80%，与其他阻断交感神经的治疗方法效果相似。当把电极放在星状神经（刺激星状神经）时，上肢血流量增加 40%。

间动电流对功能性周围血液循环障碍、急性侧支循环性水肿有较明显的效果，对心性、肾性水肿和机械堵塞水肿无效。

（三）锻炼肌肉

间动电流的频率为 50 或 100Hz，每个脉冲正弦波宽度为 10 毫秒，因此，刺激周围神经和肌肉均可引起反应，引起肌肉强直性收缩。

一般用断续波或起伏波来锻炼失用性萎缩的肌肉。其他几种波形由于是连续脉冲，没有脉冲群间歇，故不适宜用。失神经支配的肌肉，由于其时值较长，甚至高于正常值的 50 ～ 100 倍，失神经后的肌肉容易疲劳，只能耐受较低的刺激频率，并需有较长的间歇时间，故间动电流不适宜于治疗失神经支配的肌肉，甚至不能使该肌肉收缩。

三、治疗技术

（一）常用设备

常用设备为国产 C65-3 型间动电治疗机、Sonodynator634 超声间动电疗机。

电极与直流电电极相似，还有一种杯状电极，大杯直径 4～6cm，小杯直径 1.5～2.5cm，可装在活动的手柄上，进行痛点"追踪"治疗。

（二）波形的选择

根据病情选择不同的波形，每次可选 1～3 个。

1. **密波** 镇痛，促进局部血液循环，降低交感神经张力疼痛，适用于交感神经过度兴奋、周围性血液循环不良。

2. **疏波** 镇痛，适用于痉挛性疼痛。

3. **疏密波** 镇痛，促进渗出物质的吸收，降低肌张力，适用于扭伤、挫伤、关节痛、神经痛、局部循环和营养不良。

4. **间升波** 镇痛，适用于肌痛、关节痛、神经痛。

5. **断续波** 使正常神经支配的肌肉强直收缩，锻炼失用性萎缩的肌肉。

6. **起伏波** 同断续波。

电流强度以有比较明显的震颤感为宜，治疗时间一般为 8 分钟，慢性病可延长至 12～15 分钟，每日 1 次。急性病可每日 2 次。10～12 次为 1 个疗程。

（三）治疗方法

1. **痛点治疗** 将直径 2～3cm 小圆电极置于痛点，与阴极连接，阳极置于痛点附近或对置。

2. **沿血管或神经干治疗** 阴极置于患部，阳极置于血管或神经干走行方向，电极大小依情况而定。

3. **交感神经节与神经根治疗** 将小圆电极或小片状电极置于神经干或神经根投影区，与阴极相连；稍大电极置于相应部位，与阳极相连。

4. **离子导入** 用片状电极，方法同直流电药物离子导入法。

5. **肌肉** 将小或大圆电极分别置于肌肉的起点和止点处或肌腹两侧。

四、临床应用

（一）适应证

枕大神经痛、三叉神经痛、肋间神经痛、神经根炎、坐骨神经痛、交感神经症候群、挫伤、扭伤、骨折后遗、网球肘、肩周炎、退行性骨关节痛、肱二头肌腱鞘炎、下颌关节功能紊乱、动脉内膜炎、雷诺病、高血压等。

（二）禁忌证

急性化脓性炎症、急性湿疹、出血倾向、严重心脏病、对直流电过敏。

项目六 超刺激电疗法

一、概述

（一）概念

应用超出一般治疗剂量的低频方波脉冲电流治疗疾病的方法，称为超刺激电疗法。它主要用于镇痛，亦称为刺激电流按摩疗法。该方法是在 20 世纪 60 年代由 Traber. H 提出的，故也称 Traber 电疗法。

（二）物理特性

超刺激电流是一种方波电流，其波宽为 2 毫秒，频率为 5 ～ 143Hz（常用 143Hz）。电流密度高达 $0.3mA/cm^2$。由于治疗中电极面积只有 $100cm^2$ 左右，电流峰值可达 80mA，平均值达 20 ～ 30mA，故这种电流强度远高于一般低频脉冲电流的治疗剂量。

二、治疗作用

超刺激电疗法的主要作用表现为镇痛和改善血液循环，临床上主要应用于镇痛。每次治疗后，镇痛作用可持续 3 小时左右，皮肤充血反应可持续 5 小时左右。该疗法镇痛作用是由于电流刺激神经粗纤维，关闭闸门，使痛觉不能传入，同时用强电流刺激产生掩盖效应。另外，超刺激电流可改善血液循环和局部供氧，促进致痛物质的排出，也能产生镇痛作用。

三、治疗技术

（一）常用设备

此疗法所用电流强度相当大，由于皮肤电容的关系，方波将畸变为两个尖峰的波形，在电流强度大时即引起明显痛感，而使超刺激电疗法难以进行，所以，进行超刺激电疗法需要恒流输出型治疗仪。国内生产的 C64-3 型多形波治疗机、DXZ-3 型低频治疗仪，国外 Neuroton726 治疗机可供应用。

（二）操作方法

1. 衬垫：由于此疗法是应用较强电流强度的低频脉冲电流，所以要求衬垫至少 1 ～ 2cm 厚，以质柔软为宜。电极大小与直流电疗法相同。

2. 由于治疗中应用的电流强度大，电解作用也相对较大，为减少对皮肤的刺激，阴、阳衬垫可分别用保护液湿透。

阴极保护液：氯化钠 4.8g，氢氧化钠 0.8g，加水至 1000mL。

阳极保护液：氯化钠 4.8g，稀盐酸 6.3mL，加水至 1000mL。

3. 治疗时将阴极置于痛区上，电流强度一般为 $0.2 \sim 0.3mA/cm^2$。要求以较大的速度增大电量，一般要求在开始 1 分钟将电流增至 $8 \sim 12mA$，在以后的 $2 \sim 7$ 分钟内增至患者能忍受的最大量。

4. 每次通电时间不宜超过 15 分钟。

5. 频度与疗程：每日或隔日治疗 1 次，一般 $3 \sim 4$ 次治疗无效时应放弃此疗法。有效者可治疗 $6 \sim 12$ 次。

（三）治疗反应

刚通电时患者有触电感，但随即消失，继之有肌肉颤动感。治疗后局部皮肤有损伤者，可涂以烫伤软膏或氢化可的松软膏。

四、临床应用

超刺激电疗法适用于颈椎病、软组织劳损、肋间神经痛、腰椎间盘突出症、灼样神经痛等。

项目七　感应电疗法

一、概述

（一）概念

感应电流又称法拉第（Faraday）电流，由法拉第于 1831 年发现，应用这种电流治疗疾病的方法，称为感应电疗法。

（二）物理特性

感应电流是用电磁应原理产生的一种双相、不对称的低频脉冲电流。所谓双相，是指在一个周期内有两个方向（一个负波、一个正波）。所谓不对称，是指其负波是低平的，正波是高尖的。其频率在 $60 \sim 80Hz$ 之间，故属低频范围。周期在 $12.5 \sim 15.7$ 毫秒之间，尖峰部分类似一狭窄的三角形电流，有效波宽（正向脉冲持续）时间为 $1 \sim 2$ 毫秒。峰值电压为 $40 \sim 60V$。感应电流的两相中，主要有作用的是高尖部分，其低平部分由于电压过低常无生理性治疗作用。

随着电子技术的发展，目前已用电子管或晶体管仪器产生出类似感应电流中的高尖部分而无低平部分的尖波电流，称为新感应电流。也有人将频率 $50 \sim 100Hz$、有效波宽为

0.1～1毫秒的三角波或锯齿波统称为感应电流。

二、治疗作用

（一）防治肌萎缩

当神经损伤或受压迫时，神经冲动的传导受阻，脑的冲动不能通过损害局部达到该神经支配的肌肉，导致随意运动减弱或消失，或因较长时间制动术（如石膏绷带、夹板等）后出现失用性肌萎缩等，此时，神经和肌肉本身均无明显病变，故可应用感应电流刺激这些暂时丧失运动的肌肉，使之发生被动收缩，从而防治肌萎缩。

（二）防治粘连，促进肢体血液和淋巴循环

感应电疗法可加强肌肉活动，增加组织间的相对运动，使轻度粘连松解。当肌肉强烈收缩时，其中的静脉和淋巴管被挤压排空；肌肉松弛时，静脉和淋巴管随之扩张和充盈。因此，用感应电流刺激肌肉产生有节律的收缩，可改善血液和淋巴循环，促进静脉和淋巴回流。

（三）镇痛

感应电流刺激穴位或病变部位，可降低神经兴奋性，产生镇痛效果。临床上可治疗神经炎、神经痛，或用于针刺麻醉。

三、治疗技术

（一）常用设备

感应电疗法的仪器（直流感应电疗机）、导线、金属电极板、衬垫及电极固定用品均与直流电疗法相同，但感应电疗法所用的电极还有手柄电极、滚动电极等。

（二）治疗方法

感应电疗法的操作方法和注意事项与直流电疗法基本相似，唯衬垫可稍薄些。感应电疗法的治疗剂量不易精确计算，一般分强、中、弱三种：强量可见肌肉强直收缩；中等量可见肌肉微弱收缩；弱量则无肌肉收缩，但患者有感觉。

常用治疗方法如下：

1. 固定法　两个等大的电极（点状、小片状或大片状电极）并置于病变两侧或两端（并置法），或在治疗部位对置（对置法），或主电极置于神经肌肉运动点而副电极置于有关肌肉节段区。

2. 移动法　手柄电极或滚动电极在运动点穴位或病变区移动刺激（也可固定做断续刺激），另一片状电极（约100cm²）置于相应部位固定。

3. 电兴奋法　两个圆形电极（直径3cm）在穴位、运动点或病变区来回移动，或暂时固定某点做断续刺激。

四、临床应用

（一）适应证

失用性肌萎缩、肌张力低下、软组织粘连、血液循环障碍、声嘶、便秘、癔症性麻痹等。

（二）禁忌证

有出血倾向、化脓性炎症、痉挛性麻痹或感觉过敏、已植入心脏起搏器、严重心功能衰竭、局部皮肤破损，孕妇腰骶部。

（三）注意事项

1. 治疗前了解患者有无皮肤感觉障碍，对于感觉减退患者治疗时电流不宜过大，以免灼伤；电极不宜放置在颈部，以免电流刺激引起喉肌、膈肌痉挛，引发呼吸、血压、心率改变。

2. 治疗时电极避免放置于伤口及瘢痕部位，以免电流集中引起烧伤；患者不可移动体位及接触金属物品。

项目八　直角脉冲脊髓通电疗法

一、概述

直角脉冲是急速充电、急速断电的一种断续直流电，波峰呈直角形，又称矩形脉冲或方形波。此法最先在日本应用，主要治疗中枢性麻痹。治疗时将作用极放在后颈部，辅极放在腰骶部，通下行直角脉冲电流，故称为直角脉冲脊髓通电疗法。

二、治疗作用

1. 中枢性麻痹（尤其是脑出血后）　轻度运动麻痹者可以治愈，重度者能显著改善症状，一般下肢比上肢效果显著。

2. 感觉障碍　轻度感觉迟钝者治疗数次即可恢复正常，重度者也可获得改善。以痛觉和触觉恢复较早，其次为冷觉和深部感觉，热感觉恢复较慢。

3. 偏瘫伴随症状　如头痛、头重感、易怒、失眠、无力和语言障碍，均能在治疗后减轻或消失。植物性神经系统功能障碍，如麻痹肢体皮温低下、便秘等，经治疗后亦可逐渐改善。

关于应用直角脉冲脊髓通电疗法治疗中枢性麻痹的理论根据，目前尚不大清楚。通过做肌电图检查可发现一些迹象，病变区某些不能传导或传导很差的神经纤维，在治疗后恢复了传导功能，使神经兴奋趋向正常化。一般在中枢性麻痹中，病变部位的神经纤维并没有被完全破坏，而不同程度的兴奋性、治疗中的极性作用可能促使活动恢复正常状态。此外，该疗法也可通过对植物神经和内分泌系统的调节作用，恢复其正常的生理功能活动。

三、治疗技术

1.电极位置　作用极面积为 25cm²，接阳极（有时也用阴极），置于后颈部；辅极为 100cm²，置于腰骶部。

2.电流强度　4 ～ 6mA（如输出以电压表示者为 30 ～ 60V）。

3.频率与波宽　频率为 165 ～ 2000Hz，波宽为 0.1 ～ 0.5 毫秒。

4.治疗时间　脑出血患者在出血后 3 ～ 4 周、病情稳定后开始治疗。每次 30 ～ 60 分钟，开始每日或隔日 1 次，以后每周治疗 2 次。治疗次数因病情而异，一般为 5 ～ 30 次。但若治疗 10 次以上仍无进步者可认为无效。

四、临床应用

（一）适应证

直角脉冲脊髓通电疗法目前主要用于运动神经麻痹（包括中枢性和周围性），特别是脑出血后遗症的治疗。其他如脑软化症、脊髓炎、脊髓压迫症、假性球麻痹、脊髓空洞症、脊髓灰白质炎后遗症、肌萎缩性侧索硬化症等引起的感觉、运动障碍等均可应用。

（二）注意事项

1.伴有高血压时，治疗后常可见收缩压升高，故通电后应测量血压。

2.电极需紧贴皮肤，以防止引起电流在个别点上过于集中，发生烫伤和刺痛等。

3.治疗中如发现肢体肌张力大幅增强，影响活动，则应缩短治疗时间或降低电流强度，或更换极性。

4.麻痹肢体的痛感在治疗后可加剧，这时可降低电流强度或缩短治疗时间，一般治疗 2 ～ 3 周后症状即减轻或消失。

5.其他与直流电疗法相同。

项目九　电睡眠疗法

一、概述

以小剂量的脉冲电流通过颅部引起睡眠或产生治疗作用的方法，称为电睡眠疗法，亦称脑部通电疗法。此疗法采用低频脉冲电流，其波形是直角脉冲波。有学者认为，其波形

很像脑电图的 δ 波，合乎生理要求，但脉冲前沿陡，在低强度时能获得最佳效应。波宽 0.2 ~ 0.5 毫秒，频率为 10 ~ 200Hz。也有些学者采用在直流电的基础上叠加方波或正弦波等脉冲电流来治疗疾病。

二、治疗作用

电睡眠疗法是利用微弱的低频脉冲电流，通过置于双眼 - 乳突或双眼 - 枕部电极，将电流输入脑内，包括垂体、视丘核、网状结构边缘系统及其他能加强皮质抑制过程的部位，导致睡眠或产生程度不同的睡意，从而加强身体保护性抑制过程，有利于疾病的恢复。电睡眠疗法可促进中枢神经系统的调节过程，减轻情绪紧张和疲劳，提高工作能力。

目前认为，脉冲电流能诱发睡眠的依据：①电流直接刺激间脑内丘脑下部前侧区。②电流直接刺激低位脑干。③电流刺激周围神经，可使脑中 5- 羟色胺浓度升高。

电睡眠疗法的疗效与治疗时能否入睡并不完全有关。因此，有些学者建议将电睡眠疗法改称为脑部电疗法较为确切。

三、治疗技术

1. 电极位置 电极安放法有双眼 - 乳突法或双眼 - 枕部法。对眼部通电特别不适应的患者，可改为前额放置电极，阴极连接双眼（额部）、阳极连接枕部（双乳突）。

2. 电流强度 输出电流强度需要依据患者自身感觉而定，一般以在眼眶出现轻微敲打和震颤感（这种感觉不会使患者感到不安和不适）为度。常用电流强度均值为 6 ~ 12μA，峰值可达 5 ~ 8mA。

3. 通电时间 每次通电时间从 15 ~ 20 分钟开始，然后渐增至半小时。每日治疗 1 次，12 ~ 30 次为 1 个疗程。

4. 治疗环境 要有光线柔和或黑暗、安静、空气新鲜、室温恒定的环境和舒适的治疗床。

四、临床应用

（一）适应证

神经衰弱、女性抑郁症、植物神经功能紊乱、脑震荡后遗症、溃疡病、妊娠中毒症、高血压初期、神经性皮炎、湿疹、支气管哮喘、偏头痛等。

（二）禁忌证

原发性或外伤性癫痫、骨髓功能障碍性血液病、恶性肿瘤、脑血管病、代偿不全性心脏病、戴心脏起搏器、全身衰竭等。高度近视禁用双眼 - 枕部法。

项目十　低频高压电疗法

一、概述

(一)概念

应用高电压的低频脉冲电流（简称 HVPC）来治疗疾病的方法，称为低频高压电疗法。国外在 20 世纪 70 年代初就研制了这种仪器。我国从 20 世纪 70 年代末开始应用的经络导平治疗方法，实质上就是低频高压电疗法。

(二)物理特性

HVPC 的特点是电压高，国外仪器输出的电流峰值电压为 500V 左右，峰值电流可达 2000 ～ 2500mA。波形为单相的尖波，波宽为 5 ～ 65 微秒，脉冲频率为 1 ～ 150Hz。

国内生产的经络导平仪使用单相方波，由于脉冲频率较低（常为 1 ～ 3Hz 或 10Hz），故输出电压更高，峰值可达 2000V。波宽在 1 ～ 10 毫秒之间。

尽管 HVPC 的峰值电压很高，但其电流平均值一般不超过 1.5mA，与常规 TENS 相比，对人体的充电量（charge）更小。人体可以耐受 20μC、1000V、25 毫秒，或 80μC、500V、25 毫秒的电流。电压 100V、波宽 50 微秒的 HVPC 对人体的充电量仅为 3.0 ～ 3.5μC，这样小的电流量对人体的刺激性比较弱。Newton 和 Karseli（1983）用 HVPC 刺激人体 30 分钟后，未发现皮肤 pH 值改变。

二、治疗作用

(一)促进皮肤伤口愈合

早在 1971 年，Thurman 即发现 HVPC 能促进伤口愈合。到 20 世纪 80 年代，Kloth 等用 HVPC 替代微弱直流电来治疗慢性皮肤溃疡。对糖尿病并发皮肤溃疡的疗效，Akers 等（1984）认为 HVPC 比旋涡浴好。Kloth 和 Feedar（1988）用 HVPC 治疗了 16 例 4 期糖尿病性皮肤溃疡患者。治疗参数为频率 105Hz，波宽为 50 微秒，强度以刚刚能引起肌肉收缩为限（即 100 ～ 175V）。每天治疗 45 分钟，每周 5 天。最初将阳极置于伤口上，阴极置于伤口远端，距阳极 15cm。当伤口出现组织愈合时，改为阴极置于伤口上，而阳极置于阴极的近端，距其 15cm。这样始终保持电流方向是从近端到远端。结果：HVPC 治疗组第 1 周后伤口平均缩小 44.8%，平均 7.3 周后，伤口完全愈合。安慰性治疗组第 1 周后伤口平均增大 11.6%，7.4 周后平均增大 28.9%。Fitzgerld 等（1993）用 HVPC 治愈了 1 例巨大感染性伤口。国内报道经络导平仪对冻疮的有效率为 98%，治愈率达 81%。

（二）镇痛

国外 HVPC 仪的镇痛作用不是很强。与 TENS 相比，HVPC 更适合于治疗急性、表浅性疼痛。HVPC 对神经纤维的兴奋性比 TENS 小，故治疗时电极一般只置于痛点、扳机点或穴位上。常用的治疗参数见表 3-2。

表 3-2　HVPC 用于止痛的参数

	急性 / 表浅痛	慢性、深部痛
频率	50 ～ 100Hz	1 ～ 5Hz
波宽	5 ～ 65μs	65μs
电流强度	感觉阈	引起肌肉收缩

（三）促进周围血液循环

我国用经络导平仪治疗血栓闭塞性脉管炎，取得了很好的疗效。经数十次治疗后，大面积溃疡逐渐愈合，疼痛很快消失，保全了肢体，治愈率达 70.8%。超声多普勒血液流速描记证实，经络导平仪有活血化瘀的功能。Mendel 和 Karnes 等发现，HVPC 的阴极电流有抑制外伤后肿胀的发生或减轻肿胀的作用，而阳极电流和低压脉冲电流（LVPC）无此作用。

（四）抗菌消炎

Szuminsky 等研究了 HVPC 对大肠杆菌、克雷白杆菌、绿脓杆菌、金黄色葡萄球菌等细菌的作用，发现阴、阳极电流都能直接抑制细菌生长，电极下的温度无变化，pH 值只有轻微改变，说明 HVPC 的抗菌机制是直接作用于细菌。

（五）其他

经络导平仪是以高压低频脉冲电流作用于经络穴位，根据患者各经穴导电量不平衡的情况，采取对每个经穴分别调整补偿性平衡电流进行激导。除了有上述镇痛、促进周围血液循环、抗菌消炎的功能外，低频高压电疗法还具有调整内脏、内分泌功能，抗过敏，增强免疫等作用。

三、治疗技术

（一）常用设备

国外生产的 HVPC 治疗仪类似于 TENS 仪。我国的经络导平仪有多种品牌和型号，常用的两种典型仪器的技术规格见表 3-3。此外，我国还生产经络导平麻醉仪、经络导平无痛分娩仪。

表3-3　常用两种经络导平仪的技术规格

	波形	波宽	频率	最大输出电压
DP-11 型经气导平仪	方波	1～10ms	1～3Hz	600V
DZD-3 型经络导平治疗仪	方波	1ms	2.5、10Hz	2000V

（二）治疗方法

1. HVPC 治疗仪的操作方法与 TENS 治疗方法相同，需要注意的是，如果对痛点和伤口进行长时间治疗，应经常更换极性，以减轻对皮肤的刺激。

2. 经络导平仪的操作较复杂，疗效好坏与经穴的取舍有很大的关系，具体操作可参阅仪器说明书。

四、临床应用

（一）适应证

慢性皮肤溃疡、腱鞘炎等疼痛疾病、血栓闭塞性脉管炎等。

（二）禁忌证

1. 安装心脏起搏器者禁用。

2. 早孕妇女的腰和下腹部忌用。

3. 局部感觉缺失和对电过敏者禁用。

4. 眼部、体腔内慎用。

5. 有脑血管意外病史者，不要将电极对置于颅脑。

学习小结

　　低频电疗法是指应用频率 1000Hz 以下的脉冲电流治疗疾病的方法。其特点是均为低压、低频，而且可调，无明显的电解作用；对感觉、运动神经都有强的刺激作用；有止痛但无热的作用。目前常用的低频电疗法中，主要刺激神经肌肉、使肌肉收缩的低频电疗法有神经肌肉电刺激疗法（NMES）、功能性电刺激疗法（FES）、感应电疗法；主要作用为镇痛或促进局部血液循环的低频电疗法有间动电疗法、超刺激电疗法、经皮电神经刺激疗法（TENS）、低频高压电疗法（HVPC）、脊髓电刺激疗法（SCS）；促进骨折和伤口愈合的低频电疗法有电极植入式微电流刺激疗法、TENS、HVPC。

复习思考

一、以下每一道考题有 A、B、C、D、E 五个备选答案，请从中选择一个最佳答案

1. 下列哪项低频电疗法的作用不是镇痛或促进局部血液循环（　　　）

    A. 间动电疗法　　　　　　　B. NMES　　　　　　　　C. 超刺激电疗法

    D. TENS　　　　　　　　　　E. HVPC

2. 下列哪项适合采取间动电疗法（　　　）

    A. 急性湿疹　　　　　　　　B. 急性化脓性炎症　　　C. 高血压

    D. 出血倾向　　　　　　　　E. 严重心脏病

3. 低频电疗法的频率为（　　　）

    A. <1000Hz　　　　　　　　B. 1000 ～ 1500Hz　　　C. 1500 ～ 2000Hz

    D. 2000 ～ 3000Hz　　　　　E. >3000Hz

4. 下列哪项不适合采用 TENS 治疗（　　　）

    A. 安装心脏起搏器的患者

    B. 扭挫伤

    C. 截肢后残端痛

    D. 幻肢痛

    E. 骨折

5. FES 适用于（　　　）

    A. 上运动神经元瘫痪　　　　B. 呼吸功能障碍　　　　C. 排尿功能障碍

    D. 肩关节脱位　　　　　　　E. 下运动神经元损伤

6. 低频高压电疗法不具有下列哪项作用（　　　）

    A. 促进皮肤伤口愈合　　　　B. 镇痛　　　　　　　　C. 促进周围血液循环

    D. 感觉缺失的促进　　　　　E. 抗菌消炎作用

二、多选题

1. TENS 的治疗作用有（　　　）

    A. 镇痛　　　　　　　　　　B. 改善血液循环　　　　C. 促进骨折、伤口愈合

    D. 杀菌　　　　　　　　　　E. 治疗心绞痛

2. NMES 的应用原则有（　　　）

    A. 波宽尽量短，但需能引起肌肉收缩

    B. 波形应尽量陡，但又不能太直，以避免刺激感觉神经

    C. 波宽尽量长，波形尽量平

    D. 通断比为 1 ∶ 4 ～ 1 ∶ 5，防止肌疲劳

E. 强度达到中等或强的肌肉收缩，又不能引起患者不适

3. 超刺激疗法适用于（　　　）

　　A. 颈椎病　　　　　　　B. 肋间神经痛　　　　　　C. 灼样神经痛

　　D. 软组织劳损　　　　　E. 腰椎间盘突出症

三、名词解释

低频电疗法　　　FES　　　TENS

四、简答题

1. 简述间动电流的治疗作用。

2. 功能性电刺激疗法的适应证是什么？

五、思考题

TENS 的操作程序。

扫一扫，看课件

模块四
中频电疗法

【学习目标】

掌握中频电疗法的定义与分类，不同中频电疗法的治疗技术及治疗作用。

熟悉不同中频电疗法的物理特性、适应证、禁忌证。

了解不同中频电流基础知识。

项目一　概　述

一、概念

（一）定义与分类

1.定义　中频电疗法（medium frequency electrotherapy，MFE）是指应用频率为 1～100kHz 的脉冲电流治疗疾病的方法。脉冲频率在 1kHz 以下的范围内，每一个脉冲均能使运动神经和肌肉发生一次兴奋，此称周期同步原则。当脉冲频率大于 1kHz 时，运动神经和肌肉的兴奋即不符合周期同步原则，而是依靠中频电流所特有的规律发挥作用。当脉冲频率超过 1kHz 时，脉冲周期短于运动神经和肌肉组织的绝对反应期，不能引起足够的兴奋，因此医学上把中频电流频率界定在 1～100kHz 的范围。

20 世纪 40 年代，Gleid Meister 首先提出中频电流的概念。20 世纪 50 年代奥地利 Hans Nemec 发明了干扰电疗法。20 世纪 60 年代中期，前苏联研制成功正弦调制中频电疗法。20 世纪 60 年代我国引进了干扰电，并开展音频电疗法。20 世纪 70 年代后期，我国应用脉冲调制中频电疗法。20 世纪 80 年代我国开始引进立体动态干扰电疗法，并开展了音乐电疗法。

2.分类　中频电疗法所采用的电流频率多在 2～8kHz 之间。根据所采用中频电流的不同产生方式、波形与频率，该疗法可分为以下几种。

（1）干扰电疗法：①传统干扰电疗法；②动态干扰电疗法；③立体动态干扰电疗法。

（2）等幅中频电疗法：①音频电疗法；②超音频电疗法；③音频电磁场疗法。

（3）调制中频电疗法：①正弦调制中频电疗法；②脉冲调制中频电疗法。

（4）低中频电混合疗法：①音乐电疗法；②波动电疗法。

（二）中频电流基础知识

1. 电容　两个互相靠近的导体被电解质隔开，构成电容。

2. 电阻　物体对电流的阻碍作用。

3. 容抗　交流电通过电容时的阻力。容抗的大小与电流的频率和电容成反比。

4. 调制　一种频率较高电流的幅度或频率随着另一种频率较低电流幅度的变化而变化。

5. 调制波　又称调制信号，调制较高频电流的较低频电流。

6. 载波　在调制波中，被低频调制的中频振荡波。

7. 载频　载波的频率。

8. 调频　频率调制的简称。

9. 调幅　振幅调制，使载波按照所需传送信号变化规律的调制方法。

10. 调频波　载波经调频后即为调频波。

11. 调幅波　载波经调幅后即为调幅波。

12. 调幅度　又称调幅系数。调幅波幅度的变化量与未被调制前电流振幅之比。

13. 差拍　两种不同频率的交流电互相重叠时，合成后的电流的幅度变化。

14. 差频　两种不同频率的交流电互相重叠时，合成后的电流的频率。

二、物理特性

1. 与低频电流相比，能作用到更深的组织　人体组织对不同频率电流的电阻不同，对低频电流的电阻较高，对高频电流的电阻较低。另外，除电阻特性以外，人体组织还具有电容的特性。频率较高的电流更容易通过电容，故中频电流比低频电流易于通过电容。由于人体对频率较高的交流电的电阻和容抗都较低，因此与低频电流相比，中频电流更易于通过人体，电流能达到更深的组织。

2. 双向无电解作用　中频电流是一种作用时无正负极之分的频率较高的正弦交流电，其作用于人体时，在电流的每一个周期的正半周与负半周内，人体组织内的离子都向不同方向往返移动，电极下没有酸碱产物，不产生电解作用，电极下皮肤不会受到酸碱产物的化学刺激而破损，所以在用中频电疗法时即使用比较薄的衬垫也不会损伤皮肤。患者更易于接受，能坚持较长疗程的治疗。

3. **兴奋神经肌肉组织**　与低频电流相比，中频电流对运动、感觉神经的刺激作用较差，但对自主神经、内脏功能的调节作用却处于优势，且可作用到组织深处。中频电流作用于皮肤时，对皮神经和感受器没有强烈的刺激，以阈强度的中频电流刺激时只有轻微的震颤感，电流强度增大时只有针刺感，无明显的不适和疼痛，持续通电时针刺感逐渐减弱，电流强度很大时才出现不适的束缚感。也就是说，肌肉收缩的阈值低于痛觉阈值，以较强的中频电流（6000～8000Hz）刺激时肌肉收缩的阈值与痛觉的阈值有明显的分离，患者有明显肌肉收缩但没有疼痛的感觉，故用中频电疗法患者能耐受较大的电流强度。

4. **促进局部血液循环**　中频电流特别是50～100Hz的低频调制中频电流，有明显的促进局部血液和淋巴循环的作用，可使皮肤温度上升，小动脉和毛细血管扩张，开放的毛细血管数目增多。中频电流单次作用时和停止作用时局部充血反应并不明显，停止作用后10～15分钟，局部毛细血管开放，血流速度加快，血流量增加，局部血液循环可明显得到改善。

三、治疗作用

（一）治疗原理

1. **轴突反射**　中频电流刺激皮肤感受器，冲动一方面传入神经元，一方面经同一轴突的另一分支逆行到小动脉壁，引起局部血管扩张。

2. **血管活性物质作用**　中频电流刺激感觉神经，使神经释放少量的P物质和乙酰胆碱等血管活性物质，引起血管扩张反应。

3. **肌肉活动代谢产物作用**　肌肉收缩的代谢物产物如乳酸、ADP、ATP等均有明显的血管扩张作用。

4. **对自主神经的作用**　中频电流促进局部血液循环作用可能与抑制交感神经有关。

5. **镇痛作用**　中频电流电阻较小，可以作用到组织深处，在引起肌肉强烈收缩的同时皮肤无明显刺痛。因为中频交流电频率在6000～8000Hz的区间内作用于人体时，肌肉收缩与痛觉产生明显分离，故可起到镇痛作用。

6. **提高生物膜通透性**　中频电疗法可提高细胞膜的通透性，扩大细胞间隙或组织间隙，从而促使营养物质和代谢产物流通，并有松解粘连、软化组织的作用。

7. **低频调制的中频电流的生物学效应**　中频电流具有频率、波形、幅度不恒定，患者不容易产生适应性的特点，低频电电流具有作用表浅、对皮肤刺激大、有电解作用的缺点，而低频调制的中频电流如调制中频电流、干扰电流，既克服了低、中频电流的缺点，又兼具低、中频电流的优点，患者易于耐受较大电流、较长疗程的治疗，不容易产生适应性。因此，目前临床刺激病变肌肉最合适的电流已不是单纯的低频脉冲电流，而是由低频调制的中频电流。

（二）具体治疗作用

1. 促进局部血液循环　中频电流单次作用时和停止作用时局部充血反应并不明显，停止作用后 10 ～ 15 分钟局部充血反应比较明显，这可以用轴突反射、三联反应来解释。肌肉组织血液循环的改善与肌肉活动所产生的化学物质有关。深部组织或远隔部位组织血液循环的改善则与自主神经的影响有关。多次治疗后血液循环的改善，是单次作用的累积效应及自主神经功能调整的结果。

2. 镇痛　中频电疗法作用于局部，皮肤痛阈明显升高，有良好的镇痛作用。尤其是低频调制的中频电疗法作用最明显。其镇痛作用分为即时止痛及后续止痛。

（1）即时止痛（即时镇痛作用）：几种中频电疗法单次治疗时和停止作用后有程度不同的镇痛作用，这种即时镇痛作用可持续数分钟到数小时。其即时镇痛机制有多种解释，如神经机制以闸门控制学说、皮层干扰学说来解释，体液机制以 5- 羟色胺、内源性吗啡样物质来解释等。

（2）后续止痛（多次治疗后的镇痛作用）：其作用机制可以用产生即时镇痛作用的各种因素的综合作用，以及通过轴突反射引起局部血液循环加强的各种效应的综合作用来解释。

3. 对骨骼肌的作用　中频电疗法通过刺激运动神经和肌肉引起正常骨骼肌的肌肉收缩，具有提高肌张力、防止肌肉萎缩、调整自主神经功能等作用。

4. 软化瘢痕，松解粘连　等幅中频电疗法（音频电疗法）有软化瘢痕和松解粘连的作用，临床上广为应用。其作用机制可能是由于中频电流刺激能扩大细胞和组织的间隙，使粘连的结缔组织纤维、肌纤维、神经纤维等活动，然后分离。另外，促进肌肉收缩，改善局部血供和代谢，促进水肿消散也有利于粘连的分离。

5. 消炎　中频电疗法对一些慢性非特异性炎症有较好的治疗作用，主要是由于中频电流可使局部组织的血液循环加快，减轻组织水肿，加速炎症产物的吸收和排出，提高局部组织的免疫功能和代谢功能。

项目二　等幅中频电疗法

一、概述

采用频率为 1000 ～ 100000Hz、波形为等幅正弦的中频电流治疗疾病的方法称为等幅中频电疗法。它包括音频电疗法、音频电磁场疗法和超音频电疗法。

1969 年我国皮肤科专家首先应用 1000Hz 等幅正弦中频电流（图 4-1）治疗皮肤疾病，取得较好疗效。之后我国物理治疗学家发展了这一疗法，将所应用的电流频率扩大到

4000 ～ 8000Hz，甚至 10000Hz，但多数仍采用 2000 ～ 5000Hz 电流，并将治疗适应证扩大到临床各科疾病。

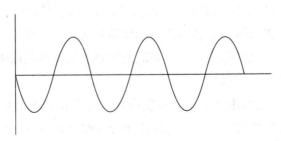

图 4-1　等幅正弦中频电流

应用 1000 ～ 20000Hz 音频段的等幅正弦电流治疗疾病的方法称为音频电疗法（audio frequongoingency current therapy）。以 2 ～ 20kHz 电流所产生的 0.1 ～ 1.0mT（毫特斯拉）的交变磁场治疗疾病的方法，称为音频电磁场疗法。超音频电疗法是利用"超音频"振荡器产生 22kHz 等幅交变正弦电流，以高电压（输出电压达 3 ～ 5kV）、弱电流（输出电流强度 < 2mA）、火花放电的方式进行治疗。此疗法最早为前苏联学者在 1982 年报道使用，但是国内目前还未开展。

音频电疗法是物理治疗方法中常用的方法之一。下面以音频电疗法为例为大家介绍等幅中频电疗法的治疗作用、治疗技术及临床应用。

二、治疗作用

1. 改善局部血液循环及营养，促进组织再生及神经功能的恢复　音频电流作用于肢体或其近端躯干部时可见微循环改善，血管管径增大，血流明显加快，视野比治疗前清晰。血液循环和局部营养改善，可以促进组织再生及神经功能的恢复。

2. 镇痛　音频电疗法可使皮肤痛阈明显上升，尤其是 6000 ～ 8000Hz 电流刺激时，肌肉收缩阈值与痛觉阈值分离，肌肉收缩而无痛感，故有明显的镇痛作用。临床可用于腰背痛、神经痛，以及带状疱疹、神经损伤、血肿所引起的疼痛的治疗。其机制可能还与治疗后肌肉痉挛得到缓解、局部血液循环得到改善和营养所产生的间接效应有关。

3. 消肿　音频电疗法可使血管管径增大，血流明显加快，改善微循环，局部营养得到改善，从而起到消肿的作用，对外伤后血肿、瘢痕疙瘩引起的肢端水肿均有良好的治疗效果。

4. 软化瘢痕、松解粘连　音频电疗法有软化瘢痕和松解粘连的作用，临床上广为应用，其作用机制可能是由于中频电流扩大细胞和组织的间隙，使粘连的结缔组织纤维、肌纤维、神经纤维等活动而后分离；促进肌肉收缩，改善局部血供和代谢，促进水肿消散，也有利于粘连的分离。

5. 消炎散结，加快浸润吸收 音频电疗法对慢性炎症及其残留的浸润、外伤后瘀血、血肿、机化硬结均有较好地促进吸收、消散、软化的作用。这与其能促进血液循环及软化瘢痕、松解粘连的作用是一致的。

6. 调节神经系统功能 音频电疗法作用于神经节段或反射区，可以促进汗腺、乳腺的分泌，增进食欲，降低血压，改善全身状况，对自主神经及高级神经活动均具有调节作用。

7. 提高细胞膜通透性，促使药物透入人体 等幅中频正弦电流可提高细胞膜的通透性，扩大细胞间隙或组织间隙，从而促使营养物质和代谢产物流通，使药物分子由于浓度梯度而扩散透过生物膜。

8. 音频电叠加直流电药物离子导入的治疗作用 经过整流的音频电与直流电药物离子导入叠加联合应用时可以提高人体对直流电的耐受量，利用其可提高细胞膜通透性的特性，更有利于将药物离子导入人体，并同时提高药物离子迁移的速度。音频电磁场作用于动物与人体，可以引起细胞水平的谐振而起到镇痛、促进血液循环、提高肌肉工作能力、改善骨与软骨的营养、增加关节活动度、调节新陈代谢的作用。超音频电疗法使用的玻璃电极内充有 1.33 ～ 2.00kPa（10 ～ 15mmHg）惰性气体氛，治疗时接通 3 ～ 5kV 电压，电极与人体接触时，由于电压差较大而产生无声火花放电，同时由于空气电离产生少量臭氧与氧化氮，人体接受火花放电的刺激和电磁振荡作用后，神经兴奋性降低，血管、淋巴管扩张，组织的代谢过程和营养状况得到改善，因而有止痛、止痒、解痉、消炎作用。

三、治疗技术

（一）常用设备

常用设备为等幅中频电疗仪（"音频电"疗仪）或有"音频电"处方的电脑中频电疗仪，应能输出 2000 ～ 10000Hz 等幅正弦电流。所用电极为宽 1 ～ 1.2cm、长 20 ～ 30cm 的铅片、铜片、导电橡胶或一次性导电黏胶电极。衬垫由 2 ～ 3 层绒布制成，稍大于电极，有布套可插入电极。导线应柔韧，外表绝缘性良好，其他用品有绝缘布、沙袋、固定带等。

（二）治疗方法

1. 单纯音频电疗法 最常用，操作方法简单。

（1）将治疗仪连接于 220V 电流上。准备好治疗所用的电极和衬垫，衬垫应干净整洁，用生理盐水或热水浸湿，以不烫、不滴水为度，展平。将电极插入电极套。将导线的两端分别与电极和治疗仪的输出插口相接。

（2）患者取舒适体位，充分暴露治疗部位。

（3）将电极和衬垫对置，放于需治疗部位的上下两端或两侧，使衬垫紧贴皮肤，处于电极与皮肤之间，电极应在衬垫各边之内，以沙袋、固定带固定电极。再将鳄鱼嘴夹子分别夹在两电极上，同极的夹子夹在同一电极上。

（4）告诉患者治疗时电极下皮肤会有麻、刺、颤动感，属于正常现象，不必惊恐。

（5）检查治疗仪的输出旋钮是否在零位，开启治疗仪上的电源开关。

（6）缓慢转动"输出调节"旋扭，使电流表指针缓慢向右移动，同时观察患者表情，逐渐增大电流强度，以患者可耐受为度。治疗数分钟后患者电极下的皮肤感觉有所减弱，为增强治疗效果，可再次加大电流强度。电流密度以衬垫面积计算，为 $0.1 \sim 0.3\text{mA/cm}^2$。

（7）每次治疗持续 20 ～ 30 分钟。治疗完毕，逆时针方向缓慢旋动调节器使电流归零，关闭电源开关，依次取下固定带、电极和衬垫。

（8）每日或隔日 1 次，10 ～ 15 次为 1 个疗程，可重复几个疗程。

2.**音频直流电药物离子导入疗法**　开始治疗时先接通直流电流，确定直流电量，然后接通音频电流，密切观察患者表情，以免引起患者不适。治疗结束时，先关音频电流，再关直流电流。每次治疗 15 ～ 30 分钟，每日 1 次，10 ～ 15 次为 1 个疗程。用于治疗瘢痕粘连时可重复数个疗程。

3.**音频电磁场疗法**　采用线圈场法进行治疗，治疗时使病灶局部处于通以音频电流的线圈所产生的交变磁场中。

4.**超音频电疗法**　超音频电疗机，电压 3 ～ 5kV，功率 10W，输出电流频率 22kHz。玻璃电极有草状电极（直径 25mm、10mm，用于体表治疗）、圆柱状电极（直径 15mm、11.7mm，用于肛门、直肠、阴道治疗）。玻璃电极插于电极手柄，接至电疗机输出端。治疗时玻璃电极与人体皮肤或体腔黏膜接触，发生火花放电时有热感，无局部电疗的刺痛不适感。每次治疗 5 ～ 10 分钟，每日治疗 1 次，6 ～ 10 次为 1 个疗程。

四、临床应用

（一）适应证

1.**疼痛**　颈、肩、背、腰、腿痛，肌肉、韧带、关节劳损，狭窄性腱鞘炎，类风湿关节炎，风湿性多肌痛，肱骨外上髁炎，带状疱疹后遗神经痛。

2.**纤维结缔组织增生**　瘢痕疙瘩，软组织肥厚、粘连、挛缩，关节纤维性强直，外伤后或术后皮下浸润粘连、血肿机化，注射后硬结，浅静脉炎后残留硬索状肿块，声带肥厚，乳腺小叶增生，肠粘连，烧伤后的瘢痕组织。

3.**炎症**　非特异性炎症，如神经炎、神经痛、慢性盆腔炎、附件炎、前列腺炎，以及腹腔、盆腔感染后残留炎性包块等。

4.**各种疾病导致的平滑肌张力降低**　尿潴留、便秘、肠麻痹疾病。

5.**其他**　音频电磁场疗法适用于放射线引起的白细胞减少症、牙周病，以及一些代谢疾病、下肢闭塞性动脉硬化症、骨关节病。

超音频电疗法适用于皮肤皮下软组织感染消散期，骨髓炎，术后浸润、血肿，早期闭塞性动脉内膜炎，早期雷诺病，膀胱炎（直肠腔内治疗），慢性湿疹，神经性皮炎，过敏性皮炎，硬皮病，斑秃，慢性附件炎，月经不调，子宫发育不良（均可进行阴道或直肠腔内治疗），神经官能症，血管性头痛。

（二）禁忌证

急性炎症，活动性肺结核，恶性肿瘤，有出血倾向的血液病，严重心衰，肝、肾功能不全，体内带有金属异物、置有心脏起搏器者，患者心前区，孕妇腰腹部，以及对电流不能耐受者等。

（三）注意事项

1.中频电疗机或电脑中频电疗仪应与高频电疗机分开放置于两个房间。如在同一房间则要避免同时工作，以免高频电疗机对中频电疗机发生干扰，患者可能出现"电击"的不安全感。若无法避免放置于一个房间，至少应将两者的电路分开，以免中频电疗机的工作受高频电磁波的干扰影响。

2.使用治疗机前应检查其能否正常工作，电极、导线等有否老化、裂隙、破损的情况，衬垫是否完整无损，导线插头、导线夹等是否牢固，治疗机的输出是否平稳。不得将有故障、破损、接触不良的治疗机或附件用于治疗。

3.治疗前除去治疗部位及其附近的金属异物（手表、发夹、首饰），如治疗部位皮肤有破损应避开或贴小胶布保护之。

4.治疗时患者尽量不要接触机器，不可随便挪动身体。选择合适的电极、衬垫放置治疗部位上，尽量使病灶位于两电极中间。严防将电极或导线夹或电极暴露部分直接接触皮肤，以免电击灼伤。严防将衬垫放反而使电极与皮肤之间只间隔一层电极套的单布。电极质地应柔软可塑，其弯度应与治疗部位的轮廓相一致，使之更充分、均匀地接触皮肤，防止电流集中于某一局部或某一点。治疗时电极下不应有灼痛感，如治疗中出现灼痛，应中止治疗，检查是否电极滑脱接触皮肤，或电极、衬垫不平，使电流集中于一点。若尚未出现烧伤，应予纠正后继续治疗；如已出现烧伤，应中止治疗，处理烧伤。

5.电流量应根据治疗的要求和患者的感觉来调节，一般以感觉阈或运动阈为准。治疗瘢痕部位、浅感觉或血液循环不佳的部位时，电流强度的调节不应以患者的感觉为准。治疗期间应注意观察患者有无头晕、头痛、胸闷、嗜睡等症状发生，一旦发现应及时调节电流强度或停止治疗。

6.治疗时电极不能在心前区及其附近并置和对置；有心脏病的患者，电流不宜过强，并注意观察患者反应，如有不适症状立即停止治疗；孕妇忌在下腹部、腰骶部及邻近部位治疗。

项目三　干扰电疗法

一、概述

干扰电疗法（interferential current therapy，ICT）起源于 20 世纪 50 年代初期，从其出现到现在，人们一直在对干扰电进行不断深入的研究，对其治疗技术做了逐步的改进和发展，扩大干扰电的作用范围，增强刺激效应。我国于 20 世纪 60 年代后期引进干扰电疗技术，并逐步推广应用。

干扰电疗法又名交叉电疗法，将两组或三组不同频率的中频电流交叉输入人体，在体内发生干扰后产生低频调制的中频电流，这种电流称作干扰电流，应用这种干扰电流治疗疾病的方法称为干扰电疗法。干扰电流作用后局部皮肤的痛阈显著提高，镇痛作用比较明显，对于各种原因引起的疼痛有明显和持久的镇痛效果。临床上常用 90 ～ 100Hz 或 0 ～ 100Hz 扫频及 100Hz 固频来治疗疼痛。干扰电疗法分为传统静态干扰电疗法、动态干扰电疗法、立体动态干扰电疗法三种。

传统静态干扰电疗法，是将两路频率分别为 4000Hz 与（4000±100）Hz 的正弦交流电，通过两组（4 个）电极交叉输入人体，在电场线的交叉部位形成干扰电场，产生差频为 0 ～ 100Hz 的低频调制中频电流。两组电流交叉时，交叉处形成低频脉动电流，但有一个旋转的向量改变。两组电流综合形成的电流强度比其中任何一组电流都大，也比两组电流之和的平均值大，这就弥补了低频电疗时电流在人体深处减弱的不足。干扰电疗法同时兼有低频和中频电疗法的治疗作用，是该疗法最突出的优点。

在静态干扰电疗法的基础上使中频电流的幅度被波宽为 6 秒的三角波所调制，发生一个周期为 6 秒的缓慢的低幅度变化，两组电流的输出强度发生周期为 6 秒的节律性交替变化，A 组电流增强时 B 组电流减弱，6 秒后反之，B 组电流增强时 A 组电流减弱，如此反复循环，因而称之为动态干扰电疗法。

立体动态干扰电疗法，是在传统静态干扰电疗法与动态干扰电疗法的基础上进一步发展起来的，是同时将三路在三维空间流动的 5000Hz 交流电互相叠加，交叉输入人体的一种方法。

二、治疗作用

（一）治疗原理

1. 与一般电疗法的区别　干扰电疗法在治疗时不是用一种电流而是同时用两种电流；不是用两个电极而是用 4 个电极。通过 4 个电极将两路频率相差 0 ～ 100Hz 的中频交流电

[一种为 4000Hz，一种为（4000±100）Hz] 交叉地输入人体。

2. 频率特点

（1）"内生"电流：在 4 个电极下起作用的是幅度恒定的中频交流电，机体易于适应，刺激性较小；但在两路电流交叉的深处，却因电学上的差拍现象产生具有显著治疗作用的由 0 ～ 100Hz 的低频调制的中频电流。该电流不是由体外输入的，而是在体内产生的，这种"内生"的电流是干扰电疗法最突出的特点，"内生"的低频调制中频电流可以同时发挥低频电流与中频电流的双重治疗作用。

（2）两组电流中的 A 组电流频率固定，B 组电流频率在一定范围内变化，每 15 秒在 3900 ～ 4000Hz 或 4000 ～ 4100Hz 间变化一次，与 A 组交叉后，每 15 秒以 0 ～ 100Hz 的差频变动；每 15 秒在某一频率上做小范围来回变动，如 A 组固定为 4000Hz，B 组在 4025 ～ 4050Hz 内变化，因此差频为每 15 秒 25 ～ 50Hz 的小范围波动，B 组可以固定在（4000±100）Hz 的任一频率上，使差频为一固定值，如固定于 4090Hz，与 A 组交叉后，即得出 90Hz 的差频。频率在一定范围内变动可以避免机体产生适应性，频率固定则可以根据不同的治疗目的选用不同的低频调制频率。

3. 立体动态干扰电疗法的电流特点

（1）立体的刺激效应：三路电流在三维空间通过，能在三个方向产生立体的空间刺激效应。

（2）多部位的刺激效应：在电流通过的区域内呈现不同形式的多部位的干扰最大值（最大干扰振幅）。

（3）强度的动态变化效应：由于补充了第三个电场，在"内生"的干扰电流上进一步为低频调制，电流的幅度发生非常缓慢的变化，产生"内生"的动态刺激效应，这样可以消除由任何不变的方式及均一性所引起的疲劳。

（4）受刺激部位的动态变化：由于使用了很低的干扰频率，可在相当范围内产生动态变化刺激。

（二）具体治疗作用

干扰电流兼有低频电流与中频电流的特点，最大的电场强度发生于体内电流交叉处，作用深、范围大。不同差频的干扰电流的治疗作用有所不同：90 ～ 100Hz 的差频电流可抑制感觉神经，使皮肤痛阈升高，有较好的镇痛作用。50 ～ 100Hz 的差频电流可使毛细血管与小动脉持续扩张，改善血液循环，促进渗出物吸收。10 ～ 50Hz 的差频电流可引起骨骼肌强直收缩，改善肌肉血液循环，锻炼骨骼肌；也可以提高平滑肌张力，促进血液循环，改善内脏功能。

1. 促进血液循环、消肿　50 ～ 100Hz 差频干扰电流作用 20 分钟，皮温升高 20℃，且持续时间较长，从而促进局部血液循环。动物实验证明，干扰电流作用后，可使毛细血管开放数增多，动脉扩张。其作用机制是由干扰电流作用于自主神经系统及细胞内担负新陈代谢作用的细胞器所致。局部血液循环的改善，有利于炎症的消退，渗出、水肿、血肿的吸收，可治疗缺血引起的肌肉痉挛、闭塞性动脉内膜炎、肢端发绀症、雷诺病等。

2. 镇痛　干扰电流可以抑制感觉神经，100Hz 或 90～100Hz 的差频干扰电流作用 20 分钟后，皮肤痛阈明显上升，故具有良好的镇痛作用。这可能是干扰电流刺激、激活内啡肽系统的效应，临床可用于治疗神经丛、神经根和周围神经疾病引起的疼痛，颈椎、腰椎疾病引起的根性疼痛。

3. 治疗和预防肌肉萎缩　干扰电流对运动神经和骨骼肌有兴奋作用，10～50Hz 的差频干扰电流可引起正常骨骼肌强直收缩，故有治疗和预防肌肉萎缩的作用。

4. 调节内脏功能　0～100Hz 差频干扰电流能刺激自主神经，改善内脏的血液循环，提高胃肠平滑肌的张力，调整支配内脏的自主神经功能。临床上可用于术后肠道功能的恢复性治疗、膀胱功能的恢复性治疗，以及内脏下垂、习惯性便秘的治疗等。

5. 调节自主神经　干扰电流有调节自主神经功能的作用。有人将干扰电流作用于高血压患者的星状神经节部位，可使收缩压、舒张压下降；作用于闭塞性动脉内膜炎患者的腰交感神经节，可使下肢的皮肤温度上升，肢体血液循环改善，跛行症状减轻。

6. 促进骨折愈合　干扰电流能促进骨痂形成，加速骨折愈合。国内有学者在动物实验中观察到干扰电流可治疗骨折延迟愈合、骨不连。

三、治疗技术

（一）常用设备

1. 传统静态干扰电治疗仪　目前采用的传统静态干扰电治疗仪的两组输出电流多为频率相差 0～100Hz 的等幅正弦交流电，一组为 4000Hz，另一组为（4000±100）Hz。采用 4 个电极和由 2～3 层绒布制成的薄衬垫。其他物品有沙袋、固定带等。有的治疗仪电极配备的是吸附电极，电极装在吸盘内，带有负压装置，便于吸附在体表，同时以每分钟 16～18 次的频率吸附，此法除干扰电流作用外，尚有负压按摩作用，治疗时务必使病灶部位处于两路电流交叉的中心，以固定法、抽吸法或运动法进行治疗。

2. 动态干扰电治疗仪　类似于传统静态干扰电治疗仪，但其输出的两路电流的幅度被波宽为 6 秒的三角波所调制，使两路电流的输出强度发生周期为 6 秒的节律性幅度变化。其余附件和用品与传统静态干扰电治疗仪相同。

3. 立体干扰电治疗仪　能同时输出 3 路 5000Hz 的等幅正弦电流。其附件有两个星状电极，每个星状电极内有排成三角形的 3 个小电极。两个星状电极的左右两对小电极的方向相反，相应方向的 3 对小电极分为 3 组，每组的两个小电极连接至治疗仪的 3 路输出，共有 3 路电流。其余附件和物品与传统静态干扰电治疗仪相同。

另外，国内对现有的仪器进行了改进。在干扰电治疗仪输出的中频正弦电路上加一个整流装置，将双向正弦波变为单向脉冲直流电，称为中频脉冲直流电。这种电流具有明显的极性，可以进行药物离子导入，该疗法称为中频脉冲直流电药物离子导入疗法。人体对这种电流的耐受量大，可以使导入的药物离子量增多，同时兼有中频电流的治疗作用。

在干扰电流上加两种低频电流，即成为三联干扰电流。所加的低频电流，一种类似于间动电流的密波，但无直流电部分，频率为100Hz；另一种为整流后的半波正弦电流，频率在1～5Hz范围内缓慢地往返变化。加这两种低频电流的目的是加强镇痛、促进血液循环、兴奋骨骼肌的作用。将干扰电治疗仪与超声波治疗机相接。干扰电治疗仪一组的输出端接超声波治疗机，经声头的金属膜与人体相接成为主极，另一组输出端经吸附电极与人体相接成为辅极，这种疗法称为干扰电超声联合疗法，实际为低频调制中频与超声的联合疗法。

（二）治疗方法

1. **固定法**　选用4块大小合适的电极，与电极相连接的4根导线分为两组，每组2根导线。一组导线连接至治疗仪的一路输出孔，另一组导线则连接另一路的输出孔。这两组不同频率的电极交错放置，使病灶处于4个电极的中心，即电流交叉处。根据治疗需要选用不同的差频，每次治疗选用1～3种差频，每种差频治疗5～15分钟，总治疗时间为15～30分钟。

治疗电流的强度一般在50mA以内，根据患者的感觉或肌肉收缩的强度，分别将治疗剂量分为三级。①感觉阈下：刚有电感时再稍调小至感觉消失，但电流表有指示。运动阈下：电流表有指示，但无肌肉收缩反应。②感觉阈：刚有电感或麻痹感。运动阈：刚引起肌肉收缩反应。③感觉阈上：有明显电感或麻颤感。运动阈上：有明显的肌肉收缩反应。也可根据患者的耐受程度来调节电流强度。耐受限指患者所能耐受的最大限度。每日治疗1次，10次为1个疗程。不同差频干扰电流治疗作用见表4-1。

表4-1　不同差频干扰电流治疗作用

差频（Hz）	作用
100	抑制交感神经（作用于交感神经节时）
90～100	镇痛
50～100	镇痛，促进局部血液循环，促出渗出物吸收，缓解肌紧张
25～50	引起正常骨骼肌强直收缩，促进局部血液循环
20～40	兴奋迷走神经，扩张局部动脉，引起骨骼肌不完全性强直收缩
11～10	兴奋交感神经，引起正常骨骼肌收缩，引起失神经肌肉收缩
0～100	兼具上述各种作用，但因各种频率出现时间过短，针对性不强

2. **抽吸法**　采用负压装置与吸附电极。治疗时将吸附电极置于治疗部位的皮肤上，使病灶处于4个电极的中心。先开启负压装置，开始抽气，电极吸附于皮肤上，再接通干扰

电流。负压装置以每分钟 16 ～ 18 次的频率抽吸，抽吸的频率能根据吸盘内负压的大小自动调节，负压大时抽吸的频率自动下降，负压小时抽吸的频率自动回升，因此抽吸的频率按照负压的变化而呈规律性的波动，在治疗区产生按摩作用。治疗的差频、剂量、时间、疗程与固定法相同。

3. **运动法** 采用两个手套电极，相当于两极法。一个手套电极的导线连接治疗仪一路的输出孔，另一个手套电极的导线连接另一路输出孔。治疗时，操作者的双手分别插入两个手套电极的固定带下，双手下压，务必使整个电极与患者皮肤充分接触，并在治疗区内移动。操作者可通过改变双手压力的大小及电极与患者皮肤的接触面积来调节电流的刺激强度。一般采用 50 ～ 100Hz 或 0 ～ 100Hz 的差频使肌肉发生短时间的显著收缩，以松弛肌紧张，消除局部水肿，或引起肌肉节律性收缩，加强静脉和淋巴回流。痛点治疗时，操作者将手套电极的指尖部分分别放在痛点两侧，相距 2 ～ 3cm，选用 50Hz 差频，患者自调电流强度至引起典型的疼痛为止，持续 30 ～ 60 秒，然后停止刺激，此时疼痛将减弱或消失。如止痛效果不显著，可在几分后重复操作 1 ～ 2 次。

4. **干扰运动刺激疗法** 治疗时电极的放置方法以使尽可能大的电流沿着肌纤维的走行方向通过肌肉为原则。刺激肢体较大肌肉时通常可以引起关节运动。进行增强肌力的治疗时可用较大电流。为了避免损伤，应适当控制电流的强度。肌肉松弛时，为防止患肢突然无控制地落回原来的位置，要采用适当的支持物支撑患肢。肌痉挛时所采用的电流强度应较小。

5. **干扰电超声联合疗法** 操作方法与干扰电疗法、超声疗法相同。声头下需使用能导电的耦合剂。干扰电流采用耐受量，超声强度采用 0.5W/cm^2，每次治疗 10 ～ 15 分钟。

（三）操作程序

1. 要向患者说明治疗目的、方法和注意事项，以充分取得患者的合作。

2. 检查两组输出是否处在零位，差频数值显示开关是否在显示位置上。

3. 接通电源，指示灯亮。先开电源开关，后放电极，此操作步骤与其他治疗仪不同。如差频治疗仪显示屏不亮，应重新开一次差频数值显示开关。

4. 根据治疗部位选择适当电极，衬垫用温水浸湿，套在电极外。患者取舒适体位，暴露治疗部位。治疗电极种类较多，根据处方选用衬垫电极、手套电极或抽吸电极。将选好的两组电极妥善地固定于治疗部位，使两路电流电场线交叉于病灶处。

5. 传统静态干扰电疗法与动态干扰电疗法治疗时将两路电流的 4 个电极与衬垫交叉对置于治疗部位，使两路电流交叉通过病变部位，病变部位处于两路交叉电流的中心。立体动态干扰电疗法治疗时将两个星状电极对置或并置于治疗部位。对置时两个星状电极在治疗部位的上下或两侧反方向放置，此时电流作用较深，较常采用；并置时两个星状电极在治疗部位上同方向放置，电流作用表浅，较少采用。治疗时应注意使星状电极的各个小极均与皮肤良好接触，以使三路电流都能充分进入人体。然后以导线将电极与治疗仪相连，以沙袋、固定带或患者自身体重固定电极。仪器有吸附负压装置时将吸盘吸附固定在治疗部位上。

6. 差频范围选择依据病情而定。治疗分为定频输出（用固定的某一差频）及变频输出（100Hz 以内任一范围变化的差频）两种。缓缓调节两路电流输出钮，电流强度以患者电极下出现麻颤感（感觉阈）或肌肉收缩反应（运动阈）为度，可以在阈上或阈下，也可以达到耐受限（患者最大耐受量）。

7. 每次治疗先后选用 1 ～ 3 组差频，需要改变差频时，可以直接调整差频参数，不必将电流输出调回零位。每种差频治疗 5 ～ 15 分钟，共治疗 20 ～ 30 分钟。

8. 每次治疗 20 ～ 30 分钟，每日 1 次，10 次为 1 个疗程。

9. 治疗完毕将电流输出调回零位，取下电极，分开放置（使之不接触），无须关闭电源开关。

10. 每天的最后一人治疗结束后，取下电极，再关闭电源开关。衬垫用清水洗净，煮沸消毒，晾干备用。

四、临床应用

（一）适应证

1. 骨关节与软组织疾病　颈椎病、肩周炎、腰椎间盘突出症、膝关节退行性变等；软组织扭挫伤、腰肌劳损、滑膜炎、腱鞘炎、注射后硬结、手术或外伤后软组织粘连、骨折延迟愈合等。

2. 神经系统疾病　周围神经损伤或炎症引起的神经麻痹和肌肉萎缩、三叉神经痛、枕神经痛、坐骨神经痛、带状疱疹等。

3. 消化系统疾病　术后肠粘连、术后肠麻痹，内脏平滑肌张力低下导致的胃下垂、弛缓性便秘、胃肠功能紊乱等。

4. 泌尿系统疾病　尿潴留、儿童遗尿症、压迫性张力性尿失禁等。

5. 循环系统疾病　雷诺病、肢端发绀、闭塞性动脉内膜炎等。

6. 肌力低下　肌肉萎缩、失用性肌萎缩。

7. 其他慢性炎症　慢性盆腔炎等妇科炎症。

（二）禁忌证

急性炎症、出血倾向、孕妇下腹部、局部有金属异物、严重心脏病，以及安装心脏起搏器、心区及对电流不能耐受者等。

（三）注意事项

1. 正确放置电极，以保证交叉电流能通过病变部位。

2. 治疗仪有电流输出时，同路电极不得相互接触。

3. 其他注意事项与等幅中频电疗法相同。

项目四　调制中频电疗法

一、概述

（一）定义

调制中频电疗法（modulated medium frequency current therapy，MMFCT）又称脉冲调制中频电疗法，使用的是一种低频调制的中频电流，其幅度随着低频电流的频率和幅度的变化而变化。调制中频电流具有低、中频电流的特点和治疗作用。

以低频正弦波调制的中频电流称为正弦调制中频电流。应用多种低频脉冲电流调制的中频电流，称为脉冲调制中频电流。低频调制波频率多为 1 ～ 150Hz，波形有正弦波、方波、三角波、梯形波等，中频载波频率多为 2 ～ 8kHz，电流的波形、幅度、频率、调制方式不断变化。调制中频电流因调制方式的不同分为 4 种波形，即连调波、断调波、间调波和变调波。

（二）基础知识

1. **低频调制波**　低频调制波调制中频电流的振幅，又称调制信号。调制中频电流的调制波的频率通常为 10 ～ 150Hz，这是低频脉冲电流治疗的最佳频率。

调制波的波形有两大类：一类是正弦波，正弦波调制中频电流产生正弦调制中频电流；另一类是脉冲波，如方波、指数曲线波（积分波、三角波）、梯形波、锯齿波、微分波（尖脉冲波）等。

2. **调幅度**　各种调制电流可以全波、正半波或负半波的形式出现。各种调幅电流有不同的调幅度，调幅度的深浅表示低频成分的大小。调幅度为 0 时，中频电流没有调制，为等幅中频电流，没有低频成分，刺激作用不明显；逐渐增加调幅度时，调制中频电流中的低频成分逐渐增大，刺激作用逐渐增强。

3. **调制方法**　调制方法不同，所产生调幅波的形式也不同。通常采用 4 种不同调制方式的调制波（调幅波）。

（1）连续调制波：调幅波连续出现，又称连调波。

（2）断续调制波：调制波与等幅波交替出现，即调制波断续出现，又称断调波。

（3）间歇调制波：等幅波与断电交替出现，断续出现调幅波，即调幅波间歇出现，又称间调波。

（4）变频调制波：两种不同频率的调制波交替出现，是一种频率交替变化的调幅波，又称变调波。

二、治疗作用

（一）治疗原理

1.兼并中频、低频特点：用 10 ～ 150Hz 的低频电流调制的中频电流含有中频电流成分，具有中频电流的特点，人体对其阻抗较低，作用较深，可采用较强电流；同时含有低频电流成分，因此具有低频电流的特点，可发挥低频电流的生理、治疗作用。

2.无电解作用，对皮肤无刺激，能充分发挥中频正弦电流所特有的生理、治疗作用。

3.调节中频电流幅度，调节低频成分的多少和振幅的大小即改变刺激的强度，可以适应不同的治疗需要。

4.断调波作用于肌肉时，调幅波的刺激可引起肌肉收缩反应，在其后的断电时间内肌肉可以得到休息，有利于再次收缩。

5.半波形的调制中频电流有类似于间动电流、脉动直流电的作用。与同样电流密度的直流电流相比，正弦调制中频电流的导入量多，导入部位较深。

6.4 种波形和不同的调制频率、调制幅度不断变换，可避免人体对其产生适应性。

7.不同波形的主要作用特点不同。①连调波：镇痛和调整神经功能，适用于刺激自主神经节。②间调波：适用于刺激神经肌肉。③断调与变调波：有显著的镇痛、促进血液循环和炎症吸收的作用。

（二）具体治疗作用

1.镇痛　调制中频电流兼具中频、低频电流特点，具有显著的镇痛效果，其镇痛持续时间可达数小时。由于频率多变，机体组织不易适应、作用深，其较普通的中频或低频电流镇痛效果更好。以间调波、变调波的镇痛作用最显著。

2.促进血液循环　断调波和连调波作用后可观察到局部及指尖皮肤温度升高、小血管及毛细血管扩张、血流速度加快，局部血液循环得到改善。

3.促进淋巴回流、消炎　采用不同波形、调制频率、通断电时间、调幅的中频电流可使淋巴管增大，促进淋巴液回流。①断调波为 30 ～ 50Hz，通断比 1 秒∶1 秒，调幅 100%，作用 5 分钟。②变调波为 150Hz 和 50Hz，通断比 11 秒∶1 秒，调幅 100%，作用 5 分钟。③间调波为 100Hz，通断比 3 秒∶3 秒，调幅 100%，作用 5 分钟。采用以上电流刺激可使淋巴管径增大，促进淋巴回流，从而加速对渗出、水肿的吸收，起到消炎作用。

4.兴奋神经肌肉　①预防和减轻肌萎缩和骨质疏松：断调波作用于肌肉可引起正常肌肉及失神经肌肉收缩，肌肉收缩的幅度比锯齿波电流作用时要大，肌力得以增强，肌电指标好转，血液循环因此得到加强，肌肉组织营养得以改善，从而预防和减轻肌萎缩及骨质疏松。如由于间调波中有可调的通断电时间，为防止过度刺激引起肌肉疲劳，可用电刺激锻炼正常肌肉；而对部分失神经失用性肌萎缩，则采用通断比 1 秒：1 秒、频率 50Hz、调制幅度 100% 的间调波。②抗肌痉挛：不同波形作用于肌痉挛部位可以缓解痉挛。如脑卒中所致的痉挛性和混合性松弛性瘫痪可用间调波作用于痉挛肌的拮抗肌。肌痉挛明显者，调制频率用 150Hz；轻度痉挛者用 100 ~ 20Hz，调幅度 50% ~ 75%；对儿童脑性瘫痪所致的肌无力，用断调波、间调波（30 ~ 100Hz，50% ~ 100%）；肌强直用变调波（70Hz，75%）；痉挛肌用连调波（100 ~ 120Hz，50%）。③改善脊髓损伤所致的神经源性膀胱功能：可采用间调波 30 ~ 20Hz，80% ~ 100%，通断比 5 秒：5 秒。

5. 提高平滑肌张力 连调波、断调波有提高胃肠、胆囊、膀胱等内脏平滑肌张力的作用，可用于治疗蠕动功能障碍，使其运动功能正常化。

6. 调节自主神经功能 调制中频电流作用于神经节或神经节段时可产生区域作用、反射作用，调节自主神经功能。如作用于颈交感神经节，可以影响大脑血管的紧张度，调节血管充盈度，改善脑供血；作用于脊髓的下颈上胸段，对心脏呈现迷走作用，改善心肌血供，对血流动力学有良好的影响；作用于脊髓的颈及上胸段，可以改善呼吸功能；作用于腰交感神经节，可改善下肢的血液循环。

三、治疗技术

（一）常用设备

1. 调制中频电疗仪或电脑调制中频电疗仪 应能输出调制中频电流，其低频调制波频率为 1 ~ 150kHz，波形有正弦波、方波、三角波、梯形波、微分波等；中频载波频率为 2 ~ 8kHz，有 4 种调制波形：连续调制波、间歇调制波、断续调制波、变频调制波；有 0 ~ 100% 的调幅度，一般为 25%、50%、75%、100%4 种。各种调制波可以全波、正半波或负半波出现。电脑调制中频电疗仪的各种调制波可以分别调节，此仪器可以输出按不同病种需要编定的多步程序处方，处方内综合了所需要的各种治疗参数，治疗时可根据患者的疾病选用不同的电流处方。因此，电脑调制中频电疗仪具有操作简便、治疗电流多样化、患者不易产生适应、治疗时间准确等优点。

2. 附件 电极为导电橡胶板或一次性导电黏胶电极，呈不同大小的矩形、圆形或特殊形状。导线两端可分别插入电极和治疗仪输出插口。导电橡胶电极可不使用衬垫，也可使用由 2 ~ 3 层绒布制成的薄衬垫；使用铅片电极时必须使用薄衬垫。其他物品有沙袋、固定带等。

（二）操作程序

1. 患者取舒适体位，暴露治疗部位。

2. 检查治疗仪的输出是否在零位，接通电源，选择适宜大小的电极板和衬垫，或涂抹导电胶，再接上输出导线与仪器连接。然后将电极放在患者裸露的治疗部位上，用沙袋或固定带固定电极。用导线连接治疗电极与治疗仪。

3. 根据疾病诊断和医嘱，按程序处方键，选择治疗所需的程序处方。

4. 检查输出旋钮，使之处于零位，然后调节治疗时间，进入倒计时状态。最后调节电流输出键，逐渐增大输出电流至患者耐受度，电极下应有轻刺麻颤感。数分钟后患者电极下感觉减弱时可再加大电流强度。

5. 一般每次治疗 20 分钟。治疗完毕，将电流输出调至零位，关闭电源，取下电极。

6. 每日或隔日 1 次，15 ～ 20 次为 1 个疗程。

四、临床应用

（一）适应证

骨与软组织疾病，如颈椎病、肩周炎、腰腿痛、腰肌劳损、肌纤维组织炎、腱鞘炎、滑囊炎、肌肉萎缩、肌强直等；术后瘢痕粘连、血肿机化，术后肠麻痹，注射后硬结；神经系统疾病，如面神经炎、中枢性瘫痪、小儿脑性瘫痪、周围神经炎或损伤引起的弛缓性瘫痪、血管神经性头痛等；消化系统疾病，如胃十二指肠溃疡、慢性胆囊炎；泌尿系疾病，如尿路结石、脊髓损伤引起的神经源性膀胱功能障碍、张力性尿失禁、尿潴留等；妇科疾病，如慢性盆腔炎等。

（二）禁忌证

局部有恶性肿瘤、活动性肺结核、急性化脓性炎症、出血性疾患，以及局部有金属固定物，安装心脏起搏器，有严重心、肺、肾脏疾病者等。

（三）注意事项

1. 除电脑程控的治疗仪外，使用一般治疗仪时所需调节的项目和参数较多，需细心查对。

2. 治疗时电极下以患者有可耐受的麻刺、震颤、抽动、肌肉收缩感为度，治疗过程中可参考患者的感觉与耐受程度来调节电流量，一般为 0.1 ～ 0.3mA/cm^2。

3. 连续采用两个治疗处方或使用一个治疗处方而需更改电流处方前，应先将电流输出调回零位，不要在治疗中途更换电流处方。

项目五　音乐电疗法

一、概述

（一）定义

将音乐的音调及节奏转变为波动的低、中频电流，用于治疗疾病的方法称为音乐电疗法（music electrotherapy）。我国在 20 世纪 70 年代开始推广应用音乐疗法，20 世纪 80 年代初又在音乐疗法的基础上将音乐与由音乐信号转换成的同步电流相结合以治疗疾病，取得了较好成效。

（二）物理特性

1. 音乐电流的产生　音乐电疗仪是由磁带录放仪、功率放大器及声频分配器（包括耳机部）三部分组成。录音磁带输出的音乐信号经过放大，转换成电流，即音乐电流。输出功率为 10W，音乐电压峰值为 0 ～ 80V，音频电流为 0 ～ 50mA。

2. 音乐电流的特点　人耳能听到的声音的频率为 20 ～ 20000Hz。常见乐器和人声的音频范围是 27 ～ 40000Hz，转换成同步音乐电流的频率为 30 ～ 18000Hz。因此，音乐电流既有低频电流成分，又有中频电流成分，是有一定的节律、频率和幅度不断变化的不规则正弦电流，以低频电流为主、中频电流为辅，是名副其实的音频电流。音乐信号不是单一的，而是多源、多种信号，因此所产生的音乐电流也不是单一的，而是多源、多种电流同时出现。由此可见，音乐电流与一般的音频电疗仪发出的电流是完全不同的。

二、治疗作用

（一）治疗原理

人体接受音乐电流刺激时，每个脉冲电流都能成为新刺激，从而克服普通电流所产生的适应性。而普通脉冲电流是单个周期重复，其波幅与频率相对固定，有一定的节律性，作用于人体一段时间，很容易产生适应性。音乐电流的正弦波电流，其波形、波幅和频率变化较一般脉冲电流复杂而多变。

（二）具体治疗作用

音乐电流是以低频电流为主的低中频混合的不规则电流，兼有低频电流和中频电流的作用，而又具有音乐电流的特点。音乐电疗法的治疗作用是以音乐电流为主、音乐为辅，但又综合了二者的作用。有人对照音乐加音乐电流、单纯音乐、单纯电流和空白组的镇痛效果，发现音乐加音乐电流组的镇痛效果最显著。因此，进行音乐电疗法时必须同时应用音乐和音乐电流，以加强疗效。

1. 治疗音乐选曲原则　音乐疗法的治疗音乐分 5 类：优美抒情类、平稳安静类、激情兴奋类、活跃欢快类、低沉伤感类。音乐主要通过乐曲的节奏、旋律，其次是速度、力度和调性的不同而起不同的作用。选曲时要遵循下列原则。

（1）同质原理：按患者的情绪给予同样性质的音乐。如患者处于兴奋状态时，应给予兴奋的音乐，以提高其兴奋性；当患者感到疲劳时，自然会安静，此时再给予具有镇静效果的乐曲，最终使患者平静下来。

（2）素养水平：根据患者对音乐的欣赏能力和爱好选曲。如不愿听交响乐者，可改用轻音乐或流行音乐。

2.音乐电流的作用特点

（1）镇静、镇痛：音乐的要素包括旋律、节奏、调性、速度和力度。听不同性质的音乐时，人的脑电图有不同的表现。旋律优美、节奏平稳、速度缓慢、力度适中的音乐具有镇静、镇痛作用。电流作用于皮肤后，局部痛阈和耐痛阈升高，镇痛作用明显，且出现迅速，持续时间长，可达到1小时。

（2）促进局部血液循环：音乐电流可以引起较持久的血管扩张。有人将音乐电流作用于肢体，可见局部和指尖皮肤温度升高，甲皱微循环改善，肢体血流图亦见血流量明显增加。

（3）神经节段反射：音乐电流作用于交感神经节可以调节血压，包括收缩压和舒张压，使心跳减慢；作用于颈区或头部可以缓解头痛，调整大脑的兴奋和抑制过程。

（4）提高肌肉兴奋性：音乐电流可引起明显的肌肉收缩，但电极下无明显的低频电流刺激的不适感。音乐电流使肌肉收缩的强度、持续时间、间歇时间与音乐的性质明显相关。应用旋律热情、节奏激烈、速度快、力度强的音乐所转换成的音乐电流，振动感和肌肉收缩更为明显。因此，音乐电流可以用于锻炼肌肉，增强肌力，防止肌肉萎缩。但因电流的通断电时间、间歇时间、频率不能调节，所以音乐电流不适宜对失神经支配的肌肉进行刺激。

（5）音乐电流的频率、波形、幅度不断变化，机体不易产生适应性。

（6）对穴位和经络的作用：音乐电针疗法是将音乐电流作用于穴位，通过经络发生复杂的生理和治疗作用，如镇痛，活血化瘀，促进组织修复，调整内脏、内分泌功能，抗过敏，增强免疫等作用。

三、治疗技术

（一）常用设备

1.音乐电疗仪配有多种录音盒、放音装置、耳机、电极板或毫针。仪器配备的音乐大致可以分为以下6组。

A组：音乐旋律舒缓、柔和，速度、力度适中。

B组：音乐旋律低沉，节奏平稳，速度缓慢，力度较弱。

C组：旋律轻快活泼，速度较快，力度变化较大。

D组：旋律热情、强烈，节奏激烈，速度快，力度强。

E组：旋律雄壮，节奏平稳有力，速度慢，力度较强。

F组：旋律节奏平稳、松散，调性模糊、游离，速度慢，力度较弱。

2.所选择电流强度的指标一般用以下4种阈值。

感觉阈下：稍有电刺激感。

感觉阈：有明显电刺激感。

运动阈：有电刺激感的同时，肌肉有颤动感。

运动阈上：有电刺激感的同时，肌肉颤动明显。

（二）治疗方法

1. 电极法　铅板或导电胶电极，外包以温水浸湿的绒布衬垫，采用对置法或并置法置于治疗部位。电极不分正负，治疗中一般不产生电灼伤。患者戴上耳机，或用音箱收听，调好音量和电流强度。选用旋律优美、速度和力度适中的 A 组乐曲，如《二泉映月》《摇篮曲》等，电极采用额－枕对置法，能缓解头痛、头昏，改善睡眠，缓解焦虑和忧郁症状；选用放松性 F 组乐曲，如《春江花月夜》《渔舟唱晚》等，能使高血压患者的血压、心率、皮肤电阻降低，改善头痛；选用节奏强、旋律轻快活泼的 C 组乐曲，如《彩云追月》等，治疗软组织损伤，疗效优于红外线、激光、感应电疗法；选用节奏快、力度大的 D 组乐曲，电极置于患处或穴位上，可以减轻疼痛，改善关节活动度。

2. 音乐电针疗法　操作方法同电极法，但治疗电极选用毫针，治疗时将针刺入穴位，电极导线与针柄连接通电。①穴位通电法：进针及取穴同普通针灸疗法，可以两穴位间或多穴位间通电，电流强度及通电时间应视病情而定。②刺激神经法：可按神经节段分布取穴或按周围神经支配取穴。该法所需的电流强度比电极法小，一般多选用 C 组或 D 组音乐。

（三）操作程序

1. 根据患者的病情需要（需要镇静时可选择柔和的音乐，需要兴奋神经、肌肉时选择激昂的音乐）和兴趣爱好，选用合适的音乐、歌曲或戏曲录音磁带，放入音乐电疗仪的录音磁带盒内。

2. 选用治疗需要的电极，以温水湿透衬垫。

3. 操作者与患者都戴上耳机，接通治疗仪录音放音装置，放录音，调好音量。

4. 缓慢调节治疗仪的电流输出，根据患者电极下的麻颤感或肌肉收缩反应调节电流强度。

5. 每次治疗 15～30 分钟，每日或隔日 1 次，15～20 次为 1 个疗程。间隔 1 周，可进行下 1 个疗程。

四、临床应用

（一）适应证

1. 神经系统功能性疾病　血管性头痛、情绪不安、焦虑症、抑郁症、神经衰弱、失眠、孤僻症等。

2. 神经系统器质性疾病　脑中风、脑性瘫痪、脊髓炎、格林－巴利综合征、周围神经损伤等。

3.身心性疾病　高血压、胃肠功能紊乱、胃溃疡等。

4.软组织损伤性疾病　软组织扭挫伤、肌纤维组织炎等。

5.骨关节疾病　颈椎病、风湿性关节炎、骨性关节炎等。

（二）禁忌证

急性炎症，活动性肺结核，恶性肿瘤，有出血倾向的血液病，严重心衰，肝、肾功能不全，体内带有金属异物，置有心脏起搏器。

（三）注意事项

1.治疗前向患者说明治疗的意义，了解患者的兴趣爱好及素养水平，选好相应的音乐曲目。治疗中要求患者集中注意力，静听音乐，尽快进入"乐"境。

2.室内要求舒适安静。

3.其他注意事项与等幅中频电疗法相同。

学习小结

中频电疗法是指应用频率为 1000 ～ 100000Hz 的脉冲电流治疗疾病的方法。目前中频电疗法在我国的应用很广泛，特别是微电脑技术在电疗法中的应用已普及到全国各级医院。临床上常用的中频电疗法有等幅中频电疗法、干扰电疗法、调制中频电疗法和音乐电疗法。中频电流具有双向无电解、兴奋神经肌肉组织、促进局部血液循环作用，从而达到改善血液循环、镇痛、消炎、刺激神经肌肉、软化瘢痕、松解粘连的治疗目的。目前，中频电疗法在临床应用范围较广，与其良好及广泛的治疗作用密不可分。中频电疗法收效快、无痛苦、副作用少、疗效持久，患者接受度高。在治疗前应先检查治疗仪器是否工作，电极、导向等是否完好，导线插头是否牢固、脱落，并将治疗中的正常感觉和可能出现的异常感觉告知患者，治疗时电极不能在心前区及其附近并置和对置；佩戴心脏起搏器者，孕妇的下腹部、腰骶部及其邻近部位不得进行中频电疗法。

复习思考

一、以下每一道考题有 A、B、C、D、E 五个备选答案，请从中选择一个最佳答案

1.中频电流的频率是（　　　）

A. 1000Hz 以下　　　　　B. 1 ～ 100Hz　　　　　C. 100kHz 以上

D. 1 ～ 100kHz　　　　　E. 1 ～ 100GHz

2. 中频电疗法禁用于什么部位（　　　）

    A. 头部　　　　　　　　　　　B. 心前区　　　　　　　C. 无禁忌

    D. 眼部　　　　　　　　　　　E. 会阴部

3. 下列不属于中频电疗法的是（　　　）

    A. 音频电疗法　　　　　　　　B. 干扰电疗法　　　　　C. 经皮电刺激神经疗法

    D. 正弦调制中频电疗法　　　　E. 脉冲调制中频电疗法

4. 干扰电疗法差频为（　　　）

    A. 0～1000Hz　　　　　　　　B. 0～100Hz　　　　　　C. 50～200Hz

    D. 0～50Hz　　　　　　　　　E. 100～200Hz

5. 传统静态干扰电疗法中的干扰场电流是（　　　）

    A. 低频电流　　　　　　　　　B. 中频电流　　　　　　C. 低频调制中频电流

    D. 等幅中频电流　　　　　　　E. 减幅中频电流

6. 阑尾炎手术后修复期防止肠粘连，用哪一种物理因子治疗较好（　　　）

    A. 红外线疗法　　　　　　　　B. 超短波疗法　　　　　C. 紫外线疗法

    D. 中频电疗法　　　　　　　　E. 音频电疗法

7. 烧伤患者后期肥厚性瘢痕增生伴有痒感，最好采用下列哪项治疗（　　　）

    A. 音频电疗法　　　　　　　　B. 石蜡疗法　　　　　　C. 红外线疗法

    D. 超短波疗法　　　　　　　　E. 直流电钾离子导入疗法

8. 患者，男性，58岁，脑卒中后3个月，右侧偏瘫，右上肢屈肌痉挛，右下肢伸肌痉挛，右侧偏身感觉减退，为改善痉挛应采用的正常治疗方法是（　　　）

    A. 调制中频电疗法，部位取右上肢屈肌、右下肢伸肌

    B. 调制中频电疗法，部位取右上肢伸肌、右下肢屈肌

    C. 等幅中频电疗法，部位取右上肢屈肌、右下肢伸肌

    D. 等幅中频电疗法，部位取右上肢屈肌、右下肢屈肌

    E. 等幅中频电疗法，部位取右上肢伸肌、右下肢屈肌

二、多选题

1. 中频电疗法的治疗作用有（　　　）

    A. 促进局部血液循环　　　　　B. 镇痛　　　　　　　　C. 神经肌肉刺激

    D. 软化瘢痕、松解粘连　　　　E. 消炎

2. 音频电疗法的适应证是（　　　）

    A. 蟹足肿　　　　　　　　　　B. 肌纤维组织炎　　　　C. 术后肠粘连

    D. 注射后硬结　　　　　　　　E. 肌肉劳损

3. 音乐电疗法中电流的作用特点有（　　　）

　　A. 镇静　　　　　　　　　B. 镇痛　　　　　　　　　C. 提高肌肉兴奋性

　　D. 促进局部血液循环　　　E. 调节免疫

三、名词解释

中频电疗法　　　等幅中频电疗法　　　干扰电　　　调制中频电疗法　　　音乐电疗法

四、简答题

1. 简述调制中频电流的 4 种调制方式。

2. 简述干扰电疗法的分类。

3. 简述调制中频电疗法的治疗作用。

4. 简述音频电疗法的治疗作用。

五、思考题

1. 音频电疗仪的操作程序及注意事项是什么？

2. 调制中频电疗法的治疗原理是什么？

扫一扫，看课件

模 块 五

高频电疗法

【学习目标】

掌握高频电疗法的定义、分类，各种高频电疗法的治疗作用和临床应用。

熟悉高频电疗法的治疗技术。

了解高频电疗法的物理特性。

项目一　概　述

一、基本概念

1. 电场　电力线所能波及的范围叫电场。电荷静止的电场称为静电场，电荷运动的电场称为动电场。

2. 电磁波　空间某一处产生了变化的电场，在它的周围就要产生变化速度与之相同的磁场，该磁场周围又产生电场，后者又产生磁场，如此循环往复，电磁场所占空间迅速扩大，这种迅速向周围空间传播扩大的电磁场，称为电磁波。

3. 高频电流　振荡频率在 100kHz 以上的电流比较容易向周围发射，频率越高，发射越容易。向空间发射的高频交流电以电磁波的形式传播，其速度与光速相同，每秒约 30 万 km，所以高频交流电按其物理性质来说是一种电磁波，其频率与波长成反比关系。

4. 高频电疗法（high frequency electrotherapy）　是应用高频电流作用于人体经络腧穴、局部或全身以治疗疾病的方法。

二、物理特性

（一）高频电流对人体的作用基础

1. 导体　人体组织中的血液、淋巴液及其他组织液均含有大量的水分，是良好的导电体。此外，在人体的组织液中含有大量的离子，如 K^+ 等，在高频电流作用下，离子沿电力线的方向移动。由于离子移动而产生的电流称为传导电流。由于高频电流频率很高，极性变换很快，离子急剧地沿电力线的方向来回移动或振动；而各种离子的大小、质量、电荷和移动速度不同，在振动过程中互相摩擦并与周围的媒质相摩擦，引起能量的损耗，称为欧姆损耗。高频电流作用于导体的过程可归纳为：高频振荡→离子振动→传导电流→欧姆损耗→热。高频电流通过导体时，电流密度越大或组织的电阻率越大，产热也越多。

2. 电容　人体组织是一个混有电阻和电容的整体。如在肌肉组织中，细胞膜就有电容性质，细胞液和内容物都是良好导体。直流电流和低频电流不能或很难通过电容，但高频电流则很容易通过电容，频率越高，容抗越小，产热越多，并且能够较均匀地通过组织。

3. 电介质　电介质内几乎没有自由电子，电子只能在原子核周围轨道上旋转，称为束缚电荷。肌腱、韧带、骨骼、干燥的皮肤等多种组织有较高的电阻，也具有电介质的性质。在低、中频电场中，电介质基本上是绝缘体。但在高频电场里情况则不同：在高频电场内，电介质正电荷和负电荷发生位置移动，正电荷偏向负极，负电荷偏向正极。电介质在电场作用下发生电荷的这种变化叫做取向。由于取向的结果，无极分子极化为有极分子，即偶极子。在高频电流作用下，偶极子随着交流电正负半周的不断变化亦不停旋转。束缚电荷的移动就构成了电流，但这种电流不是电子或离子的远距离移动，而是由于偶极子内束缚电荷的位置相对移动而产生的，故称为位移电流。在高频电流作用下，人体内各种质量、大小、束缚电荷多少不尽相同的偶极子在高频电场中迅速旋转，互相摩擦并与周围的媒质相摩擦，产生能量的损耗，也转变为热。因此，高频电流通过电介质的过程可归纳为：高频振荡→电介质偶极子旋转→位移电流→介质损耗→热。频率越高，电介常数越大和电场强度越强时，产热越多。

4. 线圈　在高频电流范围内，实心的导体也可以当作是由大小不同、依次重叠起来的导线环组成。人体也可以视为这种特殊形式的线圈，尤其是肢体的横断面更相似。在高频电磁场的作用下，就可以由于电磁感应而在这些线圈中产生沿圈流动的感应电流，呈旋涡状，故称为"涡流"。涡流基本上属于一种传导电流，主要沿电阻较小的通路通过，其产热原理与通过导体时一样，频率越高，产热越多。

（二）高频电流的特点

1. 热效应与非热效应　高频电流的主要生物学作用为热效应与非热效应。在低、中频电流中，由于通过电流小，不能产生足够的热量。但在高频电流中，由于频率高，容抗急剧下降，通过人体的电流急剧增加，因而产生热。这种热是电流通过铆钉时在体内产生的，故属于内生热。高频电流以不引起产热的电场强度作用于人体，也可以改变组织的理化特征，从而产生非热效应。

2. 无电解作用　由于高频电流频率超过 100kHz，不可能产生离子堆积及破坏膜的极化状态，引起除极和兴奋作用，而且采用交流电，故没有电解作用。

3. 治疗时电极可不接触皮肤　电极离开皮肤时，皮肤和电极间的空气间隙构成一个电容，皮肤和电极相当于电容的两个导体，高频电流可以通过电容，所以治疗时电极可以离开皮肤，这也是高频电疗法的优点之一。

（三）热效应的生理和治疗作用

1. 降低感觉神经兴奋性　高频电流直接作用于感觉神经，可以降低神经兴奋性；热作为一种与痛冲动同时传入中枢的兴奋，在痛觉传导通路的某一环节上干扰了痛冲动的传导而使痛感减弱或消失。一般只有在温热条件下才有良好的镇痛作用，当加温到 45℃时，则会出现灼痛感。

2. 促进血液循环　高频电流可以直接或间接通过轴突反射使小动脉血管扩张；同时热能引起组织蛋白的微量变性，形成组胺等血管扩张物质。

3. 加强代谢　热促进分子的运动，使物质经膜交换和弥散的过程加强，适当的热作用可增强酶的运动，组织代谢也随之加强；温度每升高 1℃，基础代谢率平均增加 13% 左右；温度每升高 10℃，氧化率增加 2.5 倍。

4. 降低肌肉（平滑肌和横纹肌）和结缔组织张力　热可以缓解痉挛和减轻疼痛。

5. 增强免疫功能　在温热的作用下可使体内的抗体和补体增加，巨噬细胞系统功能和吞噬细胞的吞噬功能加强。当温度升到 38 ～ 40℃时，吞噬作用增加 100%，因此提高了机体的免疫防御能力。

（四）非热效应的生理和治疗作用

在高频电疗法中非热效应（无热量）虽然不足以引起人的感觉，但也能对机体产生影响。如无热量高频电疗法可以使植物加速生长发育，使动物神经纤维再生加快，白细胞吞噬作用加强，控制早期急性炎症的发展。故无热量高频电疗法主要用于急性炎症。

三、分类

1. 按波长分类　分类特点见表5-1。

表5-1　按波长分类

电疗法名称	波长范围（m）	波长（m）	频率（MHz）
共鸣火花电疗法	3000～300	2000～300	15万～100万
中波电疗法	300～100	184	1.625
短波电疗法	100～10	22.12，11.06	13.56，27.12
超短波电疗法	10～1	7.37，6.00	40.68，50.00
分米波电疗法	1～0.1	0.69	433.9
厘米波电疗法	0.1～0.01	0.0224	2450
毫米波电疗法	0.01～0.001	0.083	36000

2. 按波形分类　常见的减幅振荡电流形成减幅正弦波（图5-1），等幅振荡电流形成等幅正弦波（图5-2），脉冲等幅振荡电流形成脉冲等幅正弦波（图5-3）或脉冲减幅正弦波。分类特点见表5-2。

表5-2　按波形分类

分类	特点
减幅正弦波	振幅逐渐变小至消失的电流，如共鸣火花电疗法
脉冲等幅或减幅正弦波	幅度恒定不变，如中波、短波、超短波、微波等
等幅正弦波	有规律性间断的振荡电流，通电时间小于断电时间，如脉冲超短波、脉冲短波、脉冲微波等

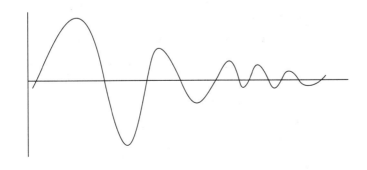

图5-1　减幅正弦波

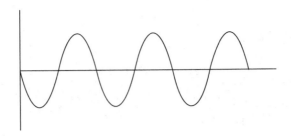

图 5-2　等幅正弦波

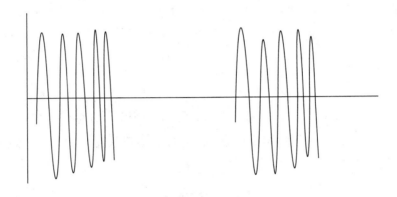

图 5-3　脉冲等幅正弦波

3. 按电流作用于人体的方式分类　常见的有火花放电法、直接接触法、电容场法、电感法和电磁波辐射法。分类特点见表 5-3。

表 5-3　按电流作用于人体的方式分类

分类	特点
火花放电法	治疗时玻璃电极与体表距离 0.2 ～ 0.5mm，有火花
直接接触法	治疗时电流直接与人体皮肤或黏膜接触，适用于频率较低的高频电疗法
电容场法	治疗时电极与人体相距一定的距离，形成一个电容，电容容量较小，容抗较大，适用于频率较高的高频电疗法
电感法	用一根电缆将人体或肢体围绕数圈，产生涡电流，适用于短波电疗法
电磁波辐射法	借助类似灯罩状的辐射器，使电磁波像光一样作用于身体，适用于微波类疗法

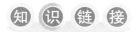

低、中、高频电疗法的区别

特征	低频电疗法	中频电疗法	高频电疗法
对神经肌肉兴奋能力	每一周期均有可能引起一次兴奋	综合多个周期才能引起一次兴奋	不能引起兴奋
热效应	无	稍有	有且明显
电解作用	明显	多无，半波时有	无
组织对电流的阻力	大	中	小
电极能否离开皮肤	不能	不能	能
生物物理学作用	离子移动电解，作用于血管神经	作用于血管神经	热与非热效应

项目二　短波电疗法

一、概述

（一）基本概念

应用波长 100 ～ 10m 的高频正弦交流电所产生的高频电磁场作用于人体，以治疗疾病的方法，称为短波电疗法。短波电疗法以温热效应为主，故又称短波透热疗法。常用频率 13.56MHz、波长 22.12m，或频率 27.12MHz、波长 11.06m。

（二）物理特性

1. 产热原理　短波电流作用于人体时，高频电流沿着螺旋形闭锁导线流过，在导线周围产生强烈的交变磁场，在磁场的作用下，机体组织产生感应电流，在涡电流的作用下，机体组织内的偶极子、离子发生旋转运动，诱导组织产热。

2. 治疗时电极可以离开皮肤　由于频率高，电容的容抗下降到只有数百或数十欧姆，电流易于通过，故用短波电流治疗时电极可以离开皮肤。

3. 作用不够深　短波线圈由于涡流主要在电阻小的肌肉等组织中产生，电磁能量大多消耗在这些组织内，因此在深于肌层的组织中无更多的能量，使得线圈场的作用不够深，但可通过调节间隙大小使短波作用于深部。

4. 量分布不均匀　短波电流在组织中分布均匀，但电流产生的热量在组织分布不均匀。短波电流通过时，在脂肪中的产热为肌肉的 5.7 倍，脂肪中血管较细，热量不易被血流带走，其温度升高比供血丰富的肌肉高。因此在电容场治疗中易出现脂肪比肌肉热的现象，称为脂肪过热。

二、治疗作用

1. 镇静、止痛、缓解肌痉挛　　短波的热作用可以降低神经兴奋性，缓解平滑肌及骨骼肌痉挛。

2. 消炎、消肿　　中等剂量的短波能促进深部组织的血液循环，有明显扩张血管和加速血流作用，能促进病理产物的排出，有利于亚急性炎症和慢性炎症的吸收与消散。

3. 改善器官功能　　①促进肺内慢性炎症的吸收，改善换气功能。②短波作用于肝胆时可促进胆汁分泌，使肝脏解毒功能增强。③短波电流可以促进肾血管扩张，血流量增加，使肾脏功能增强。④增强肾上腺皮质功能，促使皮质类固醇的合成增加，改善机体的适应能力。⑤作用于胃肠道时可刺激平滑肌收缩，使胃肠道吸收和分泌功能增强，并有止痛作用。

4. 促进组织修复　　中小剂量的短波电流可以促进血液循环，增加组织营养，促进纤维细胞增殖，加速肉芽组织和结缔组织生长，促进骨折愈合和神经再生，增强单核－巨噬细胞功能，有利于炎症的控制。

5. 增强免疫功能　　中、小剂量的短波电流可加速淋巴回流，使网状内皮系统吞噬功能增强，使人体的免疫能力得到很大改善。

6. 杀灭肿瘤细胞　　大剂量的短波电流可以杀灭肿瘤细胞或抑制其增殖，阻滞其修复，因此配合放、化疗时，可以明显提高恶性肿瘤的治愈率。

三、治疗技术

（一）常用设备

常用短波电疗机，输出波长 22m 和 11.06m，频率 13.56MHz 和 27.12MHz，最大输出功率 200～300W，采用电容场法时以连续波或脉冲波输出。

（二）治疗方法

1. 电容场法　　治疗时电极的放置方法有对置法、并置法、交叉法和单极法 4 种，临床常用的有对置法和并置法。使用过程中电极与皮肤保持一定距离，可用毛毡或毛巾做衬垫，也可用空气。

2. 电缆电极法　　该方法是短波电疗法中最常用的一种。电缆电极法有盘缆法、缠绕法、圆盘电极法（鼓状电极）、涡流电极法 4 种。

3. 治疗剂量　　根据患者的温热程度可分为无热量、微热量、温热量、热量 4 个级别，具体分级见表 5-4。

表5-4　短波治疗剂量分级

分类	特点
无热量（Ⅰ级）	患者无温热感，氖光管若明若暗，电流强度 100～200mA，适用于急性疾病
微热量（Ⅱ级）	刚能感觉到温热，氖光管微亮，电流强度 130～170mA，适用于亚急性、慢性炎症
温热量（Ⅲ级）	有明显而舒适的温热感，氖光管明亮，电流强度 180～240mA，适用于慢性疾病和局部血液循环障碍
热量（Ⅳ级）	有明显强烈的热感，但能耐受，氖光管明亮，电流强度 240mA 以上，适用于恶性肿瘤

4. 治疗时间　急性病变：无热量，5～10分/次，1～2次/日，5～10次/疗程。慢性病变：微热量或温热量，15～20分/次，1～2次/日，15～20次/疗程。肿瘤：热量，30～60分/次，1～2次/日，5～8次/疗程。

四、临床应用

（一）适应证

各种亚急性和慢性炎症，骨关节退行性变，血肿，关节积液，血栓性静脉炎恢复期，肌纤维组织炎，肌肉、韧带劳损，肌肉痉挛，平滑肌痉挛。

（二）禁忌证

恶性肿瘤（大功率热疗除外）、有出血倾向、活动性肺结核、妊娠，以及身体局部有金属物、安装起搏器者。

（三）注意事项

1. 治疗室需绝缘，木地板，木床，治疗仪接地线。

2. 治疗部位不能有金属物品。

3. 治疗部位应干燥，禁止穿潮湿的衣物进行治疗。

4. 患者取舒适体位，治疗部位不平整时应加衬垫，使间隙加大；在骨突部位应加厚衬垫，以免电力线集中穿过引起烫伤。

5. 电极宜大于病灶，电极板及电缆线均不能直接接触皮肤。

6. 输出导线不能交叉或打圈，不能相碰，否则会发生短路、电缆烧毁等影响治疗。电缆线不能直接接触患者皮肤，应用毛巾隔开。

7. 每次治疗时必须调节调谐旋钮，使机器在谐振状态下工作。当治疗剂量不合适时，可通过加大电极间隙或降低电压来调整。

8. 治疗中患者不能接触机器或其他金属物，操作者应经常询问患者治疗反应，及时调整剂量，尤其对感觉障碍者更应注意。

9. 治疗头部时剂量不宜过高，高频电流作用于半规管可引起头昏。

10. 当日进行 X 线诊断或治疗的部位不宜使用短波电疗法。

项目三　超短波电疗法

一、概述

（一）基本概念

应用波长 10～1m 的高频等幅振荡电流在人体所产生的电场作用以治疗疾病的方法，称为超短波电疗法。常用频率 40.68MHz，波长 7.37m，功率 200～400W。

（二）物理特性

超短波电疗法作用于机体产生热效应和非热效应。因频率较短波高，非热效应显著，热效应比短波更深、更均匀。

1. 热效应　由于频率高，组织容抗小，电流很容易通过，不良导体甚至像骨等介质也能通过，电力线分布较均匀且深。它主要以位移电流方式通过机体组织，以介质损耗方式产热。超短波电疗法采用电容场法进行治疗，人体做为介质置于两个电极之间，产热方式同短波电容场法。因超短波频率高于短波，人体对超短波的阻抗更低，所以在脂肪不厚时，可以作用到较深的部位，作用也较均匀。双极对置时可达到骨部。脂肪过厚时，作用深度会受影响，可通过增加电极间隙和增加机器输出电压来解决。

2. 非热效应　超短波的非热效应较短波明显，产生原因：①乳脂、红细胞沿电力线成串珠状排列。②电子、离子、电介质旋转、振动。③组织对频率有选择作用，不同的组织结构、不同的细胞能产生热量，虽没有热感觉，但仍有生物学效应。④超短波振荡，离子、偶极子旋转振荡，使其与周围组织接触增多，物质交换增强，产生生理学作用。

二、治疗作用

1. 对心血管的作用　中、小剂量的超短波可使血管扩张，血流加速，血管壁通透性升高，有利于水肿的消散、炎症代谢产物和致痛物质的排出，改善组织营养代谢。中等剂量可通过兴奋迷走神经使血管舒张，血流加快。剂量过大时，可使血管麻痹，产生瘀血等。

2. 对神经系统的作用　超短波能使感觉神经兴奋性降低，抑制传导，有镇痛作用。中、小剂量可以加速神经纤维再生，使传导速度加快，剂量过大则抑制其再生。中小剂量作用于头部，会出现嗜睡等中枢神经抑制现象，大剂量可使脑脊髓膜血管通透性增强而升高颅内压。超短波可兴奋迷走神经，调节相应脏器、血管的功能。由于大脑组织和脊髓对超短波具有较显著的敏感性，所以对脑组织和脊髓各种炎症具有直接消炎作用。

3. 对网状内皮系统及免疫功能的作用　超短波可使网状内皮系统和白细胞吞噬功能增

强，补体、凝集素增加，提高非特异性免疫功能。中、小剂量加强白细胞吞噬能力，有利于炎症的控制和消散，大剂量时抑制。

4. 对内分泌系统的作用　内分泌腺尤其是性腺对超短波非常敏感，大剂量时可引起性腺功能或形态学方面的改变。超短波作用于肾上腺区时，髓质明显充血，肾上腺素分泌增多；作用于脑垂体，可增加促肾上腺皮质激素等的分泌，血糖在短时间内上升，然后迅速下降。

5. 对脏器的作用　超短波可缓解胃肠痉挛，增强黏膜的血供和营养，改善吸收和分泌功能；可促进胆汁分泌，增强肝脏解毒功能；可使肺部血管扩张，改善呼吸功能；使肾小球血管扩张，血流增加，泌尿增多。

6. 对血液和造血器官的作用　超短波中、小剂量可使血沉加快，周围血液中白细胞计数、嗜伊红细胞和单核细胞数增多，凝血时间缩短；小剂量还可刺激骨髓造血功能，大剂量则抑制。

7. 对生殖系统的作用　超短波小剂量可增强性腺的功能，大剂量则抑制。

8. 对新陈代谢的作用　超短波可使成纤维细胞及纤维分裂增加，使结缔组织再生能力增强，血管内皮细胞、结缔组织细胞增加，肉芽组织增生，加速伤口愈合；小剂量可刺激组织新陈代谢，使酶活性增强，氧化过程增强，从而促进肉芽和结缔组织的再生，加速伤口愈合。

9. 对炎症的作用　超短波抗炎作用显著，其机制为：改善局部血液和淋巴循环，使血管渗透性增强，局部白细胞和抗体增多，使炎症病灶迅速局限，病理产物和细菌毒素加速排出，消炎药物比较容易进入病灶；使病灶部位的 pH 值向碱性转化，缓解酸中毒，使治疗部位 Ca^{2+} 增加、K^+ 下降，组织兴奋性降低，局部渗出减少，有利于炎症的吸收消散。

10. 有明显的脱水作用　超短波促使病灶组织干燥，避免水肿的损害作用。

11. 其他　超短波作用下可给细菌造成不良的生长环境，间接抑制细菌生长繁殖；同时，超短波电场的振荡和内生热作用也有直接抑制细菌的作用。

三、治疗技术

（一）常用设备

常用练习超短波治疗机，输出功率分为两种：小功率 50～80W，用于五官或较小、较浅表部位疾病的治疗；大功率 250～300W，用于较大、较深部位伤病的治疗。

（二）治疗方法

1. 常用方法　采用电容场法。电容电极有板状电极、圆形电极和体腔电极三种，使用板状电极时应比病灶截面积稍大。电极间隙大小决定电场作用的深度和均匀性：间隙小时电力线分布较密，作用集中在表浅处；间隙大时电力线分布均匀，作用较深。对于凹凸不平的表面，应加大间隙，避免造成灼伤。浅组织病变间隙为 1 ～ 2cm，深部组织间隙为 3 ～ 6cm。

2.电极放置方法　电极放置方法有对置法、并置法和单极法，具体区别见表 5-5。常用的是对置法和并置法。

表 5-5　超短波电极放置方法

分类	特点
对置法	两个电极相对放置，电场线集中于两极之间，作用较深
并置法	两个电极并列放置，电场线分散，作用较深、面积较大
单极法	治疗时只使用一个电极，适用于小面积、小功率治疗仪

3.治疗剂量　根据患者的温热程度分为无热量、微热量、温热量、热量 4 个级别，与短波分级一致。

4.治疗时间　急性炎症：无热量，5 ～ 10 分 / 次，1 ～ 2 次 / 日，5 ～ 10 次 / 疗程。慢性病变：微热量或温热量，15 ～ 20 分 / 次，1 ～ 2 次 / 日，15 ～ 20 次 / 疗程。急性炎症：热量，30 ～ 60 分 / 次，1 ～ 2 次 / 日，5 ～ 8 次 / 疗程。

四、临床应用

（一）适应证

各种亚急性和慢性炎症，骨关节退行性变，血肿，关节积液，血栓性静脉管炎恢复期，肌纤维组织炎，肌肉、韧带劳损，肌肉痉挛，平滑肌痉挛。

（二）禁忌证

恶性肿瘤（大功率热疗除外）、有出血倾向、活动性肺结核、妊娠，以及身体局部有金属物、安装起搏器者。

（三）注意事项

1.治疗室需绝缘，木地板，木床，治疗仪接地线。

2.治疗部位不能有金属物品。

3.治疗部位应干燥，禁止穿潮湿的衣物进行治疗。

4.患者取舒适体位，治疗部位不平整时应加衬垫，使间隙加大；在骨突部位应加厚衬垫，以免电力线集中穿过引起烫伤。

5.电极宜大于病灶，电极板及电缆线均不能直接接触皮肤。

6.输出导线不能交叉或打圈，不能相碰，否则会发生短路、电缆烧毁等影响治疗。电缆线不能直接接触患者皮肤，应用毛巾隔开。

7.每次治疗时必须调节调谐旋钮，使机器在谐振状态下工作。当治疗剂量不合适时，可通过加大电极间隙或降低电压来调整。

8.治疗中患者不能接触机器或其他金属物，操作者应经常询问患者治疗反应，及时调整剂量，尤其对感觉障碍者更应注意。

9.治疗头部时剂量不宜过高，高频电流作用于半规管可引起头昏。

10.当日进行 X 线诊断或治疗的部位不宜使用超短波电疗法。

项目四　微波疗法

一、概述

（一）基本概念

应用波长 1m ～ 1mm，频率 300 ～ 300000MHz 的高频正弦电流，经特制的幅射器作用于人体，以治疗疾病的方法，称为微波疗法。微波是一种特高频电磁波，按其波长不同又分为分米波、厘米波、毫米波。医疗中常用以下几种。分米波：波长 33cm，频率 915MHz；波长 69cm，频率 434MHz。厘米波：波长 12.24cm，频率 2450MHz。毫米波：波长 8mm，频率 37.5GHz；波长 7.11mm，频率 42.19GHz；波长 5.6mm，频率 53.53GHz。

（二）物理特性

微波介于超短波与红外线之间，某些物理特性与光波相似，可以在空间传播，也可以被组织反射、折射、散射和吸收。人体组织对微波的吸收率取决于微波幅射的频率。微波作用主要特点之一是可以透入较深的组织。但因频率不同，作用深度亦不同。一般情况下，频率较低时穿透组织较深，频率较高时穿透深度较浅。分米波的能量吸收主要在导电的组织和介质中（血液、淋巴液、代谢物、激素、类脂质、内脏器官等），作用较均匀，吸收深度为 7 ～ 9cm，同时大部分能量在组织界面上反射，导致邻近组织过热。毫米波波长很短，易被含水量多的组织吸收，但有效穿透深度很浅，通常能量的 70% 左右在皮肤的表皮和真皮层被吸收。

二、治疗作用

1.对循环系统的作用　微波作用后可使局部血管扩张，血流加速，组织中血液和淋巴循环均得到改善，组织的营养代谢功能增强，促进水肿的吸收，炎症产物、致痛物质的排出。

2.对神经、肌肉的作用　小剂量分米波、厘米波作用于脑部，可使脑供血增加，大脑皮层和皮层下的组织内多巴胺含量显著升高，神经细胞 DNA 活动增强；作用于颈椎病患者，能使血管张力降低，脑血流得到改善；能降低周围神经的兴奋性，故可用于镇痛。另外，微波可降低肌张力，缓解肌痉挛。

3. 对脏器的作用 大剂量微波作用于脑、心、肺等脏器时，可引起充血、水肿、变性、坏死。

（1）心脏：可减慢心率，改善心肌血供。小剂量分米波作用于心前区，短时间内可以改善心肌供血，增强心肌收缩功能，对缺血性心力衰竭的患者有显著疗效，可防止心绞痛、心肌梗死的发生。分米波可以使心肌复极化过程好转，但厘米波可使其恶化。小剂量的分米波、厘米波能降低动脉血压。

（2）肺：中、小剂量可使肺血管充盈时间和程度增加，呼吸变慢，支气管通气量增加，缓解支气管痉挛，有利于炎症的吸收。

（3）胃肠：中、小剂量分米波可缓解胃肠痉挛，消炎，改善血循环，抑制胃酸分泌和胃蠕动，加速胃、十二指肠溃疡的愈合，可使胰淀粉酶和胰蛋白酶生成增多；大剂量时可能引起胃肠黏膜出血、坏死、溃疡穿孔。

（4）肝胆：中、小剂量厘米波作用于胆囊区，可使疼痛和消化不良症状减轻或消失，胆囊反射恢复；大剂量可引起肝细胞肿胀、变性、坏死。

4. 对内分泌系统的作用 微波作用于肾上腺区，中、小剂量可兴奋肾上腺交感神经系统，促进肾上腺皮质激素的合成；作用于甲状腺区，中、小剂量可增强胸腺、甲状腺功能，使淋巴组织增殖过程活跃，免疫球蛋白含量升高；作用于头部，小剂量可刺激下丘脑－垂体－肾上腺皮质系统，使糖皮质醇在血液中的浓度和活性升高，呈现免疫抑制反应，大剂量时对内分泌激素的形成有抑制作用。

5. 对血液系统的作用 中、小剂量的分米波、厘米波可使周围血液中的白细胞及中性粒细胞增多，淋巴细胞减少，红细胞、血小板无明显变化；大剂量时可使凝血时间延长，但骨髓造血功能无明显变化。用毫米波照射穴位，可以减轻化、放疗所引起的骨髓抑制，促进造血功能恢复。

6. 对皮肤、皮下组织的作用 小剂量微波能促进上皮生长，大剂量则引起皮下水肿、坏死等。

7. 对眼睛的作用 眼球是富含水分的复层界面组织，由于含水量大，吸收微波量多，血液循环差，不易散热，当接受较大剂量的分米波、厘米波辐射后，极易发生过热现象而导致玻璃体或晶状体混浊，形成白内障；较大剂量的毫米波会引起角膜上皮和基质损伤，导致眼内虹膜炎。

8. 对生殖系统的作用 睾丸对微波特别敏感，较大剂量辐射可使曲精细管发生退行性变，使睾丸的精原、精母细胞减少，活力降低，甚至变性；还可引起卵巢功能和生育能力受损。因此，在会阴部用微波治疗时，应注意对睾丸、卵巢的防护。

9. 消炎作用 小剂量微波可使组织内生物活性物质含量减少，升高的组织通透性降低，从而抑制炎症的发展；可改善局部血液循环和新陈代谢，加快组织水肿的吸收，加速致炎物质的排出，从而达到消炎、消肿、止痛的目的。对亚急性炎症和慢性炎症，使用中剂量微波，可使组织温度升高、血管扩张、血流加速、血管及组织通透性升高，促进渗出物的吸收，并加快组织的修复过程。

10. 对恶性肿瘤的作用　大剂量微波可杀灭肿瘤细胞或抑制恶性肿瘤细胞生长。

三、治疗技术

（一）常用设备

常用的微波治疗仪多为频率 2450MHz、波长 12.24cm，频率 915MHz、波长 22.78cm 两种，最大输出功率为 200W。

（二）微波辐射器

1. 非接触式辐射器　辐射器有多种形状以适应治疗需求，常见的有半圆形、圆形、矩形、凹槽形和马鞍形等。辐射器与皮肤有间隙，易造成环境电磁污染。具体见表 5-6。

表 5-6　非接触式辐射器

分类	特点
半圆形和圆形	适用于体表治疗，辐射器与体表距离 10cm
凹槽形	适用于脊柱、四肢治疗
矩形	适用于治疗面积较大、凹凸不平的部位，辐射器与治疗部位密切贴合
马鞍形	适用于治疗面积较大的部位，为分米波治疗专用辐射器

2. 接触式辐射器　接触式辐射器分为聚焦辐射器、体腔辐射器和凹槽形辐射器三种，具体见表 5-7。

表 5-7　接触式辐射器

分类	特点
聚焦辐射器	可将微波聚焦而集中作用在极小的病灶，辐射器直径 3.5cm
体腔辐射器	适用于阴道、宫颈、直肠、前列腺、外耳道等疾病的治疗
凹槽形辐射器	为分米波专用辐射器，适用于较大面积部位的治疗，直径 32cm

（三）治疗方法

1. 常用方法　距离辐射法、隔沙辐射法、隔水辐射法和接触辐射法，具体见表 5-8。

表 5-8　微波常用方法

分类	特点
距离辐射法	适用于非接触式辐射器，治疗时辐射器与体表有一定间隙，一般为 7～10cm
接触辐射法	适用于接触式体表辐射器，辐射器紧贴治疗皮肤
隔沙辐射法	有距离辐射的一种，治疗时在辐射器与皮肤之间用沙子替代空气间隙
隔水辐射法	在辐射器与皮肤之间用耐热材料制成的水袋替代空气间隙

2. 治疗剂量　依据病情而定，一般规律是急性期剂量宜小，慢性期剂量可稍大些，微波疗法剂量的分级与短波、超短波电疗法分级一致。

3. 治疗时间　急性病：无热量，5～10分/次，1次/日，3～6次/疗程。慢性病变：微热量或温热量，15～20分/次，每日1次或隔日1次，10～20次/疗程。

（四）操作程序

1. 检查机器各辐射接头，开机预热。

2. 检查治疗部位，去除金属物及潮湿的衣物。

3. 将辐射器对准治疗部位，定好时间后接通高压电源，选择治疗剂量。

4. 治疗结束后，移开辐射器，关闭电源。

5. 接触治疗的辐射器治疗在前后应消毒处理。

四、临床应用

（一）适应证

神经痛、神经炎、神经根炎，颈椎病，骨关节劳损、退变，韧带、肌肉劳损，脊椎炎，风湿性关节炎，腱鞘炎，肩周炎，肌腱炎，软组织扭、挫伤，肌炎等；肺炎，支气管炎，哮喘，胃炎，胃、十二指肠溃疡，胆囊炎，胸膜炎，结肠炎；鼻炎，副鼻窦炎，中耳炎，喉炎，麦粒肿，霰粒肿；乳腺炎，盆腔炎；伤口感染等。

（二）禁忌证

恶性肿瘤（大功率热疗除外）、有出血倾向、活动性肺结核、妊娠，以及身体局部有金属物、安装起搏器者。

（三）注意事项

1. 开机前检查输出电缆各接头是否紧密连接，接触不良会在接头处产生高热而导致接头烧坏或磁控管烧坏。

2. 严禁无负荷开机，严禁用金属板或金属网隔挡辐射器的微波，否则会烧坏磁控管。

3. 去除治疗区的金属物品，治疗局部有金属异物时不宜治疗或用小剂量。

4. 治疗时皮肤无需暴露，但必须脱除潮湿的衣物或敷料。

5.眼睛、睾丸区忌用微波照射，如需在附近治疗时，须用防护目镜或防护罩进行防护。腹部治疗慎用。

6.对感觉迟钝或丧失者及严重血循障碍者慎用。

7.小儿慎用，尤其骨骺部位应避免使用。

8.严格遵照操作常规进行操作，切勿过量。

9.长期从事微波治疗的工作人员，应注意个人防护。

项目五　高频电热疗法

一、概述

1.**基本概念**　应用高频电流的热作用治疗恶性肿瘤的电疗法称为高频电热疗法。

2.**物理特性**　高频电热疗法根据应用频率不同，分为射频电热和微波电热疗法两种。射频电热包括中波、短波和超短波；微波电热常用分米波和厘米波。短波波长为 22m，频率为 13.56MHz；超短波波长为 7.37m，频率为 40.68MHz；分米波波长为 0.328m，频率为 915MHz；厘米波波长为 0.125m，频率为 2450MHz。

二、治疗作用

1.**对恶性肿瘤的作用**　研究结果显示，癌细胞在 43℃加热 2 小时后，DNA 或 RNA 合成及细胞体内蛋白质合成明显降低，而同等条件下，再生的正常肝细胞无变化。

2.**对细胞的作用**　该疗法对细胞的作用体现在细胞膜、细胞溶酶体和细胞骨架等方面。高频电热疗法可使细胞膜的通透性升高，膜内低分子蛋白质外溢，导致细胞被破坏；高热作用后可使细胞溶酶体的活性升高，从而加速癌细胞的破坏；同时高热时癌细胞骨架排列紊乱，细胞功能受损，导致细胞死亡。

3.**对免疫系统的作用**　肿瘤细胞破坏后释放抗原，刺激机体的免疫系统，增强对肿瘤的免疫作用。

4.**对放疗和化疗的作用**　高频电热疗法与放疗和化疗结合可起到协调作用。

三、治疗技术

（一）常用设备

常用的高频热疗设备有短波热疗机、超短波热疗机和微波热疗机，短波、超短波热疗机频率为 8MHz、13.56MHz、40.68MHz，输出功率为 1000～200W。微波热疗机多采用频率为 434MHz、915MHz 的分米波，输出功率为 500～1000W；频率为 2450MHz 的厘米波，最大输出功率为 2000W。

（二）治疗方法

1.常用方法　常用的治疗方法有射频电热疗法和微波电热疗法两种：射频电热疗法包括电容场电热法、电感电热法和组织间电热法，见表 5-9；微波电热疗法包括体表辐射法、体腔内辐射法和组织间电热法，具体见表 5-10。

表 5-9　射频电热疗法

分类	特点
电容场电热法	适用于部位较深的内脏器官肿瘤，多用 8MHz、13.56MHz、40.68MHz 的超短波
电感电热法	适用于表浅部位的肿瘤，多用 27.12MHz 的短波
组织间电热法	适用于表浅部位的肿瘤，频率为 500kHz ～ 10MHz

表 5-10　微波电热疗法

分类	特点
体表辐射法	适用于浅表部位的肿瘤
体腔内辐射法	适用于食管癌、直肠癌、宫颈癌等，频率为 915MHz、2450MHz，功率＜ 50W
组织间电热法	适用于内脏肿瘤的术中电热疗法

2.治疗剂量　依据病情而定，一般用热量级（Ⅳ级）剂量，使肿瘤温度达到 43℃。

3.治疗时间　30 ～ 60 分钟 / 次，尽可能在电热疗法开始的 10 ～ 15 分钟内达到有效温度，1 ～ 3 次 / 周，5 ～ 15 次 / 疗程。

4.操作程序

（1）根据病变部位选用辐射器，体外辐射器的直径大于病变部位 2 ～ 3cm。患者取舒适体位，取下身上的金属物品，裸露治疗部位，将辐射器置于治疗部位。

（2）接通电源后主机自动预热 3 分钟，根据需要预置输出功率、治疗温度和治疗时间的参数。

（3）输入完毕，程序延时 2 分钟后自动接通高压进行治疗。

（4）治疗完毕，仪器发出信号，功率自动调至零位，取下辐射器。操作者可按计算机屏显指示，输入患者的病情资料，存入计算机。

四、临床应用

1.适应证　皮肤癌、颈淋巴结转移癌、乳腺癌、恶性黑色素癌、恶性肿瘤术后皮下种植转移癌、食管癌、胃癌、直肠癌、膀胱癌、前列腺癌、宫颈癌等。

2.禁忌证　高热、昏迷并伴有严重肝、肾功能不全，以及局部有金属异物、安装心脏起搏器者等。

3.注意事项

（1）严格执行治疗仪的操作规程并注意保护，严禁无负载开机，切勿向四周空间、机器主机、电子装置、金属材料照射。

（2）在治疗区域内不得有金属物品；置有心脏起搏器或心脏电极的患者和孕妇应远离机器并禁止使用；切勿照射眼和睾丸。

（3）治疗时必须使肿瘤局部温度在数分钟内达到43℃以上，治疗过程中要严密观察，防止皮肤烫伤。

学习小结

高频电疗法是应用频率大于100kHz的高频电流作用于人体以治疗疾病的方法。根据波长的不同，高频电疗法可分为长波疗法、中波疗法、短波疗法、超短波疗法、微波疗法，微波疗法又分为分米波、厘米波和毫米波疗法。其中高频电疗法中的微波疗法在临床应用较多。由于人体组织电阻低，引起神经、肌肉兴奋的脉冲电持续时间必须＞0.01毫秒，而100kHz以上的高频电流脉冲持续时间＜0.01毫秒，因此，其对神经、肌肉无兴奋作用。治疗时电极可不接触皮肤，组织对电流的阻力小，电流可畅通无阻地进入人体深部，多以电容场法、辐射法进行治疗。因频率高，属于正弦交流电，周期性变换电流方向，不出现电解、电泳、电渗现象，对皮肤无刺激；温热效应明显，对皮肤无刺激，但过热可引起皮肤烫伤；主要作用机制是通过离子高速振荡产生传导电流，偶极子高速旋转产生位移电流；对神经、肌肉的作用是降低神经兴奋性、缓解肌肉痉挛。高频电疗法的辐射性较大，使用过程中在辐射防护方面要多加注意。

复习思考

一、以下每一道考题有 A、B、C、D、E 五个备选答案，请从中选择一个最佳答案

1.主要针对含水丰富组织的高频电疗法是（　　　）

　A.超短波电疗法　　　　　B.微波疗法　　　　　C.中波电疗法

　D.短波电疗法　　　　　E.共鸣火花

2. 超短波治疗急性炎症时，常用（ 　　）

    A. 无热量   B. 微热量   C. 温热量

    D. 热量   E. 高热量

3. 高频电流的电解作用（ 　　）

    A. 明显   B. 多无   C. 无

    D. 轻微   E. 高热量

4. 超短波电极对置法，两电极之间的距离应（ 　　）电极的横径

    A. 小于   B. 等于   C. 大于

    D. 倍数于   E. 以上都对

5. 以下不属于短波电疗法的是（ 　　）

    A. 电容电极法   B. 辐射法   C. 电缆电极法

    D. 体腔法   E. 涡流电极法

二、多选题

1. 高频电疗法包括（ 　　）

    A. 长波疗法   B. 中波电疗法   C. 短波电疗法

    D. 超短波电疗法   E. 微波疗法

2. 短波电疗法包括（ 　　）

    A. 电容电场法   B. 辐射法   C. 电缆电极法

    D. 体腔法   E. 涡流电极法

3. 辐射器的应用方法包括（ 　　）

    A. 距离辐射法   B. 接触辐射法

    C. 隔沙辐射法   D. 微波体腔内辐射器加温疗法

    E. 以上都不是

三、名词解释

高频电疗法　　　超短波电疗法　　　微波疗法

四、简答题

1. 简述超短波电疗法治疗剂量的选择。

2. 简述高频电疗法的分类。

五、思考题

微波疗法治疗炎症的原理是什么?

扫一扫，看课件

模 块 六
光疗法

【学习目标】

掌握光疗法的概念、分类，各种光疗法的治疗作用及临床应用。

熟悉各种光疗法的治疗原理。

了解光的物理特性。

项目一　概　述

光具有电磁波和粒子流的特点。肉眼看得见的是电磁波中很短的一段，波长400 ～ 760nm，称为可见光。可见光经三棱镜分光后，成为一条由红、橙、黄、绿、蓝、靛、紫 7 种颜色组成的光带，称为可见光光谱。可见光光谱中红光波长最长，紫光波长最短，其他各色光的波长依次介于其间。波长长于红光（ > 760nm），位于红光之外的光线，称为红外线；波长短于紫光（ < 400nm），位于紫光之外的光线，称为紫外线。

一、概念

光疗法（phototherapy）是利用人工光源或自然光源防治疾病和促进机体康复的治疗方法。光疗法有着悠久的历史，在临床上应用广泛，主要包括紫外线疗法、可见光疗法、红外线疗法和激光疗法。临床上常用的光源根据发光机制分为三类：第一类是热辐射光源，包括白炽灯、碘钨灯、烤灯、远红外线治疗仪等；第二类是气体放电辐射光源，包括日光灯、各种气体灯、紫外线光源等；第三类是受激辐射的光源，如激光器等。

二、物理特性

（一）光的性质

光子是一种以光速移动的带有不同能量的粒子。光在某一介质中的传播速度是固定的，如在空气中的传播速度为 $3 \times 10^8 m/s$。按照波长排列，光谱可依次分为红外线、可见光和紫外线三部分。波长的计量单位为微米（μm）和纳米（nm），1mm ＝ 1000μm，1μm ＝ 1000nm。

波长越长，光子的能量越小；波长越短，光子的能量越大。如远红外线光子的能量比较小，表现得比较温和，没有穿透力，只能温热体表皮肤；紫外线光子的能量比较大，能够杀菌。波长在 0.6 ～ 1.6μm 范围内的光线，能够穿透皮肤与皮下软组织，最深可达 10mm，主要包含橙色光线、红色光线和近红外线，因此有人把这个波段的光线称为光线里的黄金。

（二）光谱

光谱（spectrum）是复色光经过色散系统（如棱镜、光栅）分光后，被色散开的单色光按波长（或频率）大小依次排列的图案，全称为光学频谱（图 6-1）。光谱是电磁谱的一部分，包括可见光和不可见光两部分，不可见光包括红外线和紫外线。可见光谱是电磁波谱中人肉眼可见的一部分，但是并不包含人类大脑视觉所能区别的所有颜色，如粉红色、褐色等。

光波是由原子内部运动的电子产生的，各种物质原子内部电子的运动情况不同，发射的光波也不同。研究不同物质发光和吸收光的情况有重要的意义，已成为一门专门的学科，即光谱学。

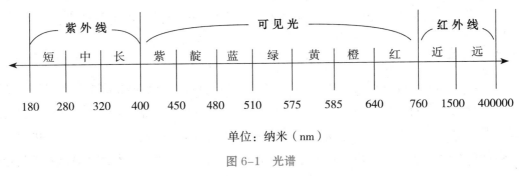

单位：纳米（nm）

图 6-1　光谱

（三）光的理化效应

各种物质对光能的吸收和蓄积必然伴随其运动形式的某种变化，从而产生各种理化效应。

1.热效应　当照射波长较长的光线（如红外线或可见光的长波部分）时，由于光线的光子能量较小，主要是使受照射物质的分子或原子核的运动速度加快，产生热效应。

2.光电效应 光照射到某些物质上，使物质的电性质发生变化，即光能转换成电能，称为光电效应（photoelectric effect）。产生光电效应的基本条件是每个光子的能量必须足以使电子从轨道上逸出。紫外线及可见光线的短波部分照射人体、动植物、金属和某些化学物质时，均可引起光电效应。但是，红外线照射时，无论照射的强度多大，因其光子的能量小，均不能引起光电效应。

3.光化学效应 光化学效应是指在光能的作用下所发生的化学反应，主要由紫外线和可见光引起。物质吸收光子后，可发生各种化学反应。若光子的能量很大，超过原子或基团之间的键能，使化学键断开，击出电子（光电效应），使原子变成带正电荷的离子，电子跃迁到能级较高的轨道，处于受激状态，使原子或分子获得附加能量，继而发生光化学效应。光化学效应是光的生物学作用的重要基础，是原发性反应的一个重要环节，有同质异构化、分解、置换、化合、敏化、聚合6种类型。

4.荧光和磷光 荧光是外界光线停止照射后，该物质所发的光也随之消失；磷光是外界光线停止照射时，该物质所发的光还持续一段时间。荧光和磷光主要是由于短波光线如紫光、紫外线、X线等照射引起的，是物质吸收波长较短的光能后发出波长较长的光能，继发的光能量低于原照射光的能量引起的。

5.光的照射深度 光照时首先作用于皮肤，因此皮肤是光作用的靶器官。皮肤各层对不同波长光线的吸收能力不同，被吸收的越多，穿透的就越少。总的来说，穿透深度从大到小依次为：短波红外线，可见光里的红光、橙光和黄光可穿透真皮层达皮下筋膜；长波紫外线、可见光里的蓝光和紫光可穿透表皮达真皮层；中波紫外线可穿透达表皮深层；短波紫外线和长波红外线穿透仅达表皮浅层（图6-2）。

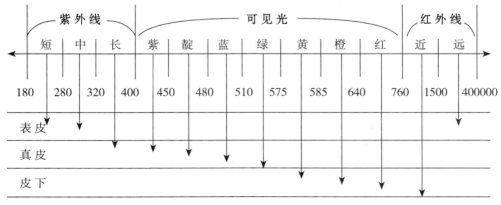

图6-2 光线穿透人体皮肤的深度

三、分类

（一）红外线疗法

红外线疗法是应用光谱中波长 760 ~ 400000nm 的红外线来治疗疾病的方法。红外线以热辐射形式作用于人体，受热后局部循环改善、水肿吸收、疼痛减轻、组织修复。临床上常用来治疗软组织损伤、劳损、骨性关节炎等。红外线主要产生热效应，因此又有热射线之称。

（二）可见光疗法

可见光疗法是应用光谱中波长 400 ~ 760nm 的可见光来治疗疾病的方法。可见光可产生热效应和光化学效应，红光用于兴奋中枢神经，蓝光、绿光用于镇静，蓝光、紫光对新生儿高胆红素血症有疗效。

（三）紫外线疗法

紫外线疗法是应用光谱中波长 180 ~ 400nm 的紫外线来治疗疾病的方法。紫外线作用于人体，光能量可引起一系列的化学反应，有消炎、止痛、抗佝偻病的作用。紫外线常用于治疗皮肤化脓性炎症、银屑病及玫瑰糠疹等皮肤病，各种疼痛性疾病和软骨病等。紫外线主要产生光化学效应，因此又有光化学射线之称。

（四）激光疗法

原子受激辐射而产生的光称为激光。激光疗法是用各种形式的激光治疗某些疾病的方法。激光的主要特征是高方向性、高亮度、单色性好、相干性好等。激光的生物学效应有热效应、压力效应、光化学效应、电磁效应等。激光的治疗作用依其能量的大小而不同：低能量的激光主要有抗炎和促进上皮生长的作用；高能量的激光对组织有破坏作用，可用于切割、烧灼或焊接组织，因此又有光针之称。

项目二　红外线疗法

一、概述

光谱中波长范围在 760 ~ 400000nm 之间，位于红光之外的一段光线称为红外线，红外线是不可见光线。应用红外线防治疾病和促进机体康复的治疗方法称为红外线疗法（infrared radiation therapy）。红外线光子的能量小，被组织吸收后不能引起光化学反应和光电效应，只能引起分子的振动而产生热效应，使组织温度升高。所有高于绝对零度（−273℃）的物质都可以产生红外线，现代物理学称为热射线。医用红外线可分为近红外线（或称短波红外线，波长 0.76 ~ 1.5μm）和远红外线（或称长波红外线，波长

1.5 ～ 400μm)。

二、治疗作用

(一)治疗原理

1. **红外线穿透人体的深度**　有效穿透深度是指能量被吸收 50% 时进入的深度。不同波长的红外线穿透人体的深度不同。远红外线或称长波红外线（波长 1.5 ～ 400μm ）照射时，绝大部分被反射或被浅层皮肤组织吸收，穿透皮肤的深度仅为 0.05 ～ 2mm，因而只能作用到皮肤的表层组织；近红外线或称短波红外线，以及红色光的近红外线部分穿透组织最深，深度可达 5 ～ 10mm，能直接作用到皮肤的血管、淋巴管、神经末梢及其他皮下组织。

2. **人体对红外线的反射和吸收**　人体不断向外周辐射红外线，同时吸收来自外界的红外线。红外线照射体表后，一部分被反射，另一部分被皮肤吸收。皮肤对红外线的反射程度与色素沉着的状况有关。用波长 0.9μm 的红外线照射时，无色素沉着的皮肤反射能量约为 60%，而有色素沉着的皮肤反射能量约为 40%。

3. **温热效应**　红外线照射下，皮肤内的热感受器及血管壁的自主神经末梢受到刺激，反射性地引起血管扩张。强烈的热刺激可引起组织蛋白变性，产生组胺类物质；也可使血管扩张，出现主动性充血反应，使皮温升高。

4. **红外线红斑反应**　应用大剂量的红外线照射皮肤时，可出现红外线红斑，为浅红色或鲜红色，呈斑纹状或网状，与未照射区无明显界限。停止照射 5 ～ 10 分钟后红斑即消失。大剂量红外线多次照射皮肤时，可产生褐色大理石样的色素沉着，这与热作用加强血管壁基底细胞层黑色素细胞的色素形成有关。

5. **器官系统的变化**　应用大剂量红外线照射体表后，可使呼吸、心率加速，排汗能力增强，减轻肾脏的负担，改善肾脏的血液循环，尿量增加；使血红蛋白、红细胞、中性粒细胞、淋巴细胞、嗜酸性粒细胞增多，轻度核左移；增强免疫力；改善神经和肌肉的血液供应和营养；明显影响体内的代谢过程；对植物神经系统和心血管系统也有一定影响。

(二)具体治疗作用

红外线作用于人体组织时主要产生热作用，不同组织吸收红外线的能力不同，产生的热效应亦不同，故产生的治疗作用也不相同。

1. **镇痛**　对于多种原因所致的疼痛，红外线均有一定的治疗作用。如对于组织张力增加所致的肿胀性疼痛，红外线可通过促进局部渗出物的吸收，减轻肿胀而镇痛；对于肌痉挛性或缺血性疼痛，红外线可通过缓解肌肉痉挛、改善局部血液循环、降低肌张力而镇痛；对于神经痛，红外线可通过降低感觉神经的兴奋性、提高痛阈和耐痛阈而镇痛。

2. **缓解肌肉痉挛**　红外线照射可以降低骨骼肌和胃肠道平滑肌的肌张力。因红外线使皮肤温度升高，通过热作用可使骨骼肌肌梭中 γ 传出神经纤维的兴奋性降低，牵张反射减弱，使肌张力降低、肌肉松弛。同时，红外线照射腹壁浅层时，皮温升高，通过反射作用使胃肠道平滑肌松弛，胃肠蠕动减弱。因而红外线可用于治疗肌肉痉挛、劳损和胃肠道痉挛等病症。

3. 改善局部血液循环，促进炎症消散　红外线照射可改善血液循环和组织营养，促进局部渗出物的吸收，提高吞噬细胞的吞噬能力，增强人体免疫功能，有利于慢性炎症的吸收和消散，因此具有消炎、消肿作用。适用于各种类型的慢性炎症。

4. 减轻术后粘连，软化瘢痕　红外线照射能减少烧伤创面或压疮的渗出，减轻术后粘连，促进瘢痕软化，减轻瘢痕挛缩，还能促进组织肿胀和血肿的消散，适用于各种扭挫伤。

5. 促进组织再生　红外线照射损伤局部，通过改善血液循环，增强物质代谢，使纤维细胞和成纤维细胞的再生能力增强，促进肉芽组织和上皮细胞的生长，增强组织的修复功能和再生功能，加速伤口、溃疡的愈合。

6. 对眼的作用　由于眼球含有较多的液体，对红外线的吸收较强，因而一定强度的红外线直接照射眼睛时可引起白内障。白内障的产生与短波红外线的作用有关，波长大于 $1.5\mu m$ 的红外线则不引起白内障。

三、治疗技术

（一）常用设备

1. 白炽灯　在医疗中广泛应用各种不同功率的白炽灯泡作为红外线光源。灯泡内的钨丝通电后温度可达 $2000 \sim 2500℃$。白炽灯用于光疗时有以下几种形式：①落地式白炽灯，通常称为太阳灯，用功率 $250 \sim 1000W$ 的白炽灯泡，在反射罩间装一金属网作为防护。②手提式白炽灯，用功率 $200W$ 以下的白炽灯泡，安装在一个小的反射罩内，反射罩固定在小支架上。

2. 红外线辐射器　红外线辐射器是将电阻丝缠在瓷棒上，通电后电阻丝产热，使罩在电阻丝外的碳棒温度升高（$\leq 500℃$），发射出红外线，主要是长波红外线。红外线辐射器有落地式和手提式两种，落地式红外线辐射器的功率可达 $600 \sim 1000W$ 或更大。临床上常用的有周林频谱仪、桥式远红外线等。

3. 光热复合治疗机　在半圆形的辐射器上安装 $20 \sim 35W$ 的冷反射定向照明卤素灯泡，$32 \sim 48$ 个不等，主要发出近红外线，目前在临床上应用比较广泛。

（二）治疗方法

1. 照射方式和照射剂量的选择

（1）照射方式：红外线照射主要用于局部治疗，特殊情况下，如小儿全身紫外线照射时也可配合应用红外线做全身照射。局部照射如需热作用较深，则优先选用白炽灯（即太阳灯）。治疗慢性风湿性关节炎可用局部光浴；治疗多发性末梢神经炎可用全身光浴。

（2）照射剂量：主要根据病变的特点、部位，患者的年龄及机体的功能状态等来确定。正常照射时，患者有舒适的温热感，皮肤可出现淡红色的均匀红斑。皮温以不超过45℃为准，否则可致烫伤，如出现大理石状红斑则为过热表现。

2. 操作程序

（1）检查灯泡、辐射板有无碎裂，灯头安装是否牢固，支架是否稳妥。接通电源，使灯头、灯泡预热 5 ~ 10 分钟。

（2）患者采取舒适体位，充分裸露照射部位。检查照射部位温度觉是否正常，是否存在感觉障碍。对于存在感觉障碍的患者，应仔细询问病史，减少照射剂量，以免烫伤。

（3）将灯移至照射部位的上方或侧方，使灯头中心对准治疗部位，以患者有舒适温热感为度。与治疗部位的距离一般为：功率 ≥ 500W，灯距在 50 ~ 60cm，或以上；功率 250 ~ 300W，灯距在 30 ~ 40cm；功率 < 200W，灯距在 20cm 左右。以患者自觉舒适为准。

（4）每次照射 15 ~ 30 分钟，每日 1 ~ 2 次，15 ~ 20 次为 1 个疗程。

（5）治疗结束后，移开灯头，检查皮肤，拭去汗水，患者应在室内休息 10 ~ 15 分钟后方可离开。

四、临床应用

（一）适应证

红外线疗法适用于各种亚急性及慢性损伤和炎症、浸润块、硬结、肠粘连、肌痉挛、电刺激，以及按摩前准备、主被动功能训练前准备等。

1. 内科系统疾病　慢性支气管炎、胸膜炎、慢性胃肠炎、慢性淋巴结炎等慢性炎症。

2. 外科系统疾病　外伤感染的创面、慢性不愈合的伤口、压疮、湿疹、术后粘连、注射后硬结、瘢痕挛缩、慢性静脉炎、皮肤溃疡等。

3. 骨关节、肌肉系统疾病　各种原因所致的骨性关节炎，如老年性骨关节炎、类风湿关节炎，以及扭挫伤、软组织损伤等。

4. 妇产科疾病　产后缺乳、乳头皲裂、宫颈炎、外阴炎、盆腔炎性疾病等。

5. 神经系统疾病　痉挛性或弛缓性麻痹、神经性皮炎、神经根炎、外周神经损伤、多发性末梢神经炎等。

（二）禁忌证

高热、急性损伤、化脓性炎症、重度动脉硬化、循环障碍、局部皮肤感觉障碍、血栓性深静脉炎、认知功能障碍、肿瘤所致的体质消耗、活动性肺结核、有出血倾向、烧伤后的瘢痕、系统性红斑狼疮，以及老弱、年幼患者等。

（三）注意事项

1. 治疗时患者不得随意移动体位或拉动灯头，以防烫伤。

2. 照射过程中如有感觉过热、心慌、头晕或出汗过多等反应时，需立即告知工作人员，工作人员在治疗过程中也应间断询问患者的感受。治疗后休息、饮水。

3. 若治疗中出汗，应及时拭去汗水，防止烫伤。

4. 进行头、面、肩、胸部治疗时，患者应戴墨镜或以布巾、纸巾或浸水棉花覆盖眼部，避免红外线直射眼部。

5. 患部有温热感觉障碍或照射新鲜的瘢痕部位、植皮部位时，应用小剂量，并密切观察局部反应，以免发生灼伤。

6. 急性扭挫伤的早期、肢体动脉栓塞性疾病、血循障碍部位、较明显的毛细血管或血管扩张部位一般不用红外线照射。神志昏迷者或局部有感觉障碍、血液循环障碍、瘢痕者治疗时应适当加大灯距或关闭部分灯泡，以防烧伤。

7. 多次治疗后，治疗部位皮肤可出现网状红斑和色素沉着。

项目三 可见光疗法

一、概述

可见光为能引起视网膜光感的辐射线，波长范围为 400～760nm。可见光疗法（visible light therapy）是指利用波长在 400～760nm 范围内的光防治疾病和促进机体康复的治疗方法。

可见光经三棱镜分光后，成为一条由红、橙、黄、绿、蓝、靛、紫 7 种颜色组成的光带，这条光带称为可见光光谱。不同波长可见光的光子能量不等，因而具有不同的治疗作用。可见光中对组织的穿透能力以红光最强，其他光随波长缩短穿透能力依次减弱，紫光仅为表皮所吸收。可见光的光谱位于红外线和紫外线之间，其生物学作用既有红外线的温热效应，又有紫外线的光化学作用。波长长的以红外线的温热作用为主，波长短的以紫外线的光化学作用为主。

二、治疗作用

（一）治疗原理

人和动物活动的昼夜节律及一系列的生理功能节律与自然界的照明节律（日夜交替）有密切联系，因此，可见光对有生命的机体是极其重要的。

1. 对神经系统的影响 可见光能调整高级神经活动的兴奋过程，紫光和蓝光照射可降低神经系统的兴奋性，红光可明显提高其兴奋性，黄光和绿光对神经系统则没有明显影响。高血压患者在暗室待1小时后可见血压下降和心率减慢。舞蹈病患儿居于暗室，不自主运动可明显减少。癫痫患者在强光照射后可引起发作。

2. 对代谢的影响 细胞中的线粒体对红光的吸收最多，在红光照射后，线粒体中的过氧化氢酶活性增强，糖原含量、蛋白合成和ATP均增加，从而加快细胞的更新过程。可见光还可加强氧的吸收和二氧化碳的排出，其中蓝、紫光能加快人体胆红素的代谢。

3. 对免疫功能的影响 可见光照射可增强白细胞的吞噬作用，提高机体的免疫功能。将致死量的破伤风毒素注入家兔体内，可见光组比暗室组生存率高。用可见光照射接种疫苗的动物或人体，抗体生成较快。

4. 对内分泌系统的影响 视觉器官在接受可见光的作用后，产生的神经冲动经间脑可达脑下垂体及其他内分泌腺，这些内分泌腺产生的激素进入血流，可以影响其他组织器官和整个机体的功能。

5. 温热效应 可见光被组织吸收后可产生温热效应，使组织充血，促进血液循环，改善组织营养，具有促进炎症吸收的作用。

（二）具体治疗作用

1. 红光疗法 红光的波长接近红外线，主要以温热效应为主。红光穿透组织较深，可使深部组织血管扩张、组织充血、血液循环增强，改善组织营养，具有促进炎症吸收消散、镇痛、缓解肌肉痉挛与促进组织愈合和外周神经再生的作用。

2. 蓝、紫光疗法 蓝、紫光的波长接近紫外线，主要以光化学作用为主。蓝紫光穿透皮肤黏膜后进入人体，使浅层血管扩张，血液中的胆红素吸收波长400～500nm的光，其中对420～460nm的蓝、紫光吸收最强。胆红素在光与氧的作用下产生一系列光化学效应，转变为水溶性、低分子量、易于排泄的无毒胆绿素，经胆汁再经尿液和粪便排出体外，使血液中过高的胆红素浓度降低。临床常采用蓝光或白光照射新生儿的皮肤，治疗新生儿高胆红素血症。

三、治疗技术

（一）常用设备

最常用的人工可见光线光源是白炽灯。如果加上不同颜色的滤光片后即可获得各色的可见光线，如红光、蓝光、紫光等。利用不同荧光物质制成的荧光灯也可发出各色的可见光线，国内比较常用的是颜色光光子治疗仪。

1. 蓝、紫光治疗仪 将10支20W的蓝光荧光灯或日光荧光灯（需要滤去所含的紫外线）按半月形悬挂在距治疗床70cm的高度，使灯管长轴与床的长轴平行。蓝、紫光治疗仪常用于治疗新生儿核黄疸。

2. 红光治疗仪 是一种可应用于医院、家庭的光疗设备。通过特殊的滤光片得到波长 $600 \sim 700nm$ 为主的红色可见光波段，该波段对人体组织穿透深、疗效好、整机输出功率高（相当于 He-Ne 激光的百倍以上）、光斑大（相当于 He-Ne 激光的数百倍），可用于治疗大面积病症。红光治疗仪的光输出分为"强档"和"弱档"，以适应不同体质的患者。

3. 颜色光光子治疗仪 能满足颜色疗法的要求，可以输出红、橙、黄、绿、蓝、紫 6 种颜色光光子。医生可根据不同病种和病情的需要，选用其中一种或两种颜色光光子照射在病变部位或穴位上，对患者进行治疗。

（二）治疗方法

1. 蓝、紫光治疗新生儿核黄疸 以 10 支 20W 的蓝光荧光灯或日光荧光灯（需要滤去所含的紫外线）按半月形悬挂在距治疗床 70cm 的高度，使灯管长轴与床的长轴平行，照射可分为四区：①以婴儿胸骨柄为中心；②以背部为中心；③以双膝关节前部为中心；④以双膝关节窝为中心。照射 6 ~ 12 小时，停照 2 ~ 4 小时，灯管的总功率不得超过 200W。照射时应注意保护眼睛，并常翻身，患儿体温应保持在 37.5 ~ 37.7℃。如照射总时间达 24 小时后仍不退黄，且症状不缓解，需改用其他疗法。

2. 有色光的一般治疗方法 临床多用红光或蓝光治疗疾病，光源采用白炽灯加红色或蓝色滤板，照射距离视灯的功率大小而定。如功率在 200W 以下，红光照射应在 20cm 以内，蓝光照射应在 10cm 以内。

四、临床应用

（一）适应证

1. 红光治疗仪

（1）皮肤科疾病：斑秃、带状疱疹、冻疮、下肢溃疡、压疮、痤疮、静脉炎、丹毒、皮炎、毛囊炎、甲沟炎、酒渣鼻、肛门瘙痒、各种湿疹等。

（2）外科疾病：伤口感染、脓肿、溃疡、软组织挫伤、腰肌劳损、肩周炎、前列腺炎、肛裂、烫伤、注射后硬结、烧伤及手术后切口不愈合等。

（3）妇科疾病：盆腔炎性疾病、附件炎、宫颈糜烂、外阴白斑、阴部瘙痒、急性乳腺炎、乳腺囊性增生症、乳头糜烂、产后感染和手术后恢复等。

（4）内科疾病：缺血性心脏病、小儿肺炎、慢性胃炎、小儿腹泻、神经痛、面神经炎的急性期等。

（5）耳鼻喉科疾病：慢性鼻炎、扁桃体炎、喉炎、外耳道炎等。

2. 蓝、紫光治疗仪 新生儿高胆红素血症、急性湿疹、急性皮炎、灼性神经痛、三叉神经痛、皮肤感觉过敏等。

3. 颜色光光子治疗仪 软组织损伤、带状疱疹、结节性红斑、静脉炎、疖肿、毛囊炎、慢性溃疡、术后切口感染等。

（二）禁忌证

炎症的急性期、有出血倾向、高热、肿瘤所致的体质消耗、严重的免疫系统疾病如红斑狼疮、血栓闭塞性脉管炎等。

（三）注意事项

1.照射部位接近眼或光线可照射到眼睛时，应用盐水纱布遮盖双眼。由于眼球含有较多的液体，对可见光的吸收较强，可引起白内障。

2.急性扭挫伤的早期一般不用红光照射，而应冷敷15～20分钟。若冷敷时间超过20分钟反而会引起继发性血管扩张，使渗出增多，肿胀加重。

项目四　紫外线疗法

一、概述

紫外线的波长范围为180～400nm，虽然在日光中只占1%，但它是自然界一种非常重要的物理因子，是各种生物维持正常的新陈代谢不可缺少的。紫外线是不可见光，因在光谱中位于紫光之外而得名。应用紫外线防治疾病和促进机体康复的治疗方法称为紫外线疗法（ultravilet radiation therapy）。

临床上将紫外线光谱分为三个波段：短波紫外线（UVC）、中波紫外线（UVB）、长波紫外线（UVA）。

短波紫外线：波长范围180～280nm，引起红斑反应的作用明显，对细菌和病毒有明显杀灭和抑制作用。

中波紫外线：波长范围280～320nm，是紫外线生物学效应最活跃的部分，引起红斑反应的作用很强，能使维生素D原转化为维生素D，促进上皮细胞生长、黑色素产生、抑制变态反应等。中波紫外线又被称作紫外线的晒伤（红）段，是应重点防护的紫外线波段。

长波紫外线：波长范围320～400nm，其生物学作用较弱，有明显的色素沉着作用，引起红斑反应的作用很弱，可引起一些物质（四环素、荧光素钠、血卟啉、硫酸奎宁、铜绿假单胞菌的绿脓素和某些真菌产生的物质等）产生荧光反应，还可引起光毒反应和光变态反应等。长波紫外线对人体皮肤和衣物的穿透性远比中波紫外线要强，可达真皮深处，并可对表皮部位的黑色素起作用，从而引起皮肤黑色素沉着，使皮肤变黑，起到防御紫外线、保护皮肤的作用，因而长波紫外线也被称作晒黑段。长波紫外线对皮肤的作用缓慢，虽然不会引起皮肤急性炎症，但可长期积累，是导致皮肤老化和严重损害的原因之一。

紫外线的各种生物学作用都有一定的光谱特点，从而可描绘出一定的曲线，即紫外线生物学作用的光谱曲线：①杀菌作用曲线：在短波部分，杀菌作用最强的为250～260nm，而接近可见光线的长波紫外线几乎无杀菌作用。②维生素D形成作用曲线：高峰值位于波长280nm处。③红斑形成曲线：有两个高峰值，第一个波峰位于297nm处，第二个波峰位于250～260nm间。

二、治疗作用

（一）治疗原理

紫外线的生物学作用很复杂，包括对细胞代谢、酶系统、活性递质、细胞膜、机体免疫功能和遗传物质等的直接和间接作用。这部分光的光子能量较大，能使某些化学键断开，因此能引起一系列的光学反应，如光分解效应、光化合效应、光聚合作用和光敏作用，从而产生复杂的生物学效应。

1. 对代谢的影响　当紫外线的照射达到一定剂量时，可引起蛋白质发生光解或核酸变性，细胞损伤后影响溶酶体的稳定性，释放溶酶体酶，产生组胺、血管活性肽、前列腺素等体液因子，通过神经反射与神经体液机制，引起全身一系列的代谢变化。经过一定时间，照射区皮肤出现红斑，有明显的界限，是一种非特异性炎症反应。紫外线可促进肠道对钙、磷的吸收，促进钙在骨基质中沉积，并与体内调节钙代谢的其他因子协同作用，使钙、磷在体内保持正常水平。

2. 产生红斑反应　紫外线照射皮肤或黏膜后，经2～6小时的潜伏期，局部出现界限清晰的红斑，这是一种非特异性急性炎症反应。因照射剂量不同，紫外线红斑反应的强度也不同。弱红斑可持续十几个小时，强红斑可持续数日。红斑消退后，皮肤可有脱屑和遗留色素沉着。紫外线照射后，皮肤组织出现明显变化，中、短波紫外线引起的表皮变化比真皮明显，长波紫外线则能引起真皮的明显变化，大剂量紫外线照射后还可能引起对结缔组织的作用。黏膜对紫外线照射的反应与皮肤不同，由于黏膜无角质层与棘细胞层，故在紫外线照射后产生的组胺类物质少，又因黏膜的血管丰富，易随循环将组胺类物质消散，故黏膜出现红斑快、消失也快。皮肤紫外线红斑分级及其特征见表6-1。

表6-1　皮肤紫外线红斑分级及其特征

红斑等级	生物剂量	红斑颜色及其持续时间	自觉症状	皮肤脱屑	色素沉着
亚红斑	< 1	无红斑反应	无	无	无
阈红斑	1	微红，12小时内消退	较大面积照射时可有轻微灼热感	无	无
弱红斑（1级红斑）	2～4	淡红，界限明显，24小时左右消退	灼热感、痒感，偶有微痛	轻微	无或多次照射时微有沉着

红斑等级	生物剂量	红斑颜色及其持续时间	自觉症状	皮肤脱屑	色素沉着
中度红斑（2级红斑）	5～6	鲜红，界限明显伴皮肤微肿，3 天内可消退	刺痛、明显灼热感	轻度	轻度
强红斑（3级红斑）	7～10	暗红伴皮肤水肿，4～5天后逐渐消退	较重度的刺痛和灼热感，可有全身性反应	明显脱屑	明显
超强红斑（4级红斑）	>10	暗红伴皮肤水泡，5～7天后逐渐消退	重度刺痛及灼热感，伴全身反应	大片脱屑	明显

（1）紫外线红斑反应的机制：紫外线的红斑反应与体液和神经因素有关。紫外线照射皮肤后，大部分被表皮吸收而发生一系列光化学反应，引起蛋白分子变性分解，从而产生多种活性递质，包括血管舒缓素、组胺和激肽、白细胞介素 –1、花生四烯酸和前列腺素 E_1、前列腺素 E_2 等。另外，由于皮肤内的自由基增多，损伤类脂膜，使溶酶体膜不稳定，随之溶酶体内的多种酶释放，从而影响皮肤组织的代谢，此为体液因素。当神经损伤、神经发炎及中枢神经系统病变时，红斑反应亦明显减弱。

（2）影响红斑强度的因素：

1）部位：人体不同部位的皮肤对紫外线的敏感性不同，一般是躯干＞上肢＞下肢，四肢近端＞远端，屈侧＞伸侧，因而胸腹部最敏感，手背、脚背部皮肤则最不敏感，需用大剂量照射才能引起红斑反应。

2）生理因素：①年龄：2 岁以内的幼儿和处于青春发育期的青年对紫外线的敏感性较高，新生儿和老年人对紫外线的敏感性低。②性别：一般男性较女性敏感；妇女在经前期、经期或妊娠期对紫外线的敏感性升高，经后则降低。③皮肤颜色：黑皮肤的患者耐受紫外线的能力比较强，经常受到日光照射的人的皮肤对紫外线的敏感性低。

3）病理因素：患病机体对紫外线的敏感性可发生改变，如高血压、痛风、甲状腺功能亢进、艾迪生病、血中胆红素升高者、风湿性关节炎急性期、活动性肺结核、白血病、恶性贫血、食物中毒、光敏性皮炎、湿疹、雷诺病、闭塞性动脉内膜炎、多发性硬化病等，患者皮肤对紫外线的敏感性升高。重症冻疮、糙皮病、表皮硬化症、急性重度传染病、疾病后全身衰竭、丹毒、气性坏疽、广泛的软组织损伤、慢性溃疡、慢性化脓性伤口等，患者对紫外线的敏感性降低。失神经分布区内的红斑反应减弱，当神经损伤恢复时则红斑反应增强。因此在临床工作中，已将测定紫外线红斑反应作为判断机体生理和病理状况的客观指标，以协助临床诊治。

4）药物：碘制剂、磺胺制剂、四环素、多西环素、灰黄霉素、保泰松、水杨酸、奎宁、荧光素、铋制剂、氯丙嗪、异丙嗪、氯磺丙脲、甲基多巴、吖啶、氢氯噻嗪、氟喹酮类、磺脲降糖药等药物长期、大量使用可使皮肤对紫外线的敏感性升高；一些麻醉剂、溴制剂、钙制剂、胰岛素、硫代硫酸钠等药物可降低皮肤对紫外线的敏感性。

3. 色素沉着　紫外线大剂量照射或小剂量多次照射，可使局部皮肤产生色素沉着，变成黑色。长波紫外线的色素沉着作用强，短波紫外线的色素沉着作用弱。色素沉着分为直接色素沉着和间接色素沉着。

（1）直接色素沉着：紫外线照射后数分钟皮肤即呈现褐黑色，1～2小时达到高峰，以后逐渐消退，6～8小时皮肤可完全恢复正常。以波长340nm（属于长波）的紫外线最有效，主要是由于光照引起处于还原状态的颜色较淡的黑色素发生氧化作用，转变为呈氧化状态、颜色较深的黑色素在角质细胞中的重新分配所引起。

（2）间接色素沉着：照射后1天内出现，3～4天达到高峰，2～3周内逐渐消退，主要由波长254nm（属于短波）的紫外线引起。光线照射后，黑色素细胞体积增大，树状突延长，黑色素小体和黑色素增多，照射剂量达到阈红斑量就可引起色素沉着。

色素沉着可反映人体对紫外线的敏感度和垂体的功能状态（促黑素细胞生成素由垂体分泌），因此具有一定的临床意义。

4. 促进维生素 D 生成　维生素 D 的化学本质是类固醇衍生物，有维生素 D_2 和维生素 D_3 两种。维生素 D_2 又称钙化醇，是由麦角固醇经紫外线照射而生成；维生素 D_3 又称胆钙化醇，是由 7-脱氢胆固醇经紫外线照射而生成。以上两种维生素 D 具有同样的生理作用。

人体主要从动物性食品中获取一定量的维生素 D_3，而植物中的麦角固醇除非经过紫外线照射转变为维生素 D_2，否则很难被人体吸收利用。正常人所需要的维生素 D 主要来源于 7-脱氢胆固醇的转变。7-脱氢胆固醇存在于皮肤内，可由胆固醇脱氢产生，也可直接由乙酰辅酶 A 合成。人体每日可合成维生素 D_3 200～400IU（国际单位），1IU=0.052μg，只要适当接受阳光照射，即可满足生理需要。维生素 D_2 或维生素 D_3 的生理活性低，它们必须在体内经过肝细胞和肾脏近曲小管上皮细胞羟化酶系的一系列羟化，生成 25-羟维生素 D_3（25-OH·D_3）和 1，25-二羟维生素 D_3[1,25-$(OH)_2$·D_3] 才能成为活性高的维生素 D。

5. 对免疫功能的影响　紫外线照射后，皮肤及皮下组织的离子平衡发生改变，蛋白质变性，免疫细胞数量增多，吞噬细胞的吞噬功能增强，使防御机制得到加强。紫外线照射皮肤后，可激活人体的 T 细胞免疫功能，尤其是白细胞介素 -1 的含量明显增多。这是一个重要的细胞因子，在免疫反应和炎症反应中起着传递信息、促进细胞生长分化等作用。

6. 对细胞的影响　紫外线可影响细胞的生命活动。细胞内含有核糖核酸（RNA）和脱氧核糖核酸（DNA），细胞的分裂与增殖均与 DNA 密切相关，DNA 和 RNA 对波长 250～260nm 的紫外线有强烈的吸收作用，尤其是 DNA 吸收更多。小剂量的紫外线照射可刺激细胞的 DNA 和 RNA 的合成，从而促进细胞的生长繁殖；较大剂量的紫外线照射可使细胞的 DNA 和 RNA 发生改变，导致细胞的生长繁殖呈现先抑制后兴奋的过程；大剂量紫外线照射可使细胞的 DNA 和 RNA 破坏，蛋白质变性及酶灭活，导致细胞死亡，这正是紫外线杀菌的作用机制。

7. 抑制变态反应　红斑量紫外线照射，有抑制 Ⅰ、Ⅳ 型变态反应的作用。Ⅰ 型变态反应同肥大细胞和嗜碱性粒细胞脱颗粒释放大量组胺等活性递质有关。红斑量紫外线照射在皮肤内产生的组胺与细胞膜上 H_1 和 H_2 受体发生特异性结合，使细胞膜上的腺苷酸环化酶（cAMP）和环磷酸鸟苷（cGMP）的含量降低，从而使肥大细胞和嗜碱性粒细胞的细胞膜和细胞质趋于稳定，嗜碱颗粒脱失减少，组胺等递质的释放也减少。

紫外线的脱敏作用可能还与紫外线照射使皮肤内多种前列腺素的含量明显升高有关。前列腺素和免疫应答反应有密切关系，尤其是前列腺素 E_2 具有明显的免疫调节作用。与肾上腺素、氨茶碱一样，前列腺素属于刺激腺 cAMP 活性的物质，也有使 cAMP 浓度升高的作用。

8. 荧光反应　许多荧光物在紫外线照射下产生一定颜色的可见光，临床上常利用荧光反应来诊断疾病。例如血卟啉在 UVA 照射下产生橘红色荧光、发癣呈鲜明的蓝绿色荧光、花斑癣呈金黄色荧光、四环素呈黄色荧光等，临床上可用来检测肿瘤组织和某些皮肤病。

9. 光敏反应

（1）光毒反应：煤焦油、呋喃香豆素类、汞制剂和四环素族等药物与紫外线照射同时应用，可增强机体对紫外线的敏感性，产生较强的皮肤反应，临床上用以提高紫外线治疗某些皮肤病的疗效。例如银屑病患者口服 8- 甲氧基补骨脂素后 1 ～ 2 小时，用长波紫外线照射，使表皮细胞 DNA 复制受到抑制，延长细胞增殖周期。

（2）光变态反应：少数人单受日光（或人工紫外线）照射，或同时有已知外源光敏剂存在时，可能发生日光荨麻疹或接触性光过敏性皮炎，此类光敏反应与免疫反应有密切关系。已知外源光敏剂主要有氯丙嗪、卤化水杨苯胺和六氯酚、叶绿素类及血卟啉类。引起光变态反应的抗原是由于光的照射而发生变化的皮肤蛋白或核酸，或是由于外源光敏剂吸收光能发生变化并与蛋白载体一起形成的复合物。引起光变态反应的光波主要在长波紫外线的范围。

10. 对器官系统的影响

（1）对循环系统的影响：红斑量紫外线照射后，可缓解冠状动脉血管的痉挛，使心率加快，心搏出量增加。高血压患者照射后呈现收缩压一过性升高，然后暂时性下降，继而稳定性降低的变化规律。

（2）对消化系统的影响：紫外线照射皮肤对胃分泌功能的影响与胃的功能状态密切相关，对于分泌功能亢进的患者可起到抑制作用，对于分泌功能低下的患者可起到促进作用。适量紫外线照射皮肤可促进胰腺功能，大剂量则抑制其功能。

（3）对内分泌系统的影响：用4个生物剂量（4MED）的紫外线照射大鼠的肾上腺投影区，可使皮质类固醇增加，小于4个生物剂量则无此作用。红斑量紫外线照射可增强甲状腺的功能，抑制甲状旁腺的功能。

（4）对血液系统的影响：对于继发性贫血的患者，小剂量紫外线照射后可加速红细胞的生成，使红细胞数目增加，而大剂量紫外线照射后的作用则相反。

（5）对物质代谢的影响：亚红斑量紫外线照射全身或红斑量照射局部后，可使糖尿病患者的血糖降低，酮症患者的血乳酸和尿酮体降低。大剂量的紫外线照射时，蛋白质分解增加，氮、磷、硫排出增加，脂肪分解增强，血脂降低。紫外线可加强嘌呤代谢，促进尿酸排泄，有助于痛风患者的康复。

（二）具体治疗作用

1. **镇痛** 紫外线红斑量照射可解除各种浅表性疼痛，对较深层组织病变所致的疼痛也有一定的缓解作用；中、长波紫外线具有明显的镇痛作用，短波镇痛效果较弱，无红斑量则无镇痛效果。注意，对癌性疼痛应避免采用紫外线照射。

紫外线的镇痛机制：紫外线照射区血液循环增加，加速致痛物质的清除；紫外线使感觉神经末梢发生可逆的变性，抑制痛觉的传入，从而缓解疼痛；强红斑量紫外线照射后在大脑皮质形成的强势兴奋灶可干扰、抑制疼痛在大脑皮质的兴奋灶，获得较好的镇痛作用。

2. **消炎** 临床实践证明，红斑量紫外线局部照射对各种皮肤和黏膜炎症性疾病都有良好的治疗效果，中、短波紫外线的消炎作用强于长波。

紫外线消炎作用机制：红斑区血管扩张，局部皮肤组织供血量增加，改善血液循环，促进代谢产物和病理产物的清除；刺激与加强机体的防御免疫功能，从而使炎症局限、消散；对深部组织脏器的炎症亦可通过反射机制发挥其消炎作用。对于活动性肺结核，加剧病灶的反应对该器官和整个机体不利，故不宜进行大面积红斑量紫外线照射。

3. **杀菌** 紫外线可以杀灭各种细菌和病毒，主要是因为细菌或病毒的蛋白质和核酸能强烈吸收相应波长的紫外线，使蛋白质发生变性解离，核酸中形成胸腺嘧啶二聚体，DNA结构和功能受损害，从而导致细菌和病毒的死亡。

不同波长的紫外线杀菌效果亦不同：波长220～300nm杀菌作用较强，其中波长254～257nm杀菌作用最强；而波长300nm以上的杀菌作用主要依赖光敏物质的存在，没有直接杀菌能力。

4. **抗佝偻病和骨软化症** 婴幼儿体内由于维生素D的缺乏，可造成体内钙磷代谢障碍而导致佝偻病，成人可致骨软化症。参与人体钙、磷代谢的维生素D_3可由皮肤中的7-脱氢胆固醇经紫外线照射转化而来。用波长272～297nm的紫外线以亚红斑量照射皮肤，可使人体皮肤内的7-脱氢胆固醇变为胆钙化醇，再经肝和肾的羟化作用转化为维生素

D_3，而维生素 D_3 可促进肠道对钙磷的吸收及肾小管对钙磷的重吸收，保持血液中钙磷比例的平衡，促使骨内钙的沉着，起到预防和治疗佝偻病、骨软化症的作用。

5. 脱敏　红斑量紫外线照射，有抑制 I 型和 IV 型变态反应的作用，其作用波段主要为中波紫外线。临床上可用以治疗支气管哮喘、荨麻疹、皮肤瘙痒症、接触性皮炎等。

组胺在过敏反应中具有重要作用。多次小剂量紫外线照射可使组织中的少量蛋白质分解形成组胺，组胺进入血液后刺激细胞产生组胺酶，组胺酶可分解过敏时血中过量的组胺而达到脱敏作用。此外，紫外线照射后维生素 D 增多，钙的吸收亦增多，钙离子可降低神经系统兴奋性和血管通透性，减轻过敏反应。

6. 调节机体免疫功能　紫外线照射可激活人体细胞免疫功能，使吞噬细胞增多，吞噬能力增强；提高人体体液免疫功能，亦可使补体、凝集素、调理素增加。

7. 光敏作用　又称光动力学反应。紫外线与光敏剂 8- 甲氧基补骨脂素（8-MOP）合用可产生光加成反应。采用 8-MOP 为光敏剂，用长波紫外线照射后能抑制病灶区表皮细胞内 DNA 的复制，从而抑制上皮细胞的生长，用于治疗银屑病；激活休止期黑色素细胞，促进皮肤细胞合成黑色素，用于治疗白癜风。

8. 改善局部血液循环　红斑量紫外线照射后，红斑区血管扩张，局部皮肤组织供血量增加，改善病灶血液循环，促进代谢产物和病理产物的排出。

9. 促进伤口愈合　小剂量紫外线照射可刺激 DNA 的合成和细胞分裂，促进肉芽组织及上皮的生长，加速伤口愈合；大剂量紫外线则破坏 DNA 的合成，抑制细胞分裂，促使细胞死亡，促进坏死组织的大片脱落。

三、治疗技术

（一）常用设备

1. 高压水银石英灯　又称氩水银石英灯，是最常用的人工紫外线光源。灯管内汞蒸气为 0.3 ～ 3 大气压（Atm）（1Atm=76mmHg），温度可达 500℃，故又有热水银灯之称。常见的高压水银石英灯有落地式、手提式、塔式和水冷式，落地式紫外线灯用于全身或局部照射、手提式用于局部照射、塔式用于集体全身照射、水冷式主要用于体腔照射。高压水银石英灯的辐射成分含 45% ～ 50% 的可见光线（主要是绿色）和 50% ～ 55% 的紫外线（主要是 A、B 波段），其中辐射最强的为 365nm 和 313nm。

2. 低压水银石英灯　即紫外线杀菌灯，主要产生短波（C 波段）紫外线辐射，有明显的杀菌作用。灯管内汞蒸气为 0.005 ～ 0.01Atm，温度为 30 ～ 40℃，又有冷光紫外线之称。辐射的光线中约 85% 为波长 254nm 的紫外钱，属于短波范畴，有明显的杀菌作用。常用的低压水银石英灯有手提式盘状和石英导子两种类型，石英导子主要用于体腔照射。

3. 冷光水银石英灯　工作状态接近于低压水银石英灯，辐射的光线中约 85% 为波长

254nm 的紫外线，有明显的杀菌作用，常用于体腔黏膜及小面积皮肤的直接接触或近距离照射。

（二）治疗方法

1. **生物剂量测定法** 由于不同个体对紫外线的敏感性有差异，所以用生物剂量作为紫外线治疗照射的剂量单位。所谓一个生物剂量也就是最小红斑量，即紫外线灯管在一定距离内（常用 50cm），垂直照射下引起最弱红斑反应（阈红斑反应）所需的照射时间。

（1）测定器：用长方形不透光的硬布料做成带状盲袋，中间挖 8 个长方形孔，每孔为 2.0cm×0.5cm，孔距 1cm，盲袋内置一个可将各孔遮盖及暴露的活动板（图 6-3）。测量时，将其放在身体对紫外线比较敏感的部位上，用布巾遮盖周围。

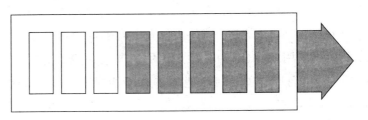

图 6-3 生物剂量测定器

（2）测定部位：一般多选对紫外线较敏感的部位，如下腹部、前臂屈侧等。

（3）测定方法：将紫外线垂直对准测定器，灯管与皮肤的距离为 50cm，然后打开第 1 孔，照射一定时间后，再打开第 2 孔，依此类推，直至各孔全部开放。照射完毕，第 1 孔照射的时间最长，而最后一孔照射的时间最短。例如，每孔照射 10 秒：第 1 孔照射 80 秒，第 2 孔照射 70 秒，第 3 孔照射 60 秒，第 4 孔照射 50 秒，第 5 孔照射 40 秒，第 6 孔照射 30 秒，第 7 孔照射 20 秒，第 8 孔照射 10 秒。

（4）阈红斑反应的观察：原则上对紫外线照射后的红斑反应做动态观察，即在照射后 6 小时、8 小时、10 小时、12 小时、24 小时观察红斑反应。临床上应用最多的方法是将照射 24 小时后所见到最弱红斑的后一孔的照射时间定为阈红斑量（一个生物剂量）。如第 4 孔出现最弱红斑，那么就把第 5 孔的照射时间 40 秒作为本人的生物剂量（MED），或将 24 小时所观测的生物剂量时间减少 30% ～ 50%。

（5）生物剂量的分级：

1 级：弱红斑量，1 ～ 2MED，用于促进局部上皮和肉芽组织的生长。表现为皮肤轻度发红，患者无自觉症状。红斑在 1 ～ 2 日消退。

2 级：中红斑量，3 ～ 5MED，用于抗炎、镇痛、脱敏。表现为皮肤红斑明显，伴有轻度疼痛。红斑在 2 ～ 3 日消退，残留轻度的色素沉着和脱皮。

3 级：强红斑量，6 ～ 8MED，除用于抗炎、镇痛外，还可促使创面坏死组织脱落。

表现为皮肤红斑显著，伴有水肿和水泡形成，有明显灼痛。红斑 3 ～ 5 日消退，伴有大片脱皮，残留明显的色素沉着。

4 级：超强红斑量，8MED 以上，多用于穴位照射。表现为皮肤红斑显著，伴有出血点、水肿且有大水泡形成，灼痛明显。红斑需 1 周消退，伴大片脱皮，残留明显的色素沉着。

2. 全身照射法　采用落地式大功率紫外线灯，照射前必须先测定患者的生物剂量。开启电源开关，启动高压水银石英灯需预热 10 ～ 15 分钟，低压水银石英灯需预热 5 ～ 10 分钟。照射距离为 50 ～ 100cm，要求患者全身裸露，戴好防护目镜。成人分四区照射，患者取舒适卧位，紫外线灯管中心依次对准双乳头之间、膝前部、背部中央、膝后上部这四个部位。照射灯距为 100cm，首次照射剂量为亚红斑量，每日 1 次，逐渐增加剂量至 5 ～ 6MED，10 ～ 20 次为 1 个疗程。儿童分身体前后两区照射，灯头中心在胸腹间和腰背部，照射灯距为 50cm，从 0.5MED 开始，以后逐渐加量到 2 ～ 3MED，每日或隔日 1 次，10 ～ 20 次为 1 个疗程。成年人逐次照射的剂量进度有一般剂量增加法（每次增加 1 ～ 2MED）、加速剂量增加法（每次增加 2 ～ 4MED）、缓慢剂量增加法（每次增加 0.5 ～ 1MED）三种。临床上多采用一般剂量增加法，体弱者或紫外线敏感性高者常用缓慢剂量增加法，体质较好或预防性照射者可用加速剂量增加法，不同年龄儿童的照射剂量也不同。

3. 局部照射法

（1）病变部照射：患者取仰卧位，照射病变区及其周围 5 ～ 6cm 健康皮肤，从 8 ～ 10MED 开始，每日或隔日照射 1 次，6 ～ 8 次为 1 个疗程。

（2）分区照射法：常在照射面积超过 600 ～ 800cm² 时采用此法。将治疗部位分成数区依次进行。如坐骨神经痛，用紫外线照射腰、骶神经丛分布区，分四区照射：第一区为全部腰骶区，从 6 ～ 8MED 开始；第二区为臀部，从 8 ～ 10MED 开始；第三区为大腿后部，从 8 ～ 10MED 开始；第四区为小腿后部，从 8 ～ 12MED 开始。以后根据病情斟酌增减剂量，每日或隔日照射 1 次，10 ～ 15 次为 1 个疗程。

（3）节段照射法：照射躯体相应节段，反射性地引起该节段支配的某些内脏器官功能变化，如领区照射法可用于调节中枢神经系统的功能、照射乳腺区可用以反射性治疗盆腔疾患等。一般照射从 3 ～ 4MED 开始，以后根据病情斟酌增减剂量，每日或隔日照射 1 次，10 ～ 15 次为 1 个疗程。

（4）中心叠加照射法：多用于难以治愈的压疮和慢性溃疡。应用大剂量的紫外线（超红斑量）照射病灶局部，然后用适当红斑量照射病灶周围 5 ～ 10cm 范围的健康皮肤。创面感染控制后，可减少紫外线的剂量。

（5）筛网照射法：又称多孔照射法，临床常用来治疗带状疱疹后遗痛、大面积的筋膜炎等病症。用 900cm² 的白布制成带有 150 ～ 200 个面积为 1cm² 的圆孔、孔间距为 1cm 的筛网状多孔巾（小儿用的多孔巾面积、孔数、孔径均应适当缩减），将多孔巾置于局部进行照射。成人自 4 ～ 6MED 开始，小儿自 3 ～ 4MED 开始，每日或隔 1 ～ 2 日照射 1 次，以后根据病情酌情增减剂量。再次照射时，应更换照孔部位，共照射 10 ～ 15 次。

（6）穴位照射法：需制备孔洞直径约 1.5cm 的孔巾，孔的位置及数目可根据照射不同部位的腧穴来设计，自 4 ～ 6MED 开始，每日或隔日照射 1 次，每穴照射 4 ～ 6 次。

（7）体腔照射法：通常采用水冷式高压汞灯或冷光低压汞石英灯，根据病情接以合适的体腔石英导子。在进行体腔照射前，先用生理盐水将石英导子上的消毒液冲洗干净，再用纱布擦干光导电极上的清洁液，然后将石英导子缓慢插入体腔或伤口窦道内进行照射。按启动键，计时器倒计时。照射剂量的掌握原则与体表照射相同，黏膜对紫外线的敏感性较皮肤低，照射剂量应加大，其生物剂量是皮肤的 1.5 倍。紫外线通过石英导子后强度减弱，照射剂量应增加。一般以 30 秒开始，每次递增 10 ～ 20 秒，每日或隔 2 ～ 3 日照射 1 次，5 ～ 10 次为 1 个疗程。治疗完毕，将石英导子自患者体腔取出，再冲洗干净后将其浸泡在 75% 乙醇中消毒。

4. 全身紫外线治疗舱 主要用于治疗全身银屑病、玫瑰糠疹等病症。光源采用特种紫外线灯管，UVA 和 UVB 剂量输入独立进行，也可混合同时工作。照射剂量和时间由微电脑控制，安全可靠，保证治疗精确度；辐射强度可任意调节，操作方便。设定锁定功能，防止误操作，增加暂停键，意外情况可紧急暂停，确保患者安全。

四、临床应用

（一）适应证

各种开放性和闭合性的皮肤创伤、局部化脓性感染、静脉炎、肋软骨炎、急性关节炎、急性神经痛、佝偻病、骨软化症、银屑病、白癜风、免疫功能障碍性疾病、变态反应性疾病、带状疱疹及其后遗痛等。

（二）禁忌证

恶性肿瘤、有出血倾向、活动性肺结核、甲状腺功能亢进症、脏器衰竭、严重的动脉硬化、红斑狼疮、急性湿疹、日光性皮炎、血卟啉病、色素沉着性干皮病、皮肤癌变、血小板减少性紫癜、应用光敏药物的患者。

（三）注意事项

1. 治疗过程中需用同一灯管照射，并应准确掌握照射时间。

2. 操作者应戴护目镜，患者用盐水纱布遮盖眼部，以免发生电光性眼炎。

3. 患者采取合适体位，充分暴露照射部位，非照射区必须以布巾盖严，予以保护。

4. 紫外线照射与其他物理因子治疗配合应用时，应注意先后顺序。如与超短波、红外线灯等能产生温热效应的治疗配合时，一般应先行温热治疗，后照射紫外线。

5. 因紫外线辐射可使空气产生臭氧，治疗室应通风良好。

6. 照射部位涂有药物时应先清除。照射创面有坏死组织及脓性分泌物时，应先清洁创面。照射头部时应剃光头发。

7. 治疗前应告知患者照射后的反应，局部发红瘙痒不要沾水和用手抓挠。体表照射后不要擦洗局部或洗澡，也不要用冷、热疗法或外用药物刺激。

8. 预约患者统一时间照射，以减少开闭灯管的次数。电压波动可影响紫外线的强度和灯管的使用寿命，所以应配稳压器。灯管置于照射部位的垂直位置，准确测量灯管与被照射部位的距离。用秒表准确掌握照射时间。照射完毕，将灯头移到另一适当位置后，再打开布巾，嘱患者离开。

9. 注意保持灯管清洁，防止灰尘积存，勿用手摸灯管壁，以免污染管壁而影响紫外线透过，每日使用前宜用95%乙醇棉签或干细绒布擦拭管壁一次。应经常检查水冷式体腔紫外线灯的水冷系统是否良好，如有故障不得开灯。

项目五　激光疗法

一、概述

（一）概念

激光是原子受激辐射而产生的光。应用激光技术防治疾病和促进机体康复的治疗方法称为激光疗法（laser therapy）。1949 年美国物理学家朗斯（Lyons）首先发现激光受激辐射的原理，1960 年美国物理学家梅曼（Maiman）用这个原理制成了第一台红宝石激光器，不久相继出现了数百种能发射不同波长相干光的激光器。激光是 20 世纪以来，继原子能、计算机、半导体之后，人类的又一重大发明。激光问世后，很快受到医学界和生物学界的极大重视，医用激光迅速发展，应用激光技术诊治疾病的新方法越来越多。

激光在临床的应用非常广泛。在治疗方面，激光有气化、凝固、烧灼、焊接、照射等应用，激光还能治疗心血管疾病，激光配合各种内镜可以诊治腔内肿瘤。在诊断和基础理论研究方面，出现了许多激光新技术，如激光荧光显微检查、激光微束照射单细胞显微检查、激光显微光谱分析、生物全息摄影及细胞或分子水平的激光检测等。激光相关技术已应用于医学学科的各个角落。

（二）物理特性

激光的本质和普通光线一样，也受光的反射、折射、吸收、透射等物理规律制约。但是，由于激光的产生形式不同于一般光线，普通光是自发辐射，而激光因受激辐射而发生，故激光有其自身的特点。

1. **高亮度性**　光源在单位面积上向某一方向的单位立体角内发射的功率，称为光源在该方向上的亮度。激光亮度取决于它的发射角和相干性。激光在发射方向上高度集中，发射角极小，几乎是高度平等准直的光束，能实现定向集中发射，所以激光有高亮度性。另外，激光的亮度也是相干光叠加效应的结果。一束激光经过聚焦后，由于其高亮度性的特点，能产生强烈的热效应，其焦点范围内的温度可达数千至数万摄氏度，能融化甚至气化对激光有吸收能力的生物组织或非生物材料。医学上用光刀切割组织、气化表浅肿瘤及显微光谱分析等新技术都是利用了激光的高亮度性所产生的高温效应。激光功率密度单位为 mW/cm^2 或 W/cm^2，能量密度单位为 J/cm^2。

2. **高单色性**　临床所谓的单色光并非单一波长的光，而是有一定波长范围的谱线。波长范围越小，谱线宽度越窄，其单色性也越好。因此，谱线的宽度是衡量光线单色性高低的标志。激光是物质中原子（或分子、离子）受激辐射产生的光子流，它依靠发光物质内部的规律性，使光能在光谱上高度集中起来。在激光的发光形式中，可以得到单一能级间所产生的辐射能。因此，这种光是同波长（或频率）的单色光。光谱高度集中时，其纯度接近单一波长的光线，如氦－氖激光就是波长为 $632.8nm$ 的单色红光，被誉为单色性之冠。

3. **高方向性**　激光的方向性取决于它的散射角。激光的散射角非常小，通常以毫弧度计算。如红宝石激光的散射角是 $0.18°$（约为 3.14 毫弧度），氦－氖激光只有 1 毫弧度，因此激光几乎是平等准直的光束，在其传播的进程中有高度方向性。由于激光的单色性和方向性好，通过透镜可以把光束聚焦到非常小的面积上，焦点的直径甚至可以接近激光本身的波长，这是普通光源所不及的。电筒照明时，由于光的散射角大，在数十米后光散开形成大而暗淡的光盘；而激光由于散射角小，可以准直地射向远距离的目标。从普通光源中发射出来的光含有很多波长不等的光成分，当通过透镜时，由于不同波长光的折射率不同，所以不同波长光的焦点不在一个平面上。只有激光才能辐射出几乎平行的光束，并且波长一致，因此可以聚焦成很小的光点。聚焦激光光束的能量密度可以达到很高的程度，这是临床外科和细胞外科使用光刀的决定条件。

4. **相干性好**　相干性是一切波动现象的属性，激光有波动性，因此也有相干性。一般光源如日光、灯光等所辐射的光是非相干光，是波长不等、杂乱无序的混合光束。由于非相干光的波长、相位、振幅极不一致，因此它们的合成波也是一条杂乱无章、毫无规律的曲线，从中不易找出周期性来。

发光系统中处于激发状态的原子受相应的外界入射光子能量激发时，会从高能级跃迁到低能级，同时释放出一个光子。这个被释放的光子和入射的光子是完全一样的，二者的波长、传播方向、振幅及相位完全一样，这样的辐射波具有相干性，其谱线很窄。根据波的叠加原理，如果两列波同时作用于某一点上，则该点的振动等于每列波单独作用时所引起的振动代数和。相干光的合成波就是叠加效应的结果。合成波的相位、波长、传播方向皆不改变，只有振幅急剧增加。因此，通过叠加后的光色不变，只是光的强度极大增加了。

二、治疗作用

（一）治疗原理

1. 光化学反应 激光照射生物组织所引起的生化作用主要取决于组织对于不同波长激光的透过系数（T）和吸收系数（A）的乘积。T·A 的数值愈大，则此种激光对该组织的光效应也愈大。例如波长为 694.3nm 的红宝石激光作用于视网膜，用于视网膜凝固时，T·A = 71%，这个数值比较大，故光凝固效果比较好。组织吸收了激光的量子之后可产生光化学反应、光电效应、电子跃迁、继发其他波长的辐射（如荧光）等一系列的变化，造成组织分解与电离，最终影响受照射组织的结构和功能，甚至导致损伤。

光化学反应在光效应中有重要的作用，普通光能引起的各种类型的光化学反应，激光都可引起。激光作用于活组织的光效应的大小，除激光本身的各种性能外，组织的着色程度或称感光体的类型也起着重要的作用，互补色或近互补色的作用效果最明显。不同颜色的皮肤、脏器或组织结构对激光的吸收有显著差异。在临床和基础研究中，为增强激光对组织的光效应，充分利用互补色作用最佳这一特点，可采用局部染色法。当然也可利用此法限制和减少组织对激光的吸收。

光化学反应可影响核酸的合成、改变酶的活性，最终可改变受辐射组织的结构和功能，从而发挥临床治疗作用。

2. 热效应 激光的本质是电磁波，若其传播的频率与组织分子的振动频率相等或相近，则增强其振动，这是激光的热效应产生热的机制。在一定条件下，作用于组织的激光能量多转变为热能，热效应是激光对组织的最基本作用。产生分子热运动的光主要在红外线波段附近，因此，二氧化碳激光器输出的红外激光对组织的热作用非常强烈。

一定类型和功率的激光照射生物组织时，在几毫秒内可产生 200 ~ 1000℃甚至更高的高温，这是因为激光尤其是聚焦激光能够在微细的光束内集中极大的能量，数十焦耳的红宝石激光或钕玻璃脉冲激光聚焦于组织微区，能在数毫秒内使该区产生数百摄氏度的高温，以致破坏该部位的蛋白质，造成烧伤或气化，而数十焦耳的普通光根本无此作用。此外，激光引起的升温，当停止照射后，其下降速度比任何方式引起的升温下降速度都慢，数十焦耳红宝石激光或钕玻璃脉冲激光引起的升温要下降到原正常温度，需数十分钟。

3. 压强效应 当一束光辐射到某一物体时，激光在物体上产生的辐射压力比普通光大得多。若焦点处的能量密度为 $10^8 W/cm^2$，其压力为 40g/cm²；当激光束聚焦到 0.2mm 以下的光点时，压力可达 200g/cm²。用 $10^7 W$ 巨脉冲红宝石激光照射人体或动物的皮肤标本时，产生的压力实际测定为 $175.8kg/cm^2$。

当激光束照射活组织时，由于单位面积的压强很大，活体组织表面压力可传至组织内部，组织上照射的部分激光能量转变为机械能，形成第一次压强。若激光束的压力大到能使照射的组织表面粒子蒸发的程度，喷出活组织粒子的运动导致与其运动方向相反的机械脉冲波（冲击波），这种冲击波可使活组织逐层喷出不同数量的粒子，最后形成火山口状的空陷。因组织的热膨胀而在组织内形成的压力及反冲压向其他部位传播，产生第二次压强。这一系列的反应均可造成组织损伤。

4. 电磁场效应　在一般强度的激光作用下，电磁场效应不明显。只有当激光强度很大时，电磁场效应才较明显。将激光聚焦后，焦点上的光能量密度可达 $10^6W/cm^2$。电磁场效应可引起或改变生物组织分子及原子的量子化运动，使体内的原子、分子、分子集团等产生激发、振荡、热效应、电离，对生化反应有催化作用，生成自由基，破坏细胞，改变组织的电化学特性等。激光照射后究竟引起哪一种或哪几种反应，与其频率和剂量有重要关系。

5. 对器官系统的影响　取决于激光的种类、强度、输出方式和器官组织本身的生物学特性。小功率的激光照射具有明显的生物刺激作用和调节作用。目前认为，激光治疗作用的基础不是温热效应，而是光的生物化学反应。高能量的激光对组织和器官起到破坏作用，使组织烧灼、凝固。

（二）具体治疗作用

1. 激光的生物刺激和调节作用

（1）促进代谢和组织修复：小功率的激光照射可影响细胞膜的通透性，促进局部血液循环，加速代谢产物的排出；促进蛋白合成和成纤维细胞、胶原纤维的形成；增强酶的活性，促进组织代谢与生物合成，加速线粒体合成 ATP，加快组织修复。因此，有利于伤口、溃疡的修复和愈合，促进骨折愈合，促进毛发和断离神经再生。

（2）镇痛：低强度的激光对组织产生刺激、激活和光化学作用，改善组织血液循环，加速代谢产物和致痛物质的排出，通过抑制致痛物质的合成，提高痛阈，起到镇痛效果。

（3）消炎：小功率的激光照射虽然不能直接杀灭细菌，但可加强机体的细胞和体液免疫功能，使白细胞的吞噬能力增强，免疫球蛋白增多，补体滴度增加，肾上腺皮质功能加强，提高机体的免疫功能，增强局部抗感染能力，故而有明显的消炎作用。

（4）调节血液和内分泌功能：小功率的激光血管内照射，可使血液黏稠度下降，降低血脂。小功率激光照射甲状腺、肾上腺等可影响内分泌腺的功能，调节机体代谢过程，改善全身状况。

（5）调节神经系统功能：小功率的激光照射神经节段、交感神经节等不同部位，局部症状得到改善的同时，全身状况也可得到改善，如精神好转、食欲增加、全身乏力减轻等。

（6）光针作用：小功率的激光照射穴位时，通过对经络的影响，可以改善脏腑功能，从而起到治疗作用。

2. 激光手术　激光手术是用一束细而准直的大能量激光束，经聚焦后，利用焦点的高能、高温、高压的电磁场作用和烧灼作用，对病变组织进行切割、粘合、气化。只要功率掌握适当，软硬组织均可切割。在一般情况下，激光的功率宜在80W以上。激光手术具有出血量少、术后感染率低、组织损伤小、疼痛较轻的优点。

（1）激光在外科及耳鼻喉科的应用：激光配合腹腔镜可做胆囊切开术、激光胆道吻合术，利用激光热止血效应对肝癌等容易出血的肝组织做激光切除，用激光治疗耳硬化症，镫骨切除后的激光固定修复术，用激光治疗喉头癌、呼吸睡眠暂停综合征等。

（2）激光在心血管疾病中的应用：激光可用于治疗周围血管、冠状动脉粥样斑块、心脏节律点的消融，进而治疗难治、危重的心律失常，心瓣膜粘连等病症。激光心肌打孔是用CO_2激光从心包面向心内膜面击穿许多微孔，使心腔与心壁肌肉间有微血窦相通，因而能直接改善心肌供血。激光血管吻合术使血管的吻合比以前更加快速、可靠，在许多外科手术中有重要意义。

（3）激光在口腔科的应用：激光在口腔科的应用范围很广，如治疗牙体、牙髓、牙周病，做口腔肿瘤切除术等。激光可使龋齿釉质发光，故能早期诊断并及时控制龋齿。激光能融合固定在正常牙的矫正器及义齿上的金属等。

（4）激光在眼科的应用：红宝石视网膜凝结机是世界上第一台用于眼科的激光医疗器械。激光在眼科中的主要治疗应用：用红宝石激光或氩离子激光在视网膜剥离时做激光凝结、眼底血管瘤激光凝固、虹膜切除；用CO_2激光治疗眼睑结膜上的色素痣、小赘生物；用氦-氖激光治疗中心性视网膜脉络膜炎等。

（5）激光在神经外科的应用：用CO_2激光、氩离子激光、掺钕钇铝石榴石（Nd-YAG）激光治疗脑及脊髓肿瘤，主要是利用激光的热作用气化肿瘤，比手术刀切除更加方便且出血少。激光神经吻合术是采用低中功率聚焦后微束CO_2激光、Nd-YAG激光等在神经断面对接良好的情况下进行，对神经再生具有对位好、不产生吻合处神经纤维瘤、恢复快等特点。

（6）激光在妇科的应用：CO_2激光、Nd-YAG激光及光动力学疗法（PDT）可用于治疗外阴及宫颈病变，在妇科肿瘤的早期诊断方面也发挥着重要作用。在腹腔镜的直视下，用CO_2激光、Nd-YAG激光可做各种妇科手术，如卵巢囊肿和肿瘤、子宫内膜异位、子宫肌瘤的切除，输卵管粘连的解除，输卵管吻合等，经济、简便、痛苦少，患者易于接受。

三、治疗技术

（一）常用设备

激光器的种类很多，可分为固体激光器、气体激光器、液体激光器、化学激光器、红外激光器、X 射线激光器、准分子激光器、光纤导波激光器、半导体激光器、染料激光器、自由电子激光器等多种类型，下面介绍几种临床上常用的激光器。

1. 氦－氖（He-Ne）激光器　波长 632.8nm 的单色红光，连续输出，输出功率从 1 毫瓦到数十毫瓦不等。临床常用于局部照射、穴位照射和五官科疾病的腔内照射。

2. CO_2 激光器　波长 1060nm 的单色红外线激光，连续或脉冲输出，功率为十几瓦至一百瓦，甚至更高。CO_2 激光可用于散焦照射和烧灼治疗，烧灼治疗输出功率为 100 ～ 300W，散焦照射输出功率为 10 ～ 30W。

3. 砷化镓（AsGa）和镓铝砷（GaAlAs）半导体激光器　砷化镓半导体激光器输出波长为 904nm 的红外激光，镓铝砷半导体激光器输出波长 820nm、830nm 的红外激光，输出功率由数十毫瓦至数百毫瓦不等，可直接进行体表照射，或通过光导纤维进行体表或体腔内照射。

4. 红宝石激光器　波长 694.3nm 的单色红光，脉冲式输出（焦尔级）或连续式输出（毫瓦级），主要用于治疗眼科疾病。

5. 掺钕钇铝石榴石激光器　波长 1060nm 的近红外光，脉冲输出或连续输出，应用功率数百焦耳的掺钕钇铝石榴石激光可做烧灼治疗。

6. 氮分子和氩离子激光器　氮分子激光系波长 337.1nm 的单色长波紫外光，输出功率为 0.1 ～ 2.0mJ；氩离子激光为波长 488nm、514nm 与 514.5nm 的蓝、青、绿光，连续输出，功率为 1 ～ 2W，可用于治疗较表浅的局限化脓性炎症。此外，氮分子激光还可作为荧光检查的光源，诊断早期肿瘤。

7. 氦镉激光器　波长 441.6nm 和 325nm 的紫光和长波紫外光，连续式输出，功率为 3 ～ 16mW，可用于体表照射。将输出功率 15 ～ 20mW 的氦镉激光经光导纤维导入体腔内，借助荧光显示的特点可进行肿瘤的早期诊断。

（二）治疗方法

1. 激光照射的分类及应用

（1）原光束照射：可用于照射病变局部、体穴、耳穴、植物神经节段部位、交感神经节、体表或头皮感应区等。

（2）原光束或聚焦烧灼：可使被照射的病变组织凝固、碳化、气化。

（3）聚焦切割（即激光刀）：用于手术切割。

（4）散焦照射：用于照射面积较大的病变部位。

临床常用锗透镜使激光聚焦或散焦，激光束通过锗透镜后即聚焦，离开焦点后扩散呈离焦效应。距焦点愈远，激光的功率密度愈弱，在焦点可用于手术切割。

2.低、中能量激光疗法　采用氦－氖（He-Ne）激光器，输出红光激光。近年还采用砷化镓与镓铝砷半导体激光器，输出红光、红外激光。这些激光器的功率均为毫瓦级，可直接或通过光导纤维照射，每次15～20分钟，穴位或伤口照射时每部位3～5分钟，每日或隔日1次，10～15次为1个疗程。具体操作方法如下：

（1）接通电源，激光管点燃后调整电流至激光管最佳工作电流量，使激光管发光稳定。

（2）照射创面或穴位前，需用生理盐水将要照射部位清洗干净。

（3）照射距离一般视病情及激光器的功率而定，一般为30～100cm不等，激光束与被照射部位垂直，使光点准确地照射在病变部位或经穴上。

（4）照射剂量目前尚无统一标准，小功率氦－氖激光器输出功率在10mW以下，每次照射10～15分钟，每日1～2次。

（5）不便直接照射的部位（如耳、鼻、喉、口腔、阴道和窦道等部位）可通过光导纤维照射。

（6）激光器一般可连续工作4小时以上，连续治疗时不必关机。

3.高能量激光疗法　采用CO_2激光器、掺钕钇铝石榴石（Nd-YAG）激光器，输出红外激光，这些激光器的功率均为瓦级。进行外科治疗时，将聚集光束对准病患部位，瞬间产生组织凝固、碳化，较小病灶可一次消除，较大的病灶可分次处理，也可以通过内镜进行体腔内治疗。具体操作方法如下：

（1）首先打开水循环系统，检查水流是否通畅。水循环系统如有故障，不得开机工作。

（2）检查各机钮是否在零位，接通电源，依次开启低压及高压开关，并调至激光器最佳工作电流，缓慢调整激光器，以散焦光束照射治疗部位。

（3）患者取舒适体位，充分暴露治疗部位。聚焦烧灼或气化时治疗部位应常规消毒，必要时做局部麻醉，然后用脚踏板控制输出。治疗结束后，治疗局部应涂抹烫伤膏或绿药膏。

（4）照射距离一般为150～200cm，以局部有舒适的微热感为宜，勿过热，以免烫伤，每次治疗10～15分钟，每日1次，15次为1个疗程。

（5）治疗结束，按与开机相反的顺序关闭各组机钮，关闭机钮15分钟之内勿关闭水循环。

4.光动力疗法（photodynamic therapy，PDT）　又称光敏疗法、光化学疗法。它是利用光敏剂选择性聚积在靶组织中，然后用特定波长的光线激发光敏剂，使其发生光化学反应来治疗疾病的方法。在治疗肿瘤方面，有人称它为继放疗、化疗和手术治疗三大疗法之后的第四种疗法。成熟的PDT在美国、英国、法国、日本、德国、加拿大等都取得了很大成功，已被广泛应用于各个领域。光敏疗法必须具备三个条件：光源、光敏剂和靶组织。光源常用的有可见光、紫外线及激光；光敏剂是可吸收一定波长的光并能被其所激活的物质，常用的有煤焦油、8-甲氧基补骨脂素（8-MOP）、呋喃香豆精、卟啉类、酞菁化合物类、光敏药物；靶组织有皮肤、血液、骨髓、肿瘤和其他组织。具体操作方法如下：

（1）治疗银屑病、白癜风　先口服8-MOP 20～30mg，2小时后进行全身长波紫外线照射。治疗局限性银屑病、白癜风时将0.15%～0.5%的8-MOP酊剂涂于患处皮肤，40分钟后进行长波紫外线照射，隔日1次，20～30次为1个疗程。

（2）治疗恶性肿瘤　①给血卟啉类药物前先在患者前臂皮肤划痕做过敏试验，结果阴性者，按规定2.5～5mg/kg给药，将药物溶于250mL生理盐水中静脉滴注。②一般在给药48～72小时后开始照射，光源可以用氩离子激光或其他大功率630nm红光激光，局部照射20～30分钟。③进行体表局部直接照射可以治疗体表恶性肿瘤，以内镜、光导纤维进行体腔内照射可以治疗口腔、食管、胃、膀胱等体腔内肿瘤。④一般在治疗后24小时肿瘤变黑坏死，1周后形成黑痂，2～3周后脱落。⑤治疗1～2次，再次照射应间隔1周。

四、临床应用

（一）适应证

1. 低、中能量激光疗法　应用氦-氖（He-Ne）激光器、砷化镓与镓铝砷半导体激光器、氩离子激光器、氮分子激光器、氦镉激光器等可以治疗以下疾病。

（1）内科疾病：原发性高血压、低血压、支气管炎、哮喘、肺炎、胃肠功能失调、肝炎、类风湿关节炎、肿瘤放疗或化疗反应、白细胞减少症、神经衰弱、脑震荡后遗症、神经性头痛、神经根炎、脊髓空洞症、面神经炎、三叉神经痛、小儿脑性麻痹、遗尿症等。

（2）外科疾病：慢性伤口、慢性溃疡、压疮、烧伤创面、甲沟炎、疖、痈、淋巴结炎、静脉炎、血管闭塞性脉管炎、肩周炎、腱鞘炎、滑囊炎、肱骨外上髁炎、软组织挫伤或扭伤、前列腺炎等。

（3）妇科疾病：外阴炎、阴道炎、宫颈炎、盆腔炎性疾病、痛经、附件炎、卵巢功能紊乱、臀位转胎等。

（4）皮肤科疾病：湿疹、皮炎、斑秃、带状疱疹、皮肤瘙痒症、神经性皮炎、单纯疱疹等。

（5）口腔科疾病：慢性唇炎、舌炎、地图舌、舌乳头剥脱、创伤性口腔溃疡、复发性口腔溃疡、药物过敏性口炎、疱疹性口炎、颞颌关节功能紊乱；防龋齿。

（6）眼及耳鼻喉科疾病：睑腺炎、病毒性角膜炎、中心性视网膜炎、耳软骨膜炎、慢性鼻炎、萎缩性鼻炎、过敏性鼻炎、咽炎、扁桃腺炎、喉炎、耳聋、耳鸣等。

2. 高强能量激光疗法　采用 CO_2 激光器、掺钕钇铝石榴石（Nd-YAG）激光器、红宝石激光器，这些激光器的功率均为数十至数百瓦。

（1）输出功率在 10～30W 之间：如急性病症多用 10W 以内、慢性病症可用 20W 左右的功率，治疗感染伤口、慢性溃疡、压疮、肌纤维组织炎、肩周炎、腱鞘炎、滑囊炎、肱骨外上髁炎、扭伤、慢性腹泻、慢性风湿性关节炎、神经性皮炎、硬皮症、结节性痒疹、湿疹、手癣、面神经炎、单纯性鼻炎、颞颌关节功能紊乱、牙质过敏、外阴瘙痒症、附件炎、盆腔炎性疾病、宫颈炎、遗尿症等。

（2）输出功率在 30～80W 之间：治疗色素痣、黑色素瘤、血管瘤、鲜红斑痣、疣状痣、乳头状瘤、寻常疣、老年角化、鸡眼、皮肤原位癌、基底细胞癌、鳞状细胞癌、唇癌、舌癌、唇黏液囊肿、肥厚性鼻炎、鼻出血、宫颈糜烂、宫颈癌等。红宝石激光主要用于治疗眼科疾病。应用脉冲式输出的红宝石激光，功率为 0.1～0.5J，封闭视网膜裂孔，用以治疗黄斑部和后极部无积液的视网膜脱离、封闭孔洞，疗效达 90% 以上，具有显著的效果；应用 1.0～2.0J 的红宝石激光做虹膜切除术，治疗原发性闭角青光眼、瞳孔膜闭继发性青光眼、去除晶状体前囊色素组织、先天性核性和绕核性白内障、先天性瞳孔残膜、外伤或手术后瞳孔移位、虹膜囊肿、结膜色素症等均有疗效。

（3）输出功率在 100～300W 之间：聚焦后作为"光刀"施行手术，临床上已用二氧化碳"光刀"实施体表、颈部、胸腔、四肢等部位的手术，其中较多用于切除肿瘤。在耳鼻喉科用于扁桃腺切除术、全上颌骨切除术等。在烧伤方面用于痂皮或瘢痕的切除。应用输出功率在 100J 以上的红宝石激光可治疗浅表毛细血管扩张、色素痣、皮脂腺痣、疣状痣等。

（二）禁忌证

心、肺、肾功能衰竭，恶性肿瘤（光敏治疗除外），活动性出血等；癫痫、糖尿病、有出血倾向；严重的心脏病、高血压、孕妇；皮肤结核、皮肤癌、与黑色素瘤有关的皮肤病变、皮肤急性炎症、瘢痕体质；光敏性皮肤或正在服用光敏性药物；凝血功能障碍或正在服用抗凝剂。

（三）注意事项

1. 了解激光器的性能，特别是功率的大小，熟悉操作规程；光导纤维不得挤压、弯曲，防止折断。

2. 治疗室用黑色颜料粉刷四壁，门窗玻璃采用黑色幕布遮蔽或涂色，或换有色玻璃，以最大限度地吸收射向它的各色激光。

3. 激光器须合理放置，避免激光束射向人员走动频繁的区域。在激光辐射的方向上应安置必要的遮光板或屏风。

4.治疗室内灯光应充分明亮。光线较暗时瞳孔散大，受激光照射进入眼内的光能增多，由于眼球有高倍聚光作用，对眼的损伤加重。

5.操作人员须穿白色工作服，戴白色工作帽。操作人员与接受面部治疗的患者应注意保护眼睛，戴相应种类的防护眼镜，或用盐水布巾遮盖眼部，避免激光直接照射。

6.治疗室应安装通风、抽气的设备，以防激光烧灼治疗时产生的异味污染空气，对人员造成伤害。

7.照射伤口前需用生理盐水或3%硼酸水清除表面的分泌物和坏死组织；治疗过程中应随时询问患者的感觉，以舒适温热感为宜，并根据患者的感觉随时调整照射距离。患者不得随意变换体位或移动激光管。每3～6个月定时检测激光器的输出强度，强度过弱时应停止使用，更换灯管。

8.光敏治疗者于注射药物1个月内居住暗室，严禁日光直晒，以免引起全身性光敏反应。

9.操作人员应做定期健康检查，特别是眼底视网膜的检查。

学习小结

　　光疗法是利用人工光源或自然光源防治疾病和促进机体康复的治疗方法，主要包括红外线疗法、可见光疗法、紫外线疗法和激光疗法。通过本模块的学习，主要掌握各类光疗法的适应证及操作方法，尤其要掌握操作注意事项，避免医疗意外的发生；还应熟悉和了解各种光疗法的治疗原理及光的物理特性，这样才能更好地与患者沟通，对治疗过程中出现的理化变化做出合理的解释。光疗法操作简便，适应证广泛，一些独特的理化作用是药物无法替代的。如蓝、紫光治疗新生儿高胆红素血症，紫外线筛网照射治疗带状疱疹后遗痛，光动力疗法治疗白癜风、银屑病、恶性肿瘤等疑难杂症，均具有良好的疗效。因此光疗法具有较好的发展前景及广泛的适用人群。

复习思考

一、以下每一道考题有 A、B、C、D、E 五个备选答案，请从中选择一个最佳答案

1.容易引起电光性眼炎的光疗法是（　　　）

A.红光疗法　　　　　　B.紫外线疗法　　　　C.激光疗法

D.红外线疗法　　　　　E.蓝紫光疗法

2. 具有较强杀菌作用的光疗法是（　　　）

　　A. 红光疗法　　　　　　　B. 紫外线疗法　　　　C. 激光疗法

　　D. 红外线疗法　　　　　　E. 蓝紫光疗法

3. 蓝紫光疗法对下列疾病有特效的是（　　　）

　　A. 高蛋白血症　　　　　　B. 高尿酸血症　　　　C. 高胆红素血症

　　D. 低胆红素血症　　　　　E. 低蛋白血症

4. 下列疾病不是激光疗法适应证的是（　　　）

　　A. 鼻炎　　　　　　　　　B. 疱疹　　　　　　　C. 阴道炎

　　D. 肋软骨炎　　　　　　　E. 皮肤溃疡

5. 紫外线首次局部照射治疗通常要求足够的大剂量，照射后皮肤应出现（　　　）

　　A. 无肉眼可见的红斑反应　　B. 可见的轻微红斑反应

　　C. 明显的红斑反应　　　　　D. 强红斑反应

　　E. 照射 2 小时后出现强烈红斑反应

二、多选题

1. 激光的物理特性包括（　　　）

　　A. 高亮度性　　　　　　　B. 单色性好　　　　　C. 高方向性

　　D. 机械效应　　　　　　　E. 相干性好

2. 临床上光疗法一般分为（　　　）

　　A. 紫外线疗法　　　　　　B. 可见光疗法　　　　C. 红外线疗法

　　D. 激光疗法　　　　　　　E. 日光浴疗法

3. 紫外线局部照射法包括（　　　）

　　A. 节段照射法　　　　　　B. 分区照射法　　　　C. 中心叠加法

　　D. 筛网照射法　　　　　　E. 穴位照射法

三、名词解释

光疗法　　　红外线疗法　　　生物剂量

四、简答题

1. 简述紫外线疗法的治疗作用。

2. 简述光疗法的分类，各种光疗法的概念及其主要治疗原理。

五、思考题

根据紫外线的治疗原理，临床上还可以尝试治疗哪些疾病？

六、案例分析

患者，某男，36 岁。因"左前胸壁疼痛 5 天"就诊。患者自述 5 天前劳累后出现左前胸壁疼痛，并于体位转移时疼痛明显加重。否认外伤史，无明显咳嗽、咳痰症状，无胸闷、气短。查体：听诊心音尚可，节律规整，双肺呼吸音清，未闻及啰音。左胸骨外侧缘平第 4 肋水平有局限性压痛点。

请问：该患者的初步诊断是什么？进一步辅助检查及物理因子治疗方案是什么？

扫一扫，看课件

模块七
超声波疗法

【学习目标】

　　掌握超声波疗法的概念；常规剂量超声治疗法；超声波疗法的临床应用。

　　熟悉超声波的物理特性；超声波疗法的治疗原理与治疗作用；超声综合治疗法。

　　了解超声波疗法的常用设备；大剂量超声治疗法。

项目一　概　述

一、概念

　　超声波是指频率高于 20kHz 的声波，是一种不能引起正常人听觉反应的机械振动波。应用超声波治疗疾病的方法称为超声波疗法（ultrasound therapy）。超声波疗法有常规剂量超声治疗法、超声综合治疗法、大剂量超声治疗法三种，前两种在康复医学临床中较常用。

　　振动的传播称为波，分为机械波和电磁波。声波属于机械波，是物体的机械振动产生的能在介质中传播的一种纵波。正常人耳可以听到的声波频率在 16 ～ 20kHz，称为声音；频率大于 20kHz 的声波，称为超声波；频率低于 16kHz 的声波，称为次声波。人耳可以听到声音，但听不到超声波与次声波。频率为 500 ～ 2500kHz 的超声波具有治疗作用，物理因子治疗中超声波的常用频率为 800 ～ 1000kHz，称为标准频率。

二、物理特性

（一）超声波的产生

　　超声波的产生原理是压电效应和逆压电效应。某些晶体如石英、钛酸钡等，当受到某固定方向的外力作用时，晶体发生压缩或伸长变形，在其受力面上就会产生数量相等的正负电荷，而当外力去除后又重新恢复到不带电的状态，这种将机械能转变为电能的现象称为压电效应。由于压电效应是可逆的，如对这些晶体施加交变电场则可引起晶体机械变形（压缩或伸长），这种将电能转变成机械能的现象称为逆压电效应。

医用超声波主要是利用逆压电效应，由超声波发生器产生，装置中有一块石英晶体薄片，在相应频率的高频电场作用下，晶体薄片能准确迅速地随着交变电场的频率而周期性地改变其体积（压缩与伸长），由此形成高频率的机械振动波，即超声波（图7-1）。

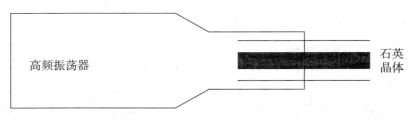

图 7-1　超声波的产生

（二）超声波的传播

1. 传播速度　是指单位时间内超声波在介质中传播的距离，单位为米/秒（m/s）。超声波的传播必须依靠介质，如固体、液体、气体，所以在真空中无法传播。传播速度与介质特性有关，与声波频率无关。不同频率的超声波在同一介质中传播的速度相同，但同一频率的声波在不同介质中传播的速度不同。声波在空气中传播的速度约为340m/s，在水中约为1400m/s，在固体金属中约为5000m/s；在人体组织中与在水中相似，为1400～1500m/s，在人体骨骼中约为3380m/s。其传播速度并非一成不变，还与介质的温度、纯度、压强等因素有关。一般情况下，超声波的传播速度随介质温度的上升而加快，温度每升高1℃，声速增加约0.6m/s；介质的纯度越高，传播速度越快。

2. 传播距离　在同一介质中超声波的传播距离受其频率影响，频率越高传播距离越近，频率越低则传播距离越远。同时，超声波的传播距离也与介质的特性有关，同一频率的超声波作用于不同介质上，其穿透深度也不同。如频率为1000kHz的超声波在人体的穿透深度为肌肉4.5cm、肝脏6cm、脂肪8cm、血液50cm、血浆150cm、水300cm。

3. 散射与束射　当超声波在传播过程中遇到厚度远远小于声波波长的微小粒子时，微粒吸收能量后会向四周各个方向辐射声波，形成球面波，这种现象称为散射。但是，当声源的直径大于波长时，声波即呈直线传播，这种现象即束射。超声波频率愈高，愈集中成束射。医用超声波仪器声头直径一般为其波长的6倍以上，愈接近声头的中心，声束的强度愈强并形成束射。

4. 反射、折射与聚焦　超声波由一种介质传播到另一种介质时，在界面处会有一部分超声波反射回到第一种介质中，这种现象称为反射；其余透过界面进入第二种介质，但超声波的传播方向发生偏转，这种现象称为折射；利用超声波的反射、折射特性，通过透镜和弧面反射将声束聚焦于焦点以产生强大的能量，称为聚焦。

超声波在界面被反射的程度完全取决于两种介质的声阻差。声阻（Z）＝介质密度（ρ）× 声速（C），单位为瑞利（rayls），1rayls＝1g/（cm²·s）。声阻差愈大，反射程度也愈大；声阻相同的两种介质，反射程度最小。

由于空气和液体或固体的声阻相差很大，超声波很难由空气进入液体或固体，也很难由液体或固体进入空气。所以在使用超声波治疗时，在人体与声头之间即使仅有1/100mm厚的空气也能使超声波全部反射。因此，为了使声头与治疗部位能密切接触，避免出现空气层，必须在治疗体表与声头之间加上耦合剂。

5. 声压和声强　声压和声强是描写声场的主要物理参量。超声波在介质中传播的空间范围，即介质受到超声振动能作用的区域称为超声波的声场，分为近场区和远场区。前者指接近声头的一段，为平行的射束；后者指随后射束开始扩散的部分。因此，为克服能量分布不均，在超声波治疗时声头应在治疗部位缓慢移动。

（1）声压：指介质中有声波传播时的压强与没有声波传播时的静压强之差，即声能的压力。声波在介质中传播时，介质中出现稠密区和稀疏区：在稠密区的压强大于原来的静压强，声压为正值；在稀疏区的压强小于原来的静压强，声压为负值。这种正或负的压强所形成的声压，随声波周期而改变，因此也具有周期性变化。

（2）声强：指单位时间内声能的强度，即在每秒钟内垂直通过介质中1cm²面积的能量。对超声声头，以每秒辐射总能量表示其总功率，单位为W（瓦特），用W/cm²（瓦/平方厘米）作为治疗剂量单位。声强与声压的平方成正比，亦与频率的平方、振幅的平方和介质密度的乘积成正比，因此声波频率愈高，声能愈强。

声波的声压和声强一般很小。由于超声波频率甚高，因此其声压亦很大，声强则更大。中等治疗剂量的超声波在组织中产生的声压为 ±2.6Atm（大气压）；临床常用的超声波治疗剂量为 0.1 ~ 2.5W/cm²，而震耳欲聋的大炮声声强只相当于 0.01 ~ 0.0001W/cm²。

6. 超声波的吸收与穿透　超声波在介质中传播时，部分超声波被介质吸收转变为热能，强度随其传播距离而减弱，称为超声波的吸收，又称为超声波的衰减。影响超声波吸收与穿透的因素主要有以下几个方面。

（1）介质对超声波的吸收：超声波的吸收与介质的密度、黏滞性、导热性及超声波的频率有关。超声波在固体介质中吸收最少，液体中吸收较多，气体中吸收最多；超声波在空气中衰减剧烈，其吸收系数比在水中的吸收系数大1000倍，所以在超声波治疗中应避免声头下有任何大小的空气泡。

半吸收层（半价层）：半吸收层是指超声波在某种介质中衰减到原能量一半时的厚度，

通常用来表明一种介质对超声波的吸收能力或超声波在某一介质中的穿透能力。例如：一开始具有 10W/cm^2 的束射超声波，当通过 3.6cm 厚的肌肉后降低为 5W/cm^2，在经过 7.2cm 后降低为 2.5W/cm^2。半吸收层厚度大，表明介质的吸收能力弱，超声波的穿透能力强；半吸收层厚度小，则相反（图 7-2）。

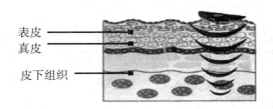

表皮
真皮
皮下组织

图 7-2　超声波的吸收与穿透

（2）超声波频率的影响：不同频率的超声波在同一生物组织上的吸收不同，其吸收系数与超声波频率的平方成正比。即超声波频率愈高，在同一生物组织中传播时被吸收的愈多，半吸收层愈小，穿透能力愈弱。例如：90kHz 的超声波能穿透肌肉层 10cm，0.8MHz 的超声波可穿透肌肉层 3.6cm，而 2.5MHz 的超声波只能穿透肌肉层 0.5cm。由于过高频率的超声波穿透能力弱，用在深部治疗时剂量则太小；而过低频率的超声波穿透能力强，以致被治疗部位吸收的声能太少，不足以产生有效的治疗作用。因此，目前常用于物理治疗的超声波频率为 800～1000kHz，穿透深度约为 5cm。

（3）生物组织成分的影响：同一频率超声波在不同生物组织上的吸收不同。水的超声波吸收系数比软组织低得多，含水量较多、固体成分较少的组织（如血液）则表现出较低的吸收系数，超声波穿透力强，反之则相反。组织的平均吸收值由大到小排列为肺＞骨＞肌腱＞肾＞肝神经＞脂肪＞血液＞血清。

三、治疗作用

（一）治疗原理

1. 机械作用　超声波在介质中传播时，介质质点在其平衡位置附近做往复运动，使介质内部发生有节律的疏密变化。这种疏密变化形成压力变化，即压力差，从而使组织细胞发生容积和运动变化，进一步引起细胞质较强的运动，并刺激半透膜的弥散过程，这种现象称为超声波对组织的"细胞按摩"或"微细按摩"作用。微细按摩作用是超声波治疗疾病的最基本机制。

超声波的机械作用可以产生的生物效应有改善组织营养、促进血液循环、加强新陈代谢、镇痛、软化瘢痕、杀菌消毒。

2.温热作用 超声波在机体传播中产热是一种组织"内生热"的过程，是超声波的机械能转变成热能的过程。超声波的温热作用与超声的频率、剂量和介质的性质有关，频率越高或剂量越大，产热越多。在人体组织中，神经组织吸收声能最多、产热最多，肌肉次之，脂肪较差；在不同组织界面处产热较多，如皮下组织与肌肉组织的界面、肌肉组织与骨组织的界面。虽然超声波有很好的热作用，但产生的热量多随血液循环散发，因此超声波治疗过程中一般不会引起人体组织局部烫伤。不过当超声波作用于缺少血液循环的组织时，如角膜、晶状体、玻璃体、睾丸等应十分注意，以免过热发生损害。

超声波的温热作用产生的生物效应可引起血管功能及代谢过程变化，增强局部血液循环和营养代谢，降低肌肉和结缔组织张力和感觉兴奋性，缓解痉挛和疼痛。

3.理化作用 超声波除机械作用和温热作用，还可引发一些物理化学变化。

（1）空化作用：即超声波所致介质中气体或充气空隙形成、发展和波动的动力学过程，又分为稳态空化和瞬间空化。瞬间空化易使处于空化作用附近的细胞等生物体组织受到严重损伤。空化作用需高声强和较低频率，机体在 800kHZ 频率以上的超声波作用下发生空化现象极少，故在常规理疗中意义不大。

（2）pH 值的改变：超声波可使组织 pH 值向碱性方面转化，缓解炎症组织局部的酸中毒，减轻疼痛，有利于炎症的修复。

（3）影响酶活性、蛋白质合成：超声波可使复杂的蛋白质较快地解聚为普通的有机分子，影响许多酶的活性，如可使关节内还原酶、水解酶活性增强，这在超声波治疗中意义重大。此外，细胞线粒体、核酸对超声波的作用十分敏感，低强度超声波可使细胞内胸腺核苷酸含量增加，从而影响蛋白质合成，刺激细胞生长，促进物质代谢。

（4）对自由基的影响：在高强度超声波作用下，组织内会生成很多高活性自由基，加速组织内还原氧化过程；还会破坏氨基酸、脱氢、分裂肽键及凝固蛋白质等，这些在超声波治疗癌症中有重要意义。

（5）弥散作用：超声波可提高生物膜通透性，使药物更容易进入机体内。此作用尤其对病理组织有促进恢复的效果，在临床治疗上有一定的意义。

（6）触变作用：即超声波机械作用的体现。超声波对病变的肌肉、肌腱具有软化作用，使其组织形态细微改变，组织缺水的状态发生改变，出现液化反应。利用此作用可以治疗一些关节疾病，如强直性脊柱炎、关节韧带退行性变等。

（二）具体治疗作用

1.神经系统 神经系统对超声波非常敏感，且中枢神经敏感性高于外周神经，神经元的敏感性高于神经纤维和胶质细胞。大剂量的超声波可引起中枢神经和外周神经的不可逆性损伤。在治疗剂量范围内，超声波可降低周围神经兴奋性，减慢神经传导，减轻神经的炎症反应，促进神经损伤愈合，提高痛阈，减轻疼痛；作用于大脑可刺激神经细胞的能量代谢，使脑血管扩张、血流加快，从而加速侧支循环的建立，加速脑细胞功能的恢复；作用于间脑可使心跳加快、血压升高；作用于脊髓可改善感觉、运动神经的传导功能；作用于自主神经系统，可引起皮温升高、血液循坏加快等。因此，超声波疗法可用于神经炎、神经痛等外周神经疾病的治疗，对脑卒中、脑外伤等中枢神经疾病也有一定疗效，还可以通过对自主神经的作用治疗支气管哮喘、胃及十二指肠溃疡等疾病。

2. 循坏系统 心脏房室束对超声波的作用非常敏感，大剂量超声波可造成心包膜下出血、心肌点状出血、心律失常，甚至心跳停止，因此在心前区应用超声波治疗时应格外小心。适当剂量（$0.75 \sim 1.25W/cm^2$）的超声波可以增强心肌收缩力，使痉挛的冠状动脉扩张，促进侧支循环的建立及心肌细胞的修复，使心肌梗死和冠心病患者的症状得到缓解。超声波对血管的作用是使血管扩张，血流速度加快，血管壁通透性增加，血压下降。

3. 肌肉与结缔组织 横纹肌对超声波较敏感，治疗剂量的超声波可降低挛缩肌肉的张力，使肌纤维松弛而解除痉挛。结缔组织对超声波敏感性较差，对有组织损伤的伤口，小剂量超声波有刺激结缔组织增生的作用；对过度增生的结缔组织，如瘢痕及增生性骨关节病，中等剂量的超声波有软化消散作用。

4. 骨骼 骨骼对超声波的声阻很大，吸收较强。小剂量超声波（连续式 $0.1 \sim 0.4W/cm^2$、脉冲式 $0.4 \sim 1W/cm^2$）可促进骨痂生长；中等剂量（$1 \sim 2W/cm^2$）超声波可引起骨发育不全，因此幼儿骨骺处禁用超声波治疗；大剂量超声波则使骨愈合迟缓，并损害骨髓。一般认为，移动法大于 $3.25W/cm^2$ 的治疗剂量为危险剂量。超声波在骨与周围组织界面上反射明显，易产生加强的局部热作用，引起骨膜疼痛。

5. 皮肤 超声波作用于皮肤可提高皮肤血管的通透性，使皮肤轻微充血，但无红斑。超声波可促进皮肤汗腺的分泌，增强皮肤排泄功能，改善皮肤营养，提高皮肤再生能力。人体不同部位的皮肤对超声波敏感性不同，头面部皮肤最敏感，腹部皮肤次之，肢体皮肤敏感性最差。用固定法或较大剂量时，皮肤可有明显的热感及灼痛感，甚至会引起表皮及真皮坏死。疼痛是超声波治疗剂量超过阈值的标志，对有皮肤感觉障碍者，应注意观察，避免皮肤灼伤。

6. 眼睛 眼睛的结构决定了其对超声波反应的特殊性。眼睛的解剖结构特点为球体形态、液体成分、层次多等，对超声波作用敏感，容易产生热积聚而致损伤。小剂量超声波（脉冲式 $0.4 \sim 0.6W/cm^2$，$3 \sim 6$ 分钟）可减轻炎症反应，改善血液循环，促进炎症吸收及组织修复，刺激角膜再生，对玻璃体混浊、眼内出血、视网膜炎、外伤性白内障等眼科疾病有较好疗效；大剂量超声波可引起结膜充血、角膜水肿、角膜上皮脱落、晶状体和玻璃体混浊、交感性眼炎、眼底变性等。

7. 消化系统 小剂量超声波可以促进胃肠蠕动，增加胃酸分泌；大剂量超声波可造成胃肠局部水肿、出血，甚至坏死、穿孔。小剂量超声波可促进肝细胞再生，改善肝脏功能，促进胆汁排出；大剂量超声波对肝脏有损害作用。

8. **泌尿系统** 小剂量超声波有促进肾脏组织细胞的生长，扩张肾脏血管、促进肾脏血液循环的作用；大剂量超声波可使肾细胞变性、坏死，毛细血管和小静脉充血、渗出、出血，甚至引起严重的尿毒症和酸中毒。

9. **生殖系统** 适量的超声波可使精子数目增加，精子活动性增强；大剂量超声波可使精子萎缩。适量超声波可促进卵巢滤泡形成；大剂量超声波则使卵泡变性，导致胚胎畸形、流产。因此，对孕妇腹部禁用超声波疗法。

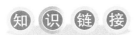

超声波应用于医学有 70 多年的历史，自 1928 年起就有超声波治疗慢性耳聋的报道，至 1948 年超声波在欧美等国已广泛应用于临床，如超声波治疗神经、肌肉、骨骼等系统的疾病和创伤等。此后，随着对超声波在医学领域应用的深入研究和现代科学技术的进步，超声波在诊断、基础实验及临床治疗等方面得到进一步发展，从而形成一门新兴学科——超声医学（ulerasonic medicine），专门研究超声波对机体的作用和反作用规律并加以利用，以达到医学诊断和治疗的目的，包括超声治疗学、超声诊断学和生物医学超声工程等。

项目二 治疗技术

一、常用设备

（一）超声波治疗仪

1. **主要结构和原理** 超声波治疗仪由主机和声头两部分组成（图 7-3）。主机包括电源电路、高频振荡电路、调制器和定时器。电源电路提供电功率和电压；高频振荡电路产生振荡电压，使声头晶体产生机械振动；调制器用以调节电压幅度，选择输出方式；定时器用以调节治疗时间。声头又称换能器，在高频电压作用下，声头内压电晶体的厚薄发生规律性变化，引起机械振动，产生超声波。常用频率有 0.8MHz、1MHz、3.2MHz；声头直径有 1cm、2cm、5cm 等多种。

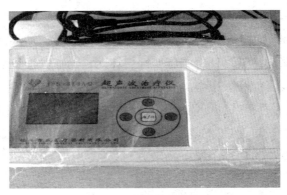

图 7-3　超声波治疗仪

2. 输出形式　连续超声波：在治疗过程中，声头连续不断地辐射出声能作用于机体。此作用均匀，产热效能较大。脉冲超声波：在治疗过程中，声头间断地辐射出声能作用于机体，通断比有 1 : 2、1 : 5、1 : 10、1 : 20 等。此作用产热效应较小，既可减少在较大治疗强度超声波辐射下所引起的组织过热危险，也可充分发挥超声波的机械效应（图7-4）。

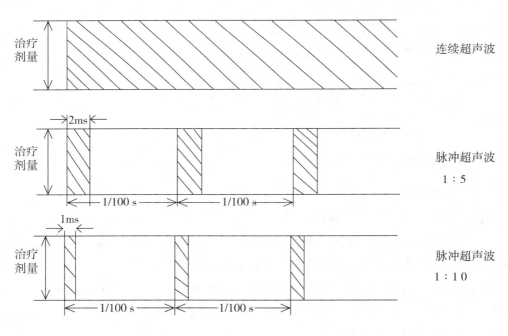

图 7-4　超声波的输出形式

（二）辅助设备
辅助设备是为超声波的特殊治疗或操作方便而配备的附件，包括以下几种。

1.水槽 用于水下超声波疗法。水槽的材质可为木质、塑料、金属、玻璃和陶瓷等，水槽的容积需容纳治疗的肢体和超声波治疗仪声头。

2.水枕、水袋 当治疗体表凹凸不平时，应用水枕、水袋进行超声波治疗。水袋、水枕用塑料或薄橡皮膜制成，其内装入煮沸而去除气体的温开水。治疗时水袋放置在声头与皮肤之间。

3.水漏斗 用塑料等坚实材料制成，治疗时漏斗小口朝下放置在治疗部位，紧贴皮肤，漏斗中加无气体水，声头从漏斗大口放入漏斗，声头表面浸在水中。水漏斗用于小部位或体腔的超声波治疗。

4.声头接管 用与声头表面相同的材料制成，上端紧接声头，下端紧贴皮肤。用于小部位的超声波治疗。

（三）耦合剂

耦合剂又称接触剂，用于声头和皮肤之间（图7-5）。应用耦合剂的目的是减少声头和皮肤之间的声能损耗，使得更多的声能进入人体。选择的耦合剂声阻应介于声头材料与皮肤之间，以减少超声波在皮肤界面的反射消耗。作为耦合剂应符合下列条件：清洁、透明、不污染皮肤、能在皮肤表面停留、不会快速被皮肤吸收、对皮肤无刺激作用、便宜、无气泡。符合上述条件的常用耦合剂有甘油、液状石蜡、凡士林、蓖麻油，还有按一定比例配制的各种复合乳剂（水、油、胶的混合物）、液体凝胶等。煮沸过的水也是理想的耦合剂，但由于水的黏滞性小，不能停留于体表，所以只适用于水下法、水袋法的超声波治疗。

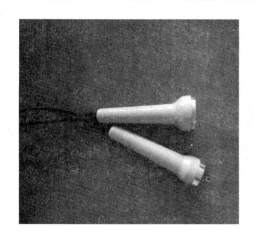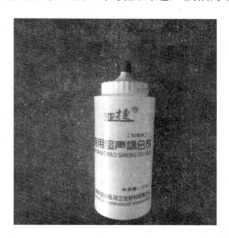

图7-5 声头、耦合剂

二、治疗方法

（一）常规剂量超声治疗法

超声波常用治疗强度一般小于$3W/cm^2$，可分为3种剂量：$0.1 \sim 1W/cm^2$为小剂量；

$1 \sim 2W/cm^2$ 为中等剂量；$2 \sim 3W/cm^2$ 为大剂量。在实际应用中多采用小剂量、中等剂量，应用脉冲法、水下法、水枕法、水袋法时剂量可稍大（表7-1）。

表7-1　超声波强度等级表（W/cm²）

治疗方法及强度等级	固定法			移动法		
	低	中	高	低	中	高
连续式	$0.1 \sim 0.2$	$0.3 \sim 0.4$	$0.5 \sim 0.6$	$0.6 \sim 0.8$	$1 \sim 1.2$	$1.2 \sim 2$
脉冲式	$0.3 \sim 0.4$	$0.5 \sim 0.7$	$0.8 \sim 1.0$	$1.0 \sim 1.5$	$1.5 \sim 2$	$2 \sim 2.5$

主要治疗方法有直接治疗法和间接治疗法。

1. **直接治疗法**　指将声头直接压在治疗部位上进行治疗，又分为移动法和固定法两种。

（1）移动法：该法最为常用，适用于治疗皮肤平坦、面积较大的部位。

操作程序：①患者取舒适体位，充分暴露治疗部位，在治疗部位涂上耦合剂，声头轻压接触治疗部位。②接通电源，调节输出波形的类型、剂量、时间，在治疗部位做缓慢往返或回旋移动，移动过程中声头应垂直于皮肤，移动速度根据声头面积和治疗面积进行调整，一般为 $2 \sim 3cm/s$。③常用 $0.5 \sim 2.0W/cm^2$ 的小剂量和中等剂量。头部可选用脉冲超声波，输出强度由 $0.75 \sim 1W/cm^2$ 逐渐增至 $1.5W/cm^2$；眼部治疗用脉冲超声波，输出强度为 $0.5 \sim 0.75W/cm^2$。④治疗时间为每次 $5 \sim 10$ 分钟，大面积移动时可适当延长至 $10 \sim 15$ 分钟。⑤治疗结束后，将超声输出调回零位，关闭电源，移走声头，清洁治疗部位和声头，并将声头消毒后放在声头架上。⑥一般治疗 $6 \sim 10$ 次为1个疗程，慢性病 $10 \sim 15$ 次为1个疗程，每日或隔日1次，疗程间隔 $1 \sim 2$ 周。如需治疗 $3 \sim 4$ 个疗程者，则第2个疗程以后间隔时间应适当延长。

（2）固定法：该法适用于穴位、神经根和病变很小的部位。

操作程序：①在治疗部位涂上耦合剂，声头以适当的压力固定于治疗部位。②治疗剂量宜小，常用超声波强度为 $0.1 \sim 0.5W/cm^2$，其最大量约为移动法的1/3。③每次治疗时间为 $3 \sim 5$ 分钟。④开通、关闭电源顺序及治疗疗程与移动法相同。⑤固定法容易在不同组织的分界面上产生强烈的温热作用及骨膜疼痛反应，治疗时如果出现治疗部位过热或疼痛，应移动声头或降低强度，避免发生灼伤。

2. **间接治疗法**　指声头通过水、水袋等介质或辅助器，间接作用于治疗部位的一种治疗方法，又分为水下法和辅助器治疗法两种。

（1）水下法：此法是在水中进行超声波治疗的一种方法，声头应有防水装置。优点是声波不仅能垂直且能倾斜成束状辐射到治疗部位，还可通过水使超声波完全传导。常用于治疗表面形状不规则、有局部疼痛、不能直接接触治疗的部位，如肘、腕、指、踝、趾关节，开放性创伤，溃疡等。

操作程序：①将声头与患者手足等治疗部位浸入 36～38℃ 温开水中，声头距治疗部位 1～5cm。②接通电源，调节治疗时间及输出剂量，声头固定或做小范围缓慢来回移动。③治疗剂量、时间、疗程、关闭电源顺序与直接治疗法的移动法相同。

（2）辅助器治疗法：对于某些治疗部位如眼、面部、颈部、脊柱、关节、阴道、前列腺、牙齿等不平之处，必须借助水枕、水袋等辅助器与治疗部位紧密接触，使治疗部位所有不平之处均得到超声波治疗。

操作程序：①在水枕或水袋与皮肤及声头之间涂以耦合剂，将声头以适当压力置于水枕或水袋上。②接通电源，调节治疗时间及输出剂量，声头固定。③治疗剂量、时间、疗程、关闭电源顺序与直接治疗法的固定法相同。

也可以用塑料等材料制成漏斗，内装经煮沸而去除气体的温开水，将漏斗的小口端置于治疗部位，声头放入大口内；接通电源，调节治疗时间及输出剂量；治疗剂量、时间、疗程、关闭电源顺序与直接治疗法的固定法相同。

（二）超声综合治疗法

将超声波治疗与其他物理因子治疗或化学治疗技术相结合，共同作用于机体以治疗疾病，从而达到比单一治疗更好的疗效，这种联合方法称为超声综合治疗法。其包括超声药物透入疗法、超声雾化吸入疗法和超声间动电疗法，下面重点介绍超声药物透入疗法。

超声药物透入疗法又称声透疗法，是将药物加入耦合剂中，利用超声波的弥散作用将药物经体表透入人体内的一种治疗方法。也可以根据药物性能配成水剂、乳剂或油膏等作为耦合剂，此法兼有超声波和药物的综合作用。

1. 治疗作用　超声波可以使药物解聚，提高药物的弥散作用和组织渗透性，使药物易于通过皮肤或黏膜而进入人体内。此法的特点：①不仅能将药物透入体内，还可保持原有药物性能，超声波和药物的综合作用使治疗效果得到加强。②可将整个药物分子透入体内，所用药源较广，不限于电离和水溶物质。③声透疗法与直流电导入疗法不同，不存在极化问题，无电刺激现象，不发生电灼伤，操作简便。④声透疗法的缺点是药物透入体内的剂量和深度不易测定，影响药物透入的因素及超声波对药物的影响等尚需进一步研究。

2. 治疗方法　①超声药物透入疗法与一般的超声波疗法相同，所不同的是将药物加入耦合剂中。②治疗时多采用直接治疗法，超声波强度固定法 $< 0.5W/cm^2$，移动法为 $0.5～1.5W/cm^2$，治疗时间为 5～10 分钟。③目前常用药物有维生素 C、氢化可的松、呋喃西林及其他抗生素，普鲁卡因等麻醉药，丹参等活血化瘀中药，消炎止痛软膏和瘢痕软化剂等。注意避免使用强烈刺激皮肤及引起皮肤过敏的药物。

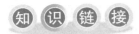

大剂量超声治疗法

应用大剂量即损伤剂量超声波作用于机体，以治疗疾病的一种方法称为大剂量超声治疗法。常规剂量超声治疗法中，$2 \sim 3W/cm^2$ 为大剂量；但此处的大剂量超声治疗法，其剂量远超过普通治疗量，是具有损伤性剂量的超声治疗法，包括超声治癌、超声碎石、超声外科等。

超声治癌：超声波可增强 X 线和化学药物对肿瘤细胞的杀伤力，高强度超声波也可直接杀死癌细胞。临床主要用超声热效应治癌和聚焦超声波疗法。

超声碎石：利用大功率超声波作用于人体，把体内结石（如肾、输尿管、膀胱及胆囊结石等）粉碎后，使结石碎粒排出体外的治疗方法。目前临床应用的是冲击波碎石技术，由于其频率低于 20kHz，已不属于超声波范畴，但原理和作用形式与超声波类似。

超声外科：是利用高强度的超声波对组织产生的破坏作用，代替手术刀切除病变组织的治疗方法。其与传统外科手术相比具有无须开刀、不留瘢痕、创伤小、恢复快的优点，但临床应用尚在摸索、试用、总结阶段。

项目三 临床应用

一、适应证

超声波疗法可用于多种疾病的治疗，包括：外科系统疾病，如软组织扭挫伤、肌肉劳损、瘢痕组织、注射后硬结、血肿机化、冻伤、冻疮、骨关节炎、腱鞘炎、颈椎病、肩周炎、强直性脊柱炎、腰椎间盘突出症、半月板损伤、髌骨软化症、骨折、颞颌关节功能紊乱、尿路结石、前列腺炎、附睾淤积症、阴茎硬结、急性乳腺炎、肢体溃疡等；内科系统疾病，如慢性支气管炎、支气管哮喘、消化性溃疡、慢性胃炎、便秘、胆囊炎、冠心病、高血压等；神经系统疾病，如脑卒中和脑外伤后遗症、三叉神经痛、肋间神经痛、坐骨神经痛、幻肢痛等；妇科系统疾病，如慢性盆腔炎、附件炎、输卵管闭塞、痛经等；带状疱疹、瘙痒症、荨麻疹、硬皮病等皮肤科疾病；睑板腺囊肿、外伤性白内障、中心性视网膜炎、玻璃体混浊等眼科疾病；鼻窦炎、乳突炎、耳鸣、耳聋等耳鼻喉科疾病。

二、禁忌证

恶性肿瘤（超声治癌技术除外）、化脓性炎症、活动性肺结核、高热、出血倾向局部、消化道大面积溃疡、安装心脏起搏器或心脏支架、孕妇的下腹部和腰骶部、小儿骨骺部、局部感觉异常、高度近视患者的眼部及邻近部位。

三、注意事项

1. 熟悉仪器性能，定期测定超声治疗仪输出强度，确保超声波治疗的剂量准确。

2. 治疗师应学会自我保护，注意不要用手直接持声头为患者进行治疗，避免过量超声波引起疼痛，治疗师可戴双层手套操作。

3. 开始治疗时应检查治疗部位有无感觉异常。

4. 声头不能空载或碰撞，以防晶体过热损坏或破裂。声头必须通过耦合剂接触治疗部位或浸入水中方能调节输出。

5. 用移动法和固定法治疗时，将适量的耦合剂涂抹均匀，并适当用力压紧使声头与皮肤表面紧密接触，不得有任何细微间隙，声头尽可能垂直于治疗部位表面，否则超声波会全部被反射而不能透入人体内。用移动法治疗时，声头移动要均匀，不能停止不动，以免引起疼痛或皮肤灼伤；用固定法治疗时或在皮下骨突部位治疗时，超声波强度宜小（ $< 0.5\mathrm{W/cm}^2$ ）。

6. 用水下法治疗时，要用去气水，而且皮肤上也不得有气泡。水下法和水袋法所用的水必须是经过煮沸的水，冷却后缓慢灌入，以免产生气泡。

7. 进行胃部治疗时，患者需饮温开水 300mL 左右，取坐位治疗。

8. 进行眼部治疗时，以采用水袋法为宜，剂量应严格掌握。

9. 治疗过程中密切观察患者反应，如治疗部位过热或疼痛，应立即停止治疗，找出原因，给予处理。如移动声头或降低强度，避免发生灼伤。

10. 治疗过程中不得卷曲或扭转仪器导线。治疗仪连续使用时，注意检查声头温度，避免烫伤患者或损坏仪器。治疗结束时，将超声输出调回零位，关闭电源后方可将声头移开，并将声头清洁后放回支架，防止声头跌落。

11. 注意不能用增大强度来缩短治疗时间，也不能用延长时间来降低治疗强度。

学习小结

超声波疗法包括三种：常规剂量超声治疗法、超声综合治疗法和大剂量超声治疗法，其中常规剂量超声治疗法在康复医学中应用最为广泛。在学习过程中，不仅要系统掌握理论知识，更要把理论知识灵活地运用于临床实践，能根据患者的病情选择适合的治疗参数，以达到最佳疗效。例如：脉冲超声波产热较少，适用于急性期病症；连续超声波产热较多，适用于慢性期病症。超声波常用频率有0.8MHz、1MHz、3.2MHz。频率越高，穿透越浅，吸收愈多，产热越多；频率越低，穿透越深，吸收越少，产热越少。声头直径有1cm、2cm、5cm等多种，可根据治疗面积来选择声头大小。治疗方法不同，产热多少也不等，直接治疗法较间接治疗法产热多，固定法较移动法产热多。超声波治疗的时间一般不超过15分钟，多选用5～10分钟。临床常用的超声波治疗强度为0.1～2.5W/cm²，声强越大，产热越多；声强越小，产热越少。超声波治疗可每日或隔日1次，一般急性病症5～10次为1个疗程，慢性病症10～15次为1个疗程。

复习思考

一、以下每一道考题有 A、B、C、D、E 五个备选答案，请从中选择一个最佳答案

1. 目前物理治疗常用的超声波频率范围是（　　　）

   A. 800～1000kHz   B. 700～1000kHz   C. 600～1000kHz

   D. 500～1000kHz   E. 400～1000kHz

2. 下列超声波治疗时间叙述不正确的是（　　　）

   A. 超声波治疗的总时间一般不超过15分钟

   B. 超声波治疗时间多选用5～10分钟

   C. 脉冲超声波比连续超声波的治疗时间可略长

   D. 固定法比移动法治疗时间要短

   E. 超声波治疗的总时间一般不超过10分钟

3. 关于超声耦合剂的说法，不正确的是（　　　）

   A. 治疗时应用耦合剂的目的是减少声头与皮肤之间的声能损耗，使更多声能进入体内

   B. 耦合剂的声阻介于声头表面物质和皮肤的声阻之间

   C. 水与人体组织的声阻接近，对超声波能量的吸收少，是理想的耦合剂

   D. 可作为超声波直接接触治疗的耦合剂有甘油、水、凡士林、液状石蜡、蓖麻油、凝固胶、乳胶

   E. 耦合剂应该清洁、透明、不污染皮肤、能在皮肤表面停留、不会快速被皮肤吸收、无刺激、无气泡

4. 关于超声药物透入疗法的优点，下列说法正确的是（　　　）

　　A. 药物限于水溶性和电解质

　　B. 不破坏药性、操作简单、对皮肤无刺激、无痛苦

　　C. 以水剂、霜剂或混入接触剂中的药物均可；乳剂、油膏不可作为接触剂

　　D. 操作方法与直接治疗法和水下法相同

　　E. 药源相对较窄

5. 下列不属于超声波治疗作用的是（　　　）

　　A. 镇痛　　　　　　　　　　B. 止血　　　　　　　　　C. 杀菌

　　D. 软化瘢痕　　　　　　　　E. 改善组织营养

二、多选题

1. 下列属于超声波治疗适应证的是（　　　）

　　A. 多发性血管硬化　　　　　B. 血栓性静脉炎　　　　　C. 软组织扭挫伤

　　D. 冠心病　　　　　　　　　E. 肢体溃疡

2. 下列禁用超声波治疗的部位是（　　　）

　　A. 小儿骨骺部　　　　　　　B. 头部　　　　　　　　　C. 眼睛

　　D. 生殖器　　　　　　　　　E. 孕妇下腹部

3. 关于超声波疗法，下列说法正确的是（　　　）

　　A. 临床治疗用的超声波常用频率是 $800 \sim 1000kHz$

　　B. 移动法是最常用的治疗法

　　C. $1 \sim 2W/cm^2$ 为小剂量

　　D. $2 \sim 3W/cm^2$ 为大剂量

　　E. 不能用增大强度来缩短治疗时间

三、名词解释

超声波　　超声药物透入疗法

四、简答题

1. 简述超声波的生物学效应。

2. 简述超声波疗法的适应证。

五、思考题

超声波治疗时必须使用耦合剂的原因是什么？

扫一扫，看课件

模 块 八

磁疗法

【学习目标】
　　掌握磁疗法的分类，磁场和磁力的物理特性及磁疗法的治疗作用。
　　熟悉磁疗法的适应证、禁忌证及注意事项。
　　了解低频脉冲电磁场疗法的原理及操作程序。

项目一　概　述

一、概念

　　磁疗法（magnetotherapy）是应用磁场作用于人体经络腧穴、局部或全身以治疗疾病的方法。磁场影响人体电流分布、荷电微粒的运动、膜系统的通透性和生物高分子的磁矩取向等，使组织细胞的生理、生化过程改变，产生消肿、镇痛、镇静、促进血液循环、提高骨密度等作用。

　　根据磁场强度和方向的变化，磁场可大致分为静磁场和动磁场两种。静磁场即恒定磁场，磁场的大小和方向不随时间变化而改变。动磁场是磁场的大小和方向随时间变化而改变。常见的动磁场有交变磁场、脉冲磁场、脉动磁场。其分类特点见表8-1。

　　因此，磁疗法相应地可分为静磁场疗法和动磁场疗法两大类。

表 8-1　磁场的分类

分类	特点
静磁场	恒定磁场：磁场的大小和方向不随时间变化而改变
动磁场	交变磁场：磁场的大小和方向随时间变化而改变
	脉冲磁场：磁场强度随时间变化突然发生、突然消失，两个脉冲之间有间隙
	脉动磁场：磁场强度随时间变化而改变，但方向不变

二、物理特性

磁场（magnetic field）是一种看不见、摸不着的客观存在的特殊物质。我们生活在地球大磁场中，中国古代四大发明之一的指南针就是磁场的具体应用。在物理学中，磁场与电场相仿，是在一定空间区域内连续分布的矢量场，存在于电流、运动电荷、磁体或变化电场周围的空间。磁场的基本特征是能对其中的运动电荷施加作用力。

（一）磁体的物理特性

1. 磁体　能吸引铁、镍、钴等物质的磁性物体称为磁体。

2. 磁极　在磁体中磁性最强的部位称为磁极。磁极分两极，一极为南极（S 极），另一极为北极（N 极）。磁极具有力的作用，即磁极间同性相斥、异性相吸。

3. 磁性　磁体能吸引铁、镍、钴等物质的性质，称为磁性。

4. 磁化　静止的金属经过磁场作用产生磁性，称为磁化。

5. 磁感应　被磁铁吸引住的铁棒获得磁性后，也能吸引住大头针，称为磁感应。

（二）磁场的物理特性

1. 磁场　磁铁对与其接触或间隔一定距离的磁性物质表现出相吸或相斥的作用，所作用的空间称为磁场。

2. 磁力线　描述磁场分布情况的曲线，称为磁力线。磁力线的疏密程度反映磁场强度大小。

3. 磁场强度　垂直通过某处单位面积上的磁力线的多少，称为磁场强度。磁场的强弱用磁场强度（H）来表示。磁场中某点的磁场强度在数值上等于在该点上单位磁极所受的力，单位为安培 / 米（A/m）。

4. 磁通量　磁通量是通过某一截面积的磁力线总数，用 Φ 表示，单位为韦伯（Weber），符号是 Wb。

5. 磁场方向　规定小磁针的北极在磁场中某点所受磁场力的方向为该电磁场的方向。

6. 磁感应强度　在电流的磁场中放进磁介质，在原磁场基础上，因磁介质磁化而产生的磁场用磁感应强度描述，常用符号 B 表示，法定单位是特斯拉（T），非法定单位是高斯（Gs），1Gs=0.1mT。

三、治疗作用

（一）治疗原理

1.磁场对细胞的作用　磁场影响细胞多项活动，由于细胞内有水分子、生物小分子、电子、原子及许多带金属活性中心基团的酶，这些物质在参与细胞之间物质转运、信息传递等活动的过程中，大多伴随电荷的运动，这种电荷的转移变化受到磁场的作用。

磁场影响细胞膜的结构。目前认为，一定程度的静磁场会影响细胞膜上电压门控通道的特性，从而使膜变形，影响通道的物理性质，进一步影响与之相关的各项细胞活动。脉冲电磁场可使细胞在强磁场的作用下，产生所谓"电沟"效应。它开始是形成所谓的微孔，微孔导致膜电位迅速改变，形成让离子穿过的通道，进一步影响细胞的功能。

2.磁场对神经系统的作用　磁场对中枢系统神经元既有抑制作用，又有兴奋作用，其中抑制作用占主导地位。实验证明，静磁场影响脑诱发电位，使大脑皮质及下丘脑的诱发电位振幅增高，出现多项诱发电位的变化。经研究证实，低频脉冲电磁场可促进神经损伤后的修复和再生，刺激神经通过神经反射作用于全身，对经络和自主神经有调节作用，可扩张毛细血管，有改善微循环的功能。

3.磁场对运动系统的作用　低频脉冲电磁场能加速受损骨结构的修复与愈合，其作用机制可能与改善局部血液循环供应，改变骨与软骨细胞的微环境，使氧张力降低而刺激多能细胞分化为软骨母细胞和成骨细胞有关。低频脉冲电磁场可减少退行性骨关节患者表层软骨的缺损，延缓软骨结构的退化，促进软骨损伤的修复；可促进II型胶原分泌增加，减少其分解，使关节软骨对应力的反应恢复正常。

4.磁场对心血管系统的作用　试验证明，磁场对正常心脏无明显影响，有改善病变心脏功能的作用，如增强左心室收缩、延缓动脉粥样硬化病变进展，旋转磁场有调整心率作用等。磁场对血液血管有双向调整作用：一方面改善血管张力，改善血管舒缩功能；另一方面可降低血液黏稠度，改善血液循环，特别是电磁场作用较好。低频脉冲电磁场可促进血管内皮的修复和血管再生，可降低血脂水平，减少高血脂状态下对血管壁的损害。

5.磁场对内分泌及代谢系统的作用　磁场可激活下丘脑－垂体－肾上腺系统，促进其分泌物的合成与释放，使皮质醇浓度增加。在一定磁场作用下，可以增强胃肠生物电活动，促进胃肠吸收功能。磁场可促进血脂代谢，降低血脂水平。

（二）具体治疗作用

1.消肿、消炎　磁场可扩张血管，增强组织的通透性，促进出血和渗出物的吸收，有利于炎症的减轻；并可提高机体的非特异性免疫功能，增强白细胞和吞噬细胞的功能，具有消肿、消炎作用。

2.镇痛 磁场可降低末梢神经的兴奋性，抑制神经的生物电活动，阻滞感觉神经的传导，提高痛阈；扩张血管，改善血液循环，减轻缺血、缺氧及水肿后因致痛物质聚积而发生的疼痛。此外，磁场还可提高致痛物质水解酶的活性，使缓激肽、组胺、5-羟色胺等致痛物质水解或转化，达到止痛目的。静磁场的镇痛作用较动磁场持久，但起效不如动磁场快。磁疗法对定位明确的浅表部位的软组织损伤性疼痛疗效较好，对定位不明确的某些内脏疾患引起的疼痛和牵涉痛有一些疗效，但对灼性神经痛疗效较差。

3.促进骨折愈合 磁场可改善骨折部位的血液循环，开放生理性关闭的微血管，直接或间接增加局部组织的血液供应，改善局部的营养和供氧，有利于骨组织细胞的新生，从而促进骨折愈合。动磁场产生的微电流对成骨细胞和软骨细胞有直接促进生长作用，加速骨折的愈合。低频脉冲电磁场可促进骨痂形成，缩短骨折愈合时间，防止假关节和肥大细胞的形成，可用于治疗骨不连或骨延迟愈合，也可用于治疗新鲜骨折；在促进骨形成的同时也刺激骨的吸收，改善骨密度，对骨质疏松有明显的防治作用。

4.镇静 磁场对神经系统具有调节作用，主要是增强抑制过程，能改善人体的睡眠状态，延长睡眠时间，调节自主神经功能，可缓解肌肉痉挛和皮肤瘙痒等症状。静磁场比动磁场镇静效果好。

5.止泻 磁场可使肠道分泌减少，肠蠕动减慢，促进肠黏膜上皮细胞对水分、葡萄糖等物质的吸收，还有抗渗出功能，具有良好的止泻作用。静磁场治疗消化不良等引起的腹泻，一般可将磁场作用于相关穴位，如天枢、中脘、足三里等。

6.软化瘢痕 磁场可扩张血管，增强组织的通透性，促进渗出物的吸收和消散，在磁场的作用下成纤维细胞内水分和盐类物质增多，分泌功能障碍，成纤维细胞内溶酶体增加，促进细胞吞噬作用，阻止瘢痕形成。

项目二　治疗技术

一、常用设备

（一）静磁场设备

静磁场疗法是利用恒定磁场治疗疾病的方法。静磁场设备一般比较简单，临床应用广泛。常用的静磁场设备如下。

1.磁片 目前应用磁片的种类较多，多数为圆形磁片，一般直径多为1cm，厚2～5mm。其他还有长方形、正方形等。而磁片的材料有稀土合金永磁材料、永磁铁氧体材料等。

2.磁针 磁针多采用稀土合金永磁材料，其尖端的表面磁场强度较高，可达

0.15 ～ 0.2T。

3. **永磁吸取器** 永磁吸取器结构比较简单，由手柄及永磁体组成。手柄用有机玻璃或金属制成，永磁体多采用稀土合金永磁材料，嵌在手柄内，其尖端多为圆钝形，尖端的磁场强度高，可达 0.26 ～ 0.3T。

磁片多用于痛点、腧穴和病灶的表面，强度为 1000Gs、1000 ～ 2000Gs、2000 ～ 4000Gs。此外，还有磁帽、磁枕、磁衬垫、磁腰带、磁首饰等方便使用的设备。

（二）动磁场设备

动磁场疗法是与静磁场疗法相对而言的，是利用动磁场治疗疾病的方法。在应用产生动磁的仪器时，磁场的方向、强度会发生变化。该疗法包括旋转磁疗法和电磁场疗法。

旋转磁疗法简称为旋磁法，它不是将磁片直接贴敷在患者体表，而是将高磁场强度的磁体安置在一个动力机械上，使磁片随之转动而产生磁场治疗疾病的方法。同名极产生脉动磁场，而异名极产生交变磁场。

电磁场疗法是利用铁芯线圈，通以交流电或直流电，产生交变磁场或脉冲磁场以治疗疾病的方法，分为低频交变磁疗法、脉动磁疗法、脉冲磁疗法。

动磁场设备相对复杂，一般由电源和磁头两部分组成。改变电流和磁头的组合，可获得不同治疗作用的电磁场。常用的动磁场设备如下。

1. **旋磁机** 旋磁机是常用的磁疗机，主要包括永磁体、电动机、外壳及整流装置。永磁体一般应用磁片，以 2 ～ 4 片者较多，磁片一般采用稀土合金永磁材料制成，表面强度可达 0.15 ～ 0.25T。当电动机转动后，磁场强度减弱至 0.06 ～ 0.12T。一般应用微型电动机，转速为 1500 ～ 6000r/min。外壳一般用有机玻璃或硬塑料制成，主要为避免永磁体随电动机转动时摩擦皮肤。整流装置的作用是将交流电通过整流后变为直流电，再输送给电动机，使电动机转动。袖珍式旋磁机可应用干电池作为电源。

2. **低频交变磁场磁疗机** 主要由电源和磁头两部分组成。电源部分主要由变压器等组成，将 220V 的电压变压后输送给磁头。磁头主要由线圈、铁芯、外壳等组成。铁芯由硅钢片重叠后插入线圈，线圈与铁芯固定在金属壳内，金属壳一面开放使磁场进入人体，开放面装有一弹簧片，在交变磁场的作用下，弹簧装置发生震动。低频交变磁场治疗机通过更换不同的磁头可以产生交变、半波、间断、变频等不同波形的磁场。

3. **脉动磁场治疗机** 主要由电源和磁头两部分组成。电流经过整流后称为脉动直流电，通过线圈后产生脉动磁场，通过磁头作用于人体。磁场强度与通过线圈的电流大小有关。通过线圈的电流越大，产生的磁场强度越大；通过线圈的电流越小，产生的磁场强度越小。

4. **脉冲磁场治疗机** 主要由电源和磁头两部分组成。不同的磁头产生的磁场强度不一样，临床常用的脉冲磁场治疗机磁头主要呈环形，而且直径有大小不同之分。磁环放置形式多样，可以并置、对置等，可根据临床需要任意组合。临床上常用的为低频脉冲电磁场治疗机，产生生物效应的脉冲电磁场由磁场发生装置和投射感应装置两部分组成。脉冲电磁场是由脉冲发生装置产生的脉冲电流通入电磁铁线圈，在线圈中所产生的一种瞬态电磁场，利用脉冲发生装置的可调性产生特定的脉冲电流，从而产生特定频率、特定强度、特定上升时间及特定波宽的脉冲电磁场，其中对生物效应影响较大的指标主要是频率和强度。

二、治疗方法

（一）静磁场治疗方法

静磁场治疗方法是将磁片直接贴敷在患病部位或腧穴上，以胶布或伤湿止痛膏固定。为了防止损伤或刺激皮肤，可在磁片与皮肤之间垫一层纱布或薄纸。贴敷患病部位时，选用患区或其临近腧穴，或是用远隔部位的腧穴。贴敷腧穴时，一般多用直径 1cm 左右的磁片；贴敷患区时，根据患区的范围大小，选用面积不同的磁片。

1.直接贴敷法　将磁片或磁珠直接贴敷于腧穴或阿是穴（压痛点、病灶区）进行治疗，是临床腧穴磁场疗法中最常用的一种方法。其操作方法为先以 75% 的乙醇清洁消毒所选腧穴，待干燥后置上磁片或磁珠，可用一大于其表面积的胶布予以固定。贴敷较大型号的磁片时，为了避免压伤或擦破皮肤，可在磁片与皮肤之间垫一层纱布或薄纸。具体贴敷方法有以下几种。

（1）并置贴敷法：在相邻的两个腧穴或痛点上并行贴敷两块磁片，极性配列有异名极与同名极之分（图 8-1，图 8-2）。

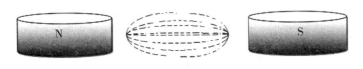

图 8-1　异名极并置的磁力线示意图

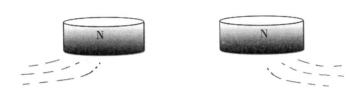

图 8-2　同名极并置的磁力线示意图

（2）对置贴敷法：在患区两侧相对应的腧穴或部位上贴敷磁片时，用异名极使两磁片内的磁力线形成一个贯通的磁场，则治疗部位处于磁场作用之中，如腕部的内关与外关、小腿部的三阴交与悬钟、足踝部的昆仑与太溪等两个相对应的部位（图8-3）；但在组织很厚的部位，如胸背、腰腹之间的对置贴敷则不会形成贯通磁场，因为磁力线通过厚组织时会不断衰减至零。

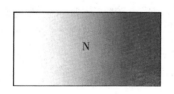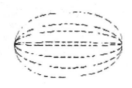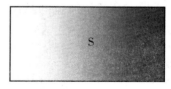

图8-3 异名极对置磁力线示意图

（3）多磁片法：磁片安置采用线形或者环形。线形即将磁片固定在同一平面上，磁片之间可以是同名极，也可以是异名极。而对肿物治疗时，磁片可采用环形安置，使肿物处于磁片的包围中。

如果由于体质衰弱，不能坚持贴敷磁片者，或由于手足底部贴敷磁片时给工作或劳动带来不便者，或需在颜面部贴敷磁片影响外观者，可以采用断续贴敷、间断贴敷，即每晚贴敷，敷磁片的数量，根据病情与部位可采用一片至数片。

2. 间接贴敷法 将磁片缝在固定的布料里，根据磁片的多少、各腧穴之间的距离，缝制固定器，以使磁场能准确地作用于治疗部位。磁片四周用缝线固定，以免磁片滑动。

常用的间接贴敷磁工具：磁腰带，适用于下背痛的辅助治疗；磁护膝，适用于膝关节病的辅助治疗等。

3. 耳穴贴磁法 简称耳磁法，是在耳郭腧穴上贴敷磁珠的磁疗法。磁场强度一般为$0.02 \sim 0.05T$或$0.1T$以上。磁珠的直径一般为$3 \sim 8mm$。每次贴敷的耳穴为$2 \sim 4$个，不宜过多，以免磁场相互干扰。耳磁法的选穴原则与耳针疗法相同。此法可治疗多种疼痛病、神经衰弱、高血压、荨麻疹和神经性皮炎等。

（二）动磁场治疗方法

1. 旋转磁疗法 将旋转磁疗机的机头，直接对准患区或腧穴，腧穴选取与贴敷法相同。磁场强度根据治疗部位及患者一般情况而定：四肢及躯干的远心端，宜用较高磁场强度，胸背部及上腹部宜用较低磁场强度，老人、小孩及体弱患者宜用较低磁场强度。一般每个部位或穴位治疗$15 \sim 30$分钟，每天治疗1次，$15 \sim 20$次为1个疗程。

操作程序：①患者取舒适体位，暴露治疗部位。②将机头置于治疗部位，固定好支臂。③打开电源开关，开电机开关。④电机指示灯亮后，缓慢调节电位器旋钮，把电压调至所需电压压强。⑤治疗过程中注意询问患者情况，并注意机器运行情况；机器若有异常响动及时处理。⑥治疗结束，缓慢向逆时针方向调节电位器至电压为零位，再关电机开关、电源开关，移动调回机头。

2. 电磁场疗法

（1）低频交变磁疗法：如果磁头与皮肤之间有空隙，将会增加磁场的衰减而影响治疗效果，所以要根据治疗部位的外形，选用合适的低频交变磁场磁头，磁头的开放面与治疗部分的皮肤密切接触，使磁力线能更多地通过患区组织。由于磁头面积较大，原则上采取病变局部治疗，适当照顾经穴。一般每次治疗 20 ～ 30 分钟，每天治疗 1 次，15 ～ 20 次为 1 个疗程。

操作程序：①患者取舒适体位，暴露治疗部位。②根据治疗部位的大小和外形，选择合适的磁头。③注意机器面板开关是否在关的位置。④将磁头输出线插头插入治疗机插口；根据病情需要，将开关指向"弱""中""强"。⑤接通电源，电流通过输出导线使磁头线圈产生磁场。⑥治疗过程中注意询问患者情况，患者可有震动感和温热感。⑦治疗结束，将开关旋至关的位置，取下磁头。

（2）脉动磁疗法：目前脉动磁疗法临床应用较少。一般每次治疗 20 ～ 30 分钟，每天治疗 1 次，15 ～ 20 次为 1 个疗程。

操作程序：①患者取卧位，治疗部位置于两磁头之间，磁力线垂直通过治疗部位。②调节上磁头的高度，使上磁头降到距皮肤最近距离或接触皮肤。③注意机器面板开关是否在关的位置、电流表针是否在零位。打开电源开关，指示灯亮。④根据病情需要，调节电流旋钮，达到治疗量。⑤治疗结束，将电流开关旋至零位，将开关旋至关的位置，升高上磁头位置，移开磁头。

（3）脉冲磁疗法：脉冲电磁场根据频率的不同，分为低频脉冲电磁场、中频脉冲电磁场、高频脉冲电磁场。频率分别是 $1 \times 10^3 Hz$ 以下、$1 \times 10^3 \sim 1 \times 10^5 Hz$、$1 \times 10^5 Hz$ 以上。脉冲频率为 40 ～ 100 次 / 分，磁场强度为 0.15 ～ 0.8T。一般每次治疗 20 ～ 30 分钟，每天治疗 1 次，15 ～ 20 次为 1 个疗程。

目前临床常用的是低频脉冲电磁场疗法，在治疗原理中阐述了脉冲电磁场可使细胞在强磁场的作用下，产生所谓的"电沟"效应。开始是形成所谓的微孔，微孔导致膜电位迅速改变，形成让离子穿过的通道，影响细胞功能，此即脉冲电磁场非热效应的体现。低频脉冲电磁场能加速受损骨结构的修复与愈合，减少退行性骨关节患者表层软骨的缺损，延缓软骨结构的退化，促进软骨损伤的修复；促进血管内皮修复和血管再生；降低血脂水平，减少高血脂状态下对血管壁的损害。但脉冲电磁场的生物效应存在"窗口"现象，即细胞只对特定频率、场强与波宽的磁场作用产生反应。不同参数的电磁场产生不同的生物效应。

操作程序：①患者取舒适体位。②连接电源线，将电源线连接到位于主机的插头上，保证接地线连接良好。③连接磁头导线，将两个磁头上的 4 根导线接到 4 个接线柱上，红的接到红色接线柱，黑的接到黑色接线柱；将磁头的电缆插入主单元的输出插口。④检查治疗仪面板各端口与旋钮是否均在规定的位置上。⑤打开电源开关，检查仪器，查看预设值，分别调节到治疗所需参数。⑥遵照医嘱，将磁头附在治疗部位上，按开始键，磁头产生所需的磁场。⑦治疗结束时，按停止键，并按治疗的相反顺序关闭仪器，旋回各旋钮，取下磁头。

（三）治疗剂量

1. 治疗剂量分级　根据磁场的不同，治疗剂量的分级也不同。静磁场和动磁场的治疗剂量都可分为小、中、大三个级别。

（1）小剂量：静磁场疗法中，磁片表面磁场强度之和的总磁场强度 < 0.3T 为小剂量；动磁场疗法中，磁场强度 < 0.1T 为小剂量。

（2）中剂量：静磁场疗法中，磁片表面磁场强度之和的总磁场强度在 0.3 ～ 0.6T 为中剂量；动磁场疗法中，磁场强度在 0.1 ～ 0.3T 为中剂量。

（3）大剂量：静磁场疗法中，磁片表面磁场强度之和的总磁场强度 > 0.6T 为大剂量；动磁场疗法中，磁场强度 > 0.3T 为大剂量。

2. 治疗剂量选择　磁疗法采用的剂量与患者的一般情况及治疗部位有关，年老、体弱或幼儿患者，从小剂量开始；病程短，病变浅者用小剂量；神经衰弱、血压高者宜用小剂量。头、颈、胸部宜用小剂量，背、腰、腹、四肢部宜用中剂量，臀、股部宜用大剂量。年轻力壮者宜用大剂量；急性疼痛或癌性疼痛者宜用大剂量。

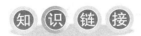

经颅磁刺激技术

经颅磁刺激（transcranial magnetic stimulation，TMS）技术是一种利用脉冲磁场作用于中枢神经系统，使之产生感应电流，改变皮层神经细胞的动作电位，引起一系列生理生化反应，从而影响脑内代谢和神经电活动的磁刺激技术。该技术是一种无痛、无创、较安全的治疗方法，磁信号可以无衰减地透过颅骨而刺激大脑神经。实际临床应用中并不局限于对头脑的刺激，外周神经、肌肉同样可以刺激。

随着技术的发展，具有连续可调重复刺激的经颅磁刺激（rTMS）技术已经出现，并在治疗精神病、神经系统疾病及康复领域获得越来越多的认可。它主要通过不同的频率来达到治疗目的，高频（> 1Hz 快速）主要是兴奋作用，低频（≤ 1Hz 慢速）则是抑制作用，具有无痛、非创伤的物理特性。

用经颅磁刺激技术治疗时，将带绝缘装置的导电线圈置于头皮特定部位上，当强电流通过导电线圈时产生局部磁场，磁信号透过颅骨而刺激大脑神经。TMS共有三种主要的刺激模式：单脉冲TMS（sTMS）、双脉冲TMS（pTMS）和重复性TMS（rTMS）。TMS的治疗原理实质上是通过颞部向颅骨传递特殊专利波形，直接刺激主管心理及情绪活动的大脑、下丘脑、边缘系统及网状结构系统，促使其释放能够调节个体情绪与认知的各种神经介质，增加5-羟色胺、内啡肽、褪黑素的分泌，增强 γ-氨基丁酸的浓度。同时，TMS还可影响和改善异常的脑电波，使之从不正常状态回归到正常状态。

TMS主要用于难治性脑功能疾病的治疗，涵盖精神科、神经科、康复科、儿科等疾病。目前，TMS用于抑郁症的疗效已得到了医学界的广泛认可，并通过了FDA认证。

TMS治疗为每天1次，每周治疗5天，2～3周为1个疗程。

项目三 临床应用

一、适应证

（一）静磁场与动磁场疗法

静磁场与动磁场疗法均可用于多种疾病，包括外科系统的各种关节病、软组织扭挫伤、外伤性血肿、颈腰椎病、腱鞘炎、腱鞘囊肿、肩周炎、血管瘤、术后痛、静脉炎、血栓性脉管炎、筋膜炎、肋软骨炎、肱骨外上髁炎、骨折愈合迟缓等；内科系统的风湿性关节炎、类风湿关节炎、骨关节炎、三叉神经痛、神经性头痛、高血压、冠心病、胃肠炎、支气管炎、各种神经痛、神经衰弱、胆石症、肾结石、输尿管结石、婴幼儿腹泻等；妇科系统的乳腺炎、月经紊乱、痛经等；耳鸣、耳聋、外耳道疖肿、神经性耳鸣、颞下颌关节功能紊乱、鼻炎、麦粒肿、角膜炎、皮肤溃疡、带状疱疹、臀部注射硬结、瘢痕等。

（二）低频脉冲电磁场疗法

低频脉冲电磁场疗法除可用于以上多种疾病，还可治疗骨与软组织损伤、骨质疏松症，特别是治疗新鲜骨折、骨不连或骨迟缓愈合，刺激并增加骨组织的钙化，加速骨痂的形成，缩短骨折愈合时间，防止假关节和肥大骨细胞的形成。

二、禁忌证

目前静磁场与动磁场疗法尚未发现绝对禁忌证，但对以下情况禁用：严重的心、肺、肝及血液疾病者，体质极度衰弱者，副作用明显者，孕妇的下腹部，以及体内植入心脏起搏器者。

三、注意事项

1. 保护好磁片、磁头　磁性材料较脆，不可相互撞击，对磁片用 75% 乙醇定期消毒，不得用高温消毒或用水浸泡。长时间通电时磁头会发热，应避免发生烫伤，尤其对感觉障碍者要注意观察。

2. 正确选择治疗方法　急性炎症、急性软组织扭挫伤、血肿、疼痛可选择旋磁法；慢性炎症和损伤选用电磁法、脉动磁疗法和脉冲磁疗法。眼部、幼儿、体弱者不宜用强磁场治疗，也不宜长时间治疗。

3. 注意不良反应　磁疗法的不良反应少见，如果治疗后出现血压波动、头晕、心慌、恶心呕吐、低热、嗜睡、疲乏无力或严重失眠应停止治疗。个别患者可出现白细胞计数降低，应对进行磁疗的患者定期做白细胞检查。磁疗法的不良反应多为暂时性，停止治疗、减少剂量、强度或改变方法，这些不良反应多可自行消失。

此外，进行磁疗时不要戴机械手表，以免损坏手表。

学习小结

磁疗法是利用磁场作用于人体以治疗疾病的方法。根据磁场强度和方向的变化，磁疗法可分为静磁场疗法和动磁场疗法，动磁场疗法又可分为旋转磁疗法和电磁场疗法，其中电磁场疗法中低频脉冲电磁场疗法临床应用较多，经颅磁刺激技术是近年发展起来的新技术，主要用于脑功能疾病的诊断和治疗。磁疗法影响人体电流分布、荷电微粒的运动、膜系统的通透性和生物高分子的磁矩取向等，使组织细胞的生理、生化过程改变，产生消肿、镇痛、镇静、促进血液循环、提高骨密度等作用。磁疗法安全可靠，不良反应小，治疗中注意保护好磁片、磁头，正确选择治疗方法。注意严重的心、肺、肝及血液疾病，体质极度衰弱、副作用明显者或孕妇的下腹部，以及体内植入心脏起搏器者禁用。

复习思考

一、以下每一道考题有 A、B、C、D、E 五个备选答案，请从中选择一个最佳答案

1. 磁体中磁性最强的部分称为（　　　）

　A.南极　　　　　　B.北极　　　　　　C.磁场

　D.磁极　　　　　　E.磁体

2. 通过某一截面积的磁力线总数称为（　　　）

A. 磁通量　　　　　　　　B. 磁场强度　　　　　　C. 磁感应强度

D. 磁力线强度　　　　　　E. 磁极强度

3. 动磁场疗法中，磁场强度大剂量为（　　　）

A. >0.1T　　　　　　　　B. >0.3T　　　　　　　C. >0.6T

D. >0.2T　　　　　　　　E. >0.5T

4. 耳穴贴磁法每次贴敷的耳穴个数为（　　　）

A. 4 ～ 6 个　　　　　　　B. 5 ～ 7 个　　　　　　C. 2 ～ 4 个

D. 1 ～ 3 个　　　　　　　E. 6 ～ 8 个

5. 患者，女，73 岁，腰腿乏力，双下肢抽筋 6 个月，行双能 X 线骨密度仪测定，诊断为骨质疏松症，应考虑的物理治疗因子是（　　　）

A. 超短波　　　　　　　　B. 红外线　　　　　　　C. 干扰电

D. 微波　　　　　　　　　E. 低频脉冲电磁场

二、多选题。

1. 磁场包括（　　　）

A. 恒定磁场　　　　　　　B. 交变磁场　　　　　　C. 脉冲磁场

D. 低频磁场　　　　　　　E. 脉动磁场

2. 电磁场疗法包括（　　　）

A. 恒定磁疗法　　　　　　B. 低频交变磁疗法　　　C. 脉冲磁疗法

D. 低频磁疗法　　　　　　E. 脉动磁疗法

3. 磁疗法的治疗作用有（　　　）

A. 缓解疼痛　　　　　　　B. 促进骨折愈合　　　　C. 消炎、消肿

D. 镇静　　　　　　　　　E. 止泻

三、名词解释

磁疗法　　　磁场强度　　　旋转磁疗法

四、简答题

1. 简述磁疗法的治疗剂量选择。

2. 简述动磁场疗法的分类。

五、思考题

低频脉冲磁疗法治疗骨折延迟愈合的原理是什么？

扫一扫，看课件

模 块 九
温热疗法

【学习目标】

　　掌握温热疗法的分类、物理特性及治疗作用。掌握石蜡疗法、蒸汽疗法、泥疗法的治疗技术和临床应用。

　　熟悉石蜡疗法、蒸汽疗法、泥疗法的治疗作用。

　　了解湿热袋敷疗法、坎离砂疗法、化学热袋疗法的治疗技术和临床应用。

项目一　概　述

一、概念

　　温热疗法（thermotherapy）简称热疗，是利用热介质作用于人体以治疗疾病的方法。热疗法按照传递方式分为传导热疗法、对流热疗法和辐射热疗法三类。本文所介绍的温热疗法主要是以传导为主的热疗法。传导热疗法（condctive therapy）是把各种介质加热后作为热源，如加热后的蜡、蒸汽、泥等，利用这些热源冷却过程中所放出的热量逐渐传给人体以治疗疾病的一种物理治疗方法。其与高频透热疗法和辐射热疗法的变换热不同。传导热疗法在我国有着悠久的历史，是从古至今应用最广泛的热疗方法。据史料记载，最早的传导热疗法是利用温泉和被太阳晒热的砂子治疗疾病，敦煌壁画即有嬉砂的记载。

　　温热疗法的种类很多，比较常用的有石蜡疗法、蒸汽疗法、泥疗法、湿热袋敷疗法、坎离砂疗法、化学热袋疗法等。此外，在我国民间还有广为流传的酒醋疗法、温热敷疗法等。温热疗法主要依靠各种热源对机体产生温热作用、对皮肤产生机械压迫作用，以及其中所含的某些化学成分来治病。如泥中含有放射性物质时，则有放射性作用；含有抗生素类物质时，则有抗菌消炎作用。石蜡具有机械压迫作用等。

温热疗法设备简单、操作方便、应用广泛，有较明确的临床疗效，适用于各级医疗机构，也可在家庭中使用。本模块主要介绍石蜡疗法、蒸汽疗法、泥疗法，以及湿热袋敷疗法、坎离砂疗法和化学热袋疗法。

二、物理特性

（一）基本概念

1. 热量　是用来表示物体吸热或放热多少的物理量，也就是在热传递过程中所转移的内能。热量的单位为 J（焦耳）。

2. 热容量　物体温度每升高 1℃ 所吸收的热量，称为物体的热容量，简称热容。热容的单位是 kCal/℃，国际单位为 J/L。1Cal（卡）=4.184J。不同的物体具有不同的热容量。

3. 比热　单位质量物质的热容量即为该物质的比热。比热的常用单位为 J/（kg·L）。

4. 熔解　物质从固态变成液态的过程。固态物质只有在一定温度下才能熔解，这个温度称为熔点。

5. 沸点　液体内部和表面同时发生剧烈汽化现象时的温度。液体浓度越高，沸点越高。不同液体的沸点是不同的。

6. 导热系数　是指介质直接传导热量的能力，或称热导率。热导率的定义为单位截面、长度的材料在单位温差下和单位时间内直接传导的热量。通常把导热系数较低的材料称为保温材料。

（二）热传递的方式

热是分子、原子、电子等物质微粒的一种无规则的运动状态。内能是物体的动能与势能之和。动能由分子的无规则运动产生，势能由分子之间的相对位置所决定。从现代观点来看，"热"和"内能"有着不可分割的联系。物体变热表示其内能在增加，变冷表示其内能在减少；对物体加热，表示用热传递的方式使其内能增加。

温度不同的物质相互接触时，会发生内能从高温物体向低温物体的传递，且内能的总和保持不变，即高温物体放出的热量等于低温物体吸收的热量，这种现象称为热平衡。

热传递的主要方式如下。

1. 传导　使物体的内能由高温部分传至低温部分的过程。传导为固体内能传递的唯一方式。

2. 对流　依靠液体或气体的流动来传播内能的方式。

3. 辐射　物体发热的能量以光的速度沿射线向周围传播的过程。依靠辐射可以把能量从一个物体传给另一个物体。例如，太阳传给地球的能量就是以热辐射的方式通过宇宙空间进行的。

在实际过程中，以上这三种方式往往是伴随出现的。

三、治疗作用

（一）治疗原理

1. 温热对新陈代谢的影响　温热疗法的热效应可提高机体温度，机体代谢率随温度升高而加快。在一定的温度范围内，温度每升高10℃，基础代谢率加快2～3倍，这也意味着随温度升高，生物体的能量代谢也随之加快，能量消耗增加。温度升高则血管舒张，血流速度加快，可促进代谢产物特别是炎性致痛物质的排出，起到减轻炎性疼痛的作用。

温热可以影响细胞的化学反应，在温度升高的初始阶段，细胞耗氧量和酶的活性随着温度的上升而不断增加，即最初呈指数上升关系。但当升至某一较高温度时，二者的增长明显减慢，随后开始下降，且下降速度越来越快，直至细胞完全死亡。由于机体由多细胞构成，其活性－温度关系更为复杂，即其活性的变化率不仅取决于当时的状态，也依赖于机体之前的状态。随着组织局部温度的升高，细胞代谢、生物酶活性都会增强，可加速胶原蛋白的合成，促进组织的修复、生长和愈合。但对于风湿性关节炎患者，胶原酶活性的增加有可能加速关节软骨的破坏，因此治疗时要注意。

2. 温热对机体各器官、系统的影响

（1）对心血管系统的影响：机体受热时心率会加快，心肌收缩力增强，血压升高；而当温度较高（＞39℃）时，热刺激持久、广泛强烈地作用于人体，则会导致心率加快而收缩力减弱，发生心力衰竭。

热作用对血管活动的调节有局部效应和远隔效应两种。①局部效应：当热作用于人体局部的表面时，相应区域的血流量增多，此反应同时受局部和反射机制的调控。当机体的核心温度高于受热区域的温度时，增加的局部皮肤血流量会将热量从核心输送到该部位，从而减小机体的温度梯度。当给予的热量使皮肤温度高于机体的核心温度时，该区域的温度梯度会发生逆转，增加的血流量将多余的热量均匀分布至全身。②远隔效应：当身体局部受热时，热效应不仅局限于该部位，还能通过神经反射引起相邻部位，甚至是全身的血管扩张，后者称为交感性血管扩张。此效应是神经系统作用的结果。

（2）对皮肤的影响：温热刺激作用于皮肤，可使皮肤血管扩张，加强营养，促进代谢，加快皮肤伤口和溃疡的愈合，软化瘢痕，改善皮肤功能。

（3）对肌肉肌腱的影响：适当的温热刺激使正常肌肉从疲劳中迅速恢复，热作用使肌肉充血，代谢改善，乳酸被充分氧化；热刺激还能缓解病理性的肌肉痉挛，主要作用于肌梭，使其减少发放冲动的频率；温热刺激还能通过对疼痛的抑制来缓解疼痛引起的肌紧张和肌痉挛。

（4）对呼吸系统的影响：适当的温热刺激可以引起深呼吸运动，但持久而强烈的热刺激引起呼吸浅快。

（5）对消化系统的影响：温热刺激可以缓解胃肠平滑肌痉挛；直接作用于胃部的温热刺激可使胃黏膜血流量增加，促进胃肠蠕动，增加消化液的分泌。

（6）对神经系统的影响：一般来讲，短时间的热刺激会使神经系统的兴奋性增高，长时间则起到抑制作用。在进行温热疗法时，开始时会出现舒适、温暖的感觉，此后会逐渐感觉疲劳、乏力、困倦。如果温度偏高，治疗时间偏长，则疲劳无力的感觉会更加严重。

（二）具体治疗作用

温热疗法有较好的镇痛作用，促进组织代谢，促进渗出液的吸收，有助于水肿消散，抑制炎症发展，促进组织愈合，提高人体免疫功能；缓解肌肉痉挛，对瘢痕组织和肌腱挛缩等有软化及松解的作用，如温热刺激结合按摩和适当的牵拉，可以增加结缔组织的弹性和可塑性，松弛肌肉，以解除患部疼痛、肌肉痉挛、关节或骨骼的功能障碍。

温热疗法的共同规律：①机体对热作用的反应与其作用温度、面积有关；②热作用与作用的持续时间不一定成正比；③同一强度的热作用重复刺激同一部位时机体会产生适应性。因此在治疗中，可在机体适应的情况下逐步提高温度，以提高机体的应激能力。

项目二　石蜡疗法

一、概述

（一）概念

石蜡疗法是指利用加热熔化的石蜡作为传导热的介质，将热能传至机体，以达到治疗疾病目的的方法，是温热疗法中常用的一种方法。

（二）物理特性

石蜡是石油经过蒸馏后得到的产物，高分子碳氢化合物，不溶于水，微溶于酒精，易溶于汽油、乙醚、氯仿等有机溶剂。对人体的化学作用很小，其化学作用取决于石蜡中矿物油的含量和成分。医用高纯度石蜡，在常温下为白色或微黄色半透明固体，无味，含油量为 0.8%～0.9%，对皮肤、瘢痕有润泽作用，可使之柔软、富有弹性。

石蜡常温下为固体，加热到熔点时即变为液体，当冷却到一定温度时便凝固成半固体。冷却过程中，其体积逐渐缩小，因此能产生机械压迫作用。熔点 50～60℃，沸点 350～560℃。精炼的石蜡熔点 52～54℃，沸点 110～120℃。当加热超过 100℃，石蜡容易发生氧化变质，需要注意控制温度。

石蜡具有热容量大而导热系数小的物理特性。气体和水分不易透过，不易向周围扩散，具有保温时间长的特点。此外，石蜡还具有良好的可塑性、黏滞性和延展性。

二、治疗作用

石蜡的治疗作用主要为温热作用、机械作用和化学作用。

（一）温热作用

石蜡在固体变成液体过程中吸收大量热能，热容量大，导热性小，由于不含水分和液体，不呈对流现象，能使皮肤耐受较高温度（55 ~ 60℃），保温时间长。石蜡的温热作用较深，可达皮下 0.2 ~ 1cm。温热促进血液循环，消除肿胀，消除炎症，可缓解疼痛，但不适于急性炎症的早期。

（二）机械作用

石蜡的可塑性和黏滞性使之能与皮肤紧密接触，且石蜡在逐渐冷却过程中体积可缩小10% ~ 20%，由此对治疗部位产生机械压迫作用，这种机械压迫作用能加速局部肿胀的消除。石蜡局部的机械压迫作用使皮肤表面毛细血管轻度受压，有助于热量向深层组织传递，加深温热的治疗作用；对新鲜创面有止血作用，长时间的蜡敷可促进溃疡及骨痂的愈合；可以增强胶原纤维组织的延展性，软化瘢痕，松解粘连的结缔组织，有利于挛缩关节的功能锻炼，增大关节活动范围。

（三）化学作用

石蜡中的某些碳氢化合物能刺激上皮生长，加速表皮再生过程和真皮结缔组织的增生过程，有利于皮肤表浅溃疡和创面的愈合。如向石蜡中加入某种化学或油类物质，用于治疗时可产生相应的化学作用。

三、治疗技术

（一）常用设备

1. 石蜡的选择　应选用纯度较高的医用石蜡。

2. 石蜡的加热　采取间接加热法，用双层套锅隔水加热，或用密闭式金属槽底部通电加热。

（二）治疗方法

石蜡疗法常用的治疗方法包括蜡饼法、浸蜡法、刷蜡法和石蜡绷带疗法，其中以蜡饼法最为常用。蜡饼法适用于躯干、四肢和面部；浸蜡法适用于手足部位；刷蜡法适用于四肢和躯干；石蜡绷带疗法多用于四肢，可治疗伤口溃疡，具有促进愈合、防止瘢痕增生的作用。

1. 蜡饼法　根据治疗部位制成与其大小适宜的蜡饼。将完全融化的液体蜡倒入盘中，厚度为 2 ~ 3cm，待冷却至半固体状态（表面温度 45 ~ 50℃）时，取出蜡饼敷于患处，外包塑料布与棉垫保温 30 ~ 60 分钟。每天 1 次或隔日 1 次，15 ~ 20 次为 1 个疗程。

2. 浸蜡法　又称蜡浴疗法。石蜡熔化后，待温度降至 50～60℃时，将手、足浸入蜡液，然后迅速提出，待蜡液在治疗部位冷却凝固形成一层蜡膜后，再浸入蜡液中，多次重复后成为蜡套，再浸入蜡液中。治疗时间为每次 30～40 分钟，可每日 1 次。

3. 刷蜡法　石蜡熔化后，待温度降至 55～60℃，用排笔样毛刷蘸少量蜡液，迅速刷于患部，蜡液冷却成薄膜后，再继续刷蜡，厚度达 0.5～1cm，再置一块蜡饼于蜡膜上，固定并保温。治疗时间为每次 30～40 分钟，每日或隔日 1 次。

4. 石蜡绷带疗法　在消毒后的石蜡中加入适量的维生素或 20%～30% 的鱼肝油，配制成混合物，敷于患处，用绷带包扎。

石蜡可重复使用，但在使用一段时间之后因毛发等杂质的混入而变质发黄，须根据使用情况加入 15%～25% 的新石蜡，并定期清洁。当蜡质失去黏稠性、变黄时应及时更换新蜡。清洁石蜡的方法有多种，常用的有沉淀清洁法、水煮清洁法、白陶土清洁法和滑石粉清洁法 4 种。

四、临床应用

（一）适应证

石蜡疗法适用于软组织损伤与劳损性疾病，如软组织扭挫伤、颈椎病、腰椎间盘突出症、腱鞘炎、滑囊炎、肩周炎等；各种慢性炎症，如溃疡、胆囊炎、盆腔炎、神经炎和神经痛；关节功能障碍，如外伤及手术后瘢痕挛缩、外伤性关节疾病、关节纤维性强直或粘连、冻伤及其后遗症等。

（二）禁忌证

对蜡疗过敏者；感染和开放伤口，皮肤病、传染性皮肤病者；高热、急性化脓性炎症、妊娠、恶性肿瘤、结核病、有出血倾向、心力衰竭和肾衰竭者；1 岁以下的婴儿。

（三）注意事项

1. 治疗时需注意观察患者的反应并询问治疗部位情况，如出现皮疹、瘙痒等过敏反应，应立即停止治疗，休息、观察 15 分钟左右，再做对症处理。

2. 治疗时根据治疗部位选择舒适体位。

3. 治疗部位要清洗干净，如有毛发可涂凡士林，必要时可剃去。

4. 对于小儿，以及在皮肤感觉障碍、血液循环障碍等部位治疗时，蜡温宜稍低，骨突部位可垫胶布。

项目三　蒸汽疗法

一、概述

蒸汽疗法是利用蒸煮时产生的蒸汽作用于机体来防治疾病和促进康复的一种物理疗法。蒸汽疗法又叫熏蒸疗法、汽浴疗法，主要是利用药液加热蒸发的气体对人体进行治疗。医学史上最早的记载是用蒸汽疗法治愈中风失语者，唐代医籍中还有用熏蒸疗法治愈产后血晕闷绝症的记载。

二、治疗作用

（一）温热作用

蒸汽疗法具有温热作用，其功效与石蜡疗法相同，可以降低皮肤末梢神经的兴奋性，缓解肌肉的痉挛和强直。人体在熏蒸过程中，皮肤温度会升高，毛细血管扩张，血液循环加快，促进皮肤和机体的新陈代谢，促进关节肿胀的消退和组织的再生，改善微循环；同时消除疲劳，给人以舒畅之感。

（二）中药治疗作用

蒸汽疗法中如加入中药则兼有蒸汽和药物两种作用，通过温热作用渗入局部，更有利于药物的吸收。药液加热后蒸发的气体对机体有蒸腾作用，可疏通经络。药力经皮肤肌腠达脏腑，可起到调和营卫、滋养津液、壮肾利水的作用，也有消肿祛湿、散寒等功效。临床常根据病情选择不同的中药配方进行治疗。

三、治疗技术

蒸汽疗法常用的方法主要有局部蒸疗法、全身蒸疗法。

1. 局部蒸疗法　本法一般用于口鼻或患部。将配伍成方的中草药煮沸后先熏蒸，然后用药液洗擦局部，并可将药渣热敷局部。

（1）蒸熏法：患者取舒适体位，将配好的药物煮沸30分钟后直接熏蒸患处。治疗时间为每次20～40分钟，每天1次。疗程根据病种不同而不同，如急性炎症及扭挫伤常以3～7次为1个疗程，而慢性炎症、腰腿痛等常以15～20次为1个疗程。

（2）喷熏法：将药物滤液蒸气直接喷熏于患处，治疗时间同蒸熏法。

2. 全身蒸疗法　蒸疗室包括全身熏蒸仪、洗浴室、休息室3个部分。药物剂量要根据病情而定。

操作方法：将药物煮沸30分钟，室温达约40℃时即可开始治疗。加入的水量以淹没药物而不至于熬干为度，使室内充满药气。浴盆或锅上要装有带小孔之盖，以防蒸气过猛造成烫伤。室内要有通风窗，以调节室温。患者裸体进入蒸疗室，每次可 10 ～ 15 人同时蒸疗，每次蒸疗时间为 30 ～ 45 分钟。蒸疗之后，患者要在温暖、宽敞、干燥的休息室内休息 1 小时，同时补充水分，以温度适中的果汁和淡盐水为宜。一般每天蒸疗 1 ～ 2 次，5 ～ 7 次为 1 个疗程，疗程中间休息 3 ～ 5 天再进行第 2 个疗程。

四、临床应用

（一）适应证

蒸汽疗法可用来治疗风寒湿三邪所致病症，以及气虚下陷、气血瘀滞、湿阻脉络等病症，并可用于养生保健；还可治疗外伤疼痛、腰椎间盘突出症、腰肌劳损、软组织挫伤等病症。

（二）禁忌证

重症高血压、结核病、重症贫血、大失血、急腹症、孕妇、心脏病、重症精神病患者，禁用本法。

（三）注意事项

1. 在蒸疗过程中，医护人员要认真负责，每隔 10 ～ 15 分钟看望患者 1 次，发现意外及时救护。对老年人及体质虚弱者，应密切加强监护，以免发生虚脱、晕厥。在进行蒸疗的同时，可配合内服中药治疗。

2. 治疗前应严格把握适应证和禁忌证；蒸疗室必须备血压计等常用设备和急救药品；医护人员应对初次治疗者说明注意事项，出现不适立即退出蒸疗室。

3. 局部蒸疗或使用蒸汽发生器进行穴位喷蒸时，注意调好蒸汽与患处的距离，防止烫伤皮肤。对于急性眼炎、痔、直肠及子宫脱垂等黏膜外露病变的蒸疗，其蒸汽温度不宜过高，蒸疗时间不宜过长，注意防止黏膜水肿、出血。

项目四　泥疗法

一、概述

（一）概念

泥疗法是指将各种治疗泥加热后作为传导热的介质，将热能传至机体，以达到治疗目的的方法。泥疗法主要用于保健和治疗一些慢性病。

人类利用各种泥治疗疾病历史悠久。在远古时代曾用海泥、河泥包埋关节、肌肉，以达到消肿止痛的目的。之后也有人用矿泉水加热治疗泥治疗风湿性疾病。我国在西晋、东晋

（265～420年）时期已有关于泥疗的记载。泥疗的资源广泛存在于自然界，在我国辽宁的大连、汤岗子、兴城、汤河，天津的塘沽，山东的青岛等地，都蕴藏着大量的优质治疗泥。

治疗泥种类繁多，有淤泥（海泥、河泥、矿泥均属淤泥）、泥煤、火山泥腐殖土、黏土泥和人工泥。

（二）物理特性

治疗泥的特点包括以下几方面。

1. 治疗法含胶体物质多，黏滞性大，可塑性好，用时易紧密接触皮肤，可提高泥的保温、机械刺激和化学物质等的作用效果。

2. 治疗泥中颗粒直径应小于0.1cm，颗粒越小越好，无杂质、石粒。

3. 治疗泥温通常以42～55℃为宜，湿度约为70%，矿物盐的含量不应超过4%～10%，以免刺激皮肤。

4. 治疗泥中微生物应对人体有利，如产硫化氢弧菌、脱硫螺菌和各型白硫菌属等。

5. 治疗泥经细菌学检查，应无致病菌。

二、治疗作用

泥疗法的治疗效果依赖于温热作用、机械作用、化学作用等而得以实现。

（一）温热作用

治疗泥的热容量较小，几乎无对流，故导热性较差，保温能力较强，与皮肤接触时向机体传热缓慢，因此治疗泥是温热疗法的常用介质。泥疗法还有降低末梢神经兴奋性及肌张力的作用，对周围神经炎也有治疗作用。

（二）机械作用

治疗泥有一定的可塑性与黏滞性，对机体产生一定压力，对人体组织的压缩及微粒泥对皮肤的按摩，可促进血液和淋巴循环，并增强对渗出物的吸收，对各种慢性扭挫伤、肌肉劳损有良好作用。

（三）化学作用

治疗泥中的各种盐类、有机物质、胶体物质、气体、维生素等被机体吸收，或吸附或黏滞在体表刺激皮肤，对机体产生一定的化学作用。某些治疗泥中含有放射性物质，对机体产生放射性辐射电离作用。此外，如治疗泥中含有某种抗菌物质，具有一定的抗菌作用。

三、治疗技术

（一）常用设备

1. 应设有更衣室、治疗室、妇科治疗室、冲洗室、泥加温室与贮泥室。

2. 加热设备：分为室外加热和室内加热，根据具体条件选用以下热装置。

（1）室外加热：日光充足的地区可在室外利用阳光加热治疗泥，在日照良好的条件下，晒 2～3 小时，泥温可达 45～50℃。

（2）室内加热：设置能容纳 6～24 个铁桶（每个桶容量为 10～12L）的箱子，其内部镶薄铁板，并装有水管，底部设木栅。将盛泥铁桶放入后，向加热箱内加 70～80℃ 热水或蒸汽，加热到 70～80℃，经 1.5 小时可使泥加热到 50～60℃。也可设置中间装水的双层套锅加热炉灶，并在灶内加设一热水锅，为清洗提供热水。

（二）治疗方法

泥疗方法主要有全身泥疗法和局部泥疗法，此外还有药物泥疗法、电泥疗法、体腔泥疗法等。

1. 全身泥疗法

（1）全身泥浴：在浴盆中用热盐水或矿泉水将治疗泥稀释到要求的黏稠度，患者浸入泥浆中达胸部，将头外露，在前额和心区放置冷湿布。泥浴温度保持在 34～43℃。此法不适于有心脏病的患者。

（2）全身泥敷：有日光加热和人工加热两种，主要是加热途径不同，治疗作用基本相同。将加热后的治疗泥铺在床上，厚 6～10cm，面积大小根据患者治疗部位的大小而定。让患者去除衣物，躺在治疗泥上，然后用治疗泥涂布全身达胸部乳头高度，依次包裹棉被或毛毯以保温，泥敷温度保持在 37～42℃。此法同样不适于有心脏病的患者。一般在全身泥敷结束后，用温水洗净，平卧位休息 30 分钟左右，并适当补充矿物质饮品。

2. 局部泥疗法

（1）局部泥疗：用水将治疗泥调稀，在木盆或瓷盆中进行治疗。此法用于肢体小关节疾病的治疗。

（2）局部罨包：将加热的治疗泥装在布袋中，然后将泥袋贴于病变部固定。此法可降低治疗泥的化学作用。

（3）局部泥敷：将加热的治疗泥做成厚 3～10cm 的泥饼，贴敷于患部并进行包裹。治疗泥温度一般为 44～48℃，凉泥温度可用 32～34℃。治疗结束后用温水清洗，平卧位休息。

3. 药物泥疗法　将选定的药物粉碎成极细面，掺入天然泥中，或将药物煎煮成药液混入泥中，则成药物泥。

4. 电泥疗法　在局部泥疗的同时，与某些电疗法合用，可起到泥疗、电疗的综合性效果。如按局部泥疗法敷好泥饼，在距泥饼 1cm 上方放置短波电极，用微热剂量刺激。

5. 体腔泥疗法　体腔治疗泥须先用金属细筛筛除其粗大颗粒、贝壳碎渣等异物，然后加热消毒并调至规定的温度（阴道治疗用泥为 46～50℃，直肠治疗用泥为 40～48℃），使用专用工具将治疗泥送入阴道和直肠。

四、临床应用

（一）适应证

慢性关节炎（包括风湿性关节炎、类风湿关节炎、骨性关节病等）、肌炎、扭伤、挫伤、创伤或手术后遗症（如瘢痕挛缩或粘连）、腱鞘炎、滑囊炎、慢性胃炎、消化性溃疡、慢性肠炎、静脉炎、腰肌劳损、腰椎间盘突出症、慢性脊柱炎、多发性脊神经根炎、神经炎、神经痛、周围神经损伤及其后遗症、皮肤营养障碍性溃疡、慢性前列腺炎、前列腺增生症、阴道炎、盆腔炎等。

（二）禁忌证

急性化脓性疾病、高热、心肾功能代偿不全、活动性结核病、急性湿疹等。

（三）注意事项

1. 选择泥疗法前，应详细检查患者的病情，明确诊断，特别是年老体弱及心脏病患者应严格掌握其适应证。

2. 进行泥疗法的初始几次可能出现局部症状加重现象，应及时调整治疗方法，同时密切观察才可继续治疗。如症状持续不减轻或加重，应停止治疗。

3. 治疗中如有全身倦怠或倦怠加重、头晕、头痛、多汗、食欲减退等反应，应立即停止治疗。

4. 泥疗效果多在治疗后 1 个月左右出现，疗效可持续 2 ～ 3 个月，故疗程间歇期以 1 个月为宜。

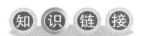

砂疗法

砂疗法是将人埋在热砂中，利用天然磁性矿物砂的温热作用、磁性作用、矿物质渗透及砂粒的天然按摩作用，将多种效应组合以达到健体祛病目的的一种综合自然理疗方法。全身砂疗法是将人体大部分部位用热砂覆盖，仅露出头面、颈部。局部砂疗法一般是令患者端坐，用热砂覆盖腰部以下部位。

砂疗法的治疗作用：①按摩效应：热砂埋住人体时，一方面通过热砂的机械压力给局部组织造成一定的负荷，另一方面随着人体轻微晃动，细砂颗粒会改变压力状态，从而起到天然按摩作用。②磁效应：砂子的磁性矿物质和磁场对人体的细胞、神经、器官及整体的各个层次均显示不同的良好影响。③远红外线效应：矿物砂加热后能向人体发射出 5 ～ 15μm 的远红外线，可渗透人体皮肤 3 ～ 5cm。人体细胞内自由电荷在远红外线的作用下，激活人体内水分子，提高身体的含氧量，进而提高抗病能力。④温热效应：灼热的矿物砂能够很好地将热能传达于身体深处，在温热作用下，扩张皮下毛细血管，加强新陈代谢，改善皮下血液循环，促进皮脂腺分泌，对腹部、腿部、臀部有较好的消脂减肥作用。

砂疗法适应于各类关节炎、外伤后、神经痛、盆腔炎等。禁忌证包括感染和开放伤口、严重皮肤病、传染性皮肤病、周围循环严重障碍、高热、恶性肿瘤、活动性结核病、出血性疾病、心肾功能衰竭、局部严重水肿、深部放射性治疗、婴幼儿疾病。

项目五　其他温热疗法

一、湿热袋敷疗法

湿热袋敷疗法是利用布袋中的硅胶加热后散发出的热和水蒸气作用于治疗部位以治疗疾病的方法，也称热敷袋法。该治疗方法简便易行，在国内外均广泛应用于临床。

（一）物理特性

治疗时，将布袋置于患部，布袋中装有可塑性硅胶、皂黏土和亲水硅酸盐。硅胶颗粒中含有许多微孔，这些填充物具有吸收水分的特性，在水箱中加热时，会吸收大量的热和水分，并且释放缓慢。硅胶缓慢释放出热和高温蒸气，通过数层毛巾而达患部，起到湿热敷的作用。

（二）治疗作用

湿热袋敷疗法的治疗作用主要是温热作用：使局部血管扩张，增加血流量，增强代谢，改善营养；使毛细血管通透性增高，促进渗出液的吸收，消除局部肿胀；降低感觉神经的兴奋性，使痛阈升高，缓解疼痛；还能缓解肌肉组织痉挛，软化瘢痕。

（三）治疗技术

1. 常用设备　热敷袋和恒温加热箱。热敷袋是用亚麻布缝制成各种形状的布袋，并纵向缝线将其分隔成若干条块，类似子弹袋样，以适合身体不同部位使用。在布袋两角各缝制一布条吊环，以备加热时悬挂于加温水箱。常用热敷袋有不同形状，根据治疗部位选择使用，也有用于颈背部和肩部等部位的特殊形状布袋。

2. 治疗方法　①将所选热敷袋悬挂在80%恒温水箱中加热20～30分钟。②患者取舒适体位，充分暴露治疗部位。③在治疗部位垫数层干燥毛巾，面积稍大于拟治疗用热敷袋的面积。④将预热好的热敷袋擦干置于治疗部位，用与热敷袋之间的干燥大毛巾保温固定。患者身体的非治疗部位要注意保暖。⑤随热敷袋温度下降，逐层撤去毛巾。⑥治疗时间为20～40分钟，每日1～2次。⑦热敷袋在硅胶失效前可反复使用。

（四）临床应用

1. 适应证　慢性炎症、瘢痕增生、纤维粘连、肌肉痉挛、四肢关节痛、肩背痛、神经痛等。

2. 禁忌证　治疗部位感染、开放性伤口、恶性肿瘤、活动性结核、严重循环障碍、治疗部位严重皮肤病等，以及高热、极度衰弱、有出血倾向等全身性疾病者禁用。局部皮肤感觉障碍者慎用。

3. 注意事项

（1）热敷袋的温度不应太高，对于存在皮肤感觉障碍如感觉降低、缺损或感觉过敏者，尤应特别注意观察。

（2）保证有足够的毛巾包裹热敷袋，以免热敷袋从包裹中滑出烫伤皮肤。

（3）治疗 5 分钟后，治疗师应挪开热敷袋，检查皮肤是否有弥漫性红斑。若有应增加毛巾层数。

（4）进行躯干部位治疗时，患者不应躺在热敷袋上，以免体重压迫热敷袋，造成其中热水溢出而烫伤皮肤。

二、坎离砂疗法

坎离砂疗法是利用醋酸与氧化铁反应生成醋酸铁时所释放出的热能作为热源，传至身体表面，产生温热效应，作用于机体以达到治疗目的的一种物理疗法。

（一）物理特性

坎离砂内加入醋酸后，温度逐渐上升，10 分钟后可达 50℃左右，半小时达 90℃左右，温度达高峰后缓慢下降，90 分钟后仍能维持在 70℃左右，故作用时间持久，能重复使用。

坎离砂中有中药成分，主要是由当归、川芎、防风、透骨草等组成，该方是治疗风寒湿痹的经典方，是历代医学名家的经验总结，可用于治疗风寒湿痹、四肢麻木、关节疼痛、脘腹冷痛。

（二）治疗作用

坎离砂疗法不仅有温热作用，还有中药治疗作用。

1. 温热作用　坎离砂加醋（或盐酸）而引起化学热，作用于组织后，可使局部皮肤温度升高 2 ～ 7.5℃，促进汗腺分泌和排汗；使毛细血管明显扩张，毛细血管血流量显著增加，增强局部血液循环及物质代谢，改善局部营养状态；还能降低末梢神经的兴奋性，有消散炎症浸润与解痉镇痛的作用。

2. 中药作用　坎离砂中的当归、川芎、防风、透骨草均含挥发性中药成分，具有活血散瘀、祛风散寒、止痛消肿的作用。患者使用时，其所含挥发性成分不断从药贴中透出，在患处形成具有一定温湿度的"药雾"，在热力的作用下，直达患部，迅速渗入病灶深部组织，促进药物透皮吸收。

（三）治疗技术

1.制备药品　将防风、川芎、透骨草各 250g 和当归 190g 捣碎，加食醋 3000mL、清水 3000mL，煮沸 30 分钟，然后过滤，将滤液倒入经强火煅烧 12 小时的 50kg 净铁末中，搅拌，冷却干燥后备用。

2.治疗方法　治疗时，将备用的坎离砂倒入盆中，按照每 750g 加醋 40mL 拌匀，再装入布袋用毛巾或毛毯包好，待其温度升至 60℃以上即可应用。治疗部位先放置棉垫，再放坎离砂袋，然后用棉垫包好以起到保温作用。治疗时间为每次 30 ～ 60 分钟，每日 1 次。坎离砂可重复使用 10 ～ 15 次。用坎离砂治疗后局部会出现红斑和色素沉着。

（四）临床应用

1.适应证　风湿性关节炎，类风湿关节炎，关节疼痛，肩周炎，腰肌劳损，颈椎病，腰椎间盘突出症，坐骨神经痛，扭伤疼痛，骨膜炎，滑囊炎，腱鞘炎，关节积液，四肢麻木，神经炎、神经痛等。

2.禁忌证　有过敏反应时应立即停止治疗，急性化脓性炎症、高热、出血倾向、皮肤感觉障碍、患处有皮肤病者慎用。

三、化学热袋疗法

利用醋酸钠等化学物质在冷却结晶时放出的热能作为热源，传至机体，以达到治疗目的的方法，称为化学热袋疗法。

1.物理特性　醋酸钠结晶过程的速度恒定，能缓慢而均衡地释放出热量。开始 30 分钟内，温度可达到 60℃左右，然后逐渐下降到 50 ～ 55℃，并能保持 5 ～ 6 小时。

2.治疗作用　该疗法主要是通过醋酸钠等化学物质在冷却结晶时放出热量，对机体产生温热效应来起治疗作用。

3.治疗技术　醋酸钠 90.5%、甘油 3%、硫酸钠结晶（无水硫酸钠）4.5%，混合装入不透水的胶袋内，放入开水中煮沸 10 ～ 15 分钟，熔解后取出应用。治疗时将制备好的化学热袋置于患部。每次治疗时间为 20 ～ 30 分钟，每日或隔日 1 次。

4.临床应用　化学热袋疗法适应证与禁忌证同湿热袋敷疗法。

学习小结

温热疗法是利用热介质作用于人体以治疗疾病的方法。温热疗法按照传递方式分为传导热疗法、对流热疗法和辐射热疗法三类。温热疗法的种类很多，比较常用的有石蜡疗法、蒸汽疗法、泥疗法、湿热袋敷疗法、坎离砂疗法、化学热袋疗法等。民间广为流传的还有酒醋疗法、温热敷疗法等。温热疗法设备简单、操作方便、应用广泛，有较明确的临床疗效，适用于各级医疗机构，也可在家庭中使用。温热疗法主要靠各种热源对机体产生的温热作用、对皮肤产生的机械压迫作用和其中所含某些化学成分来治病。温热疗法有较好的镇痛作用，促进组织代谢，促进渗出液的吸收，有助于水肿消散，抑制炎症发展，促进组织愈合，提高人体免疫功能，缓解肌肉痉挛，对瘢痕组织和肌腱挛缩等有软化及松解的作用。临床应用注意感染和开放伤口、皮肤病、传染性皮肤病、高热、急性化脓性炎症、妊娠、恶性肿瘤、结核病、出血倾向、心力衰竭和肾衰竭患者禁用。

复习思考

一、以下每一道考题有 A、B、C、D、E 五个备选答案，请从中选择一个最佳答案

1. 石蜡的可塑性和黏滞性使之能与皮肤紧密接触，由此对治疗部位产生机械压迫作用，石蜡在逐渐冷却过程中体积可缩小（　　　）

  A. 15%～20%　　　　　B. 10%～20%　　　　　C. 10%～15%

  D. 20%～25%　　　　　E. 25%～30%

2. 物体温度每升高 1℃所吸收的热量称为物体的（　　　）

  A. 热容量　　　　　　B. 热量　　　　　　　C. 比热

  D. 导热率　　　　　　E. 比积

3. 治疗泥的适宜温度是（　　　）

  A. 38～41℃　　　　　B. 42～55℃　　　　　C. 55～60℃

  D. 40～59℃　　　　　E. 60～65℃

4. 坎离砂中的中药成分不包括（　　　）

  A. 当归　　　　　　　B. 川芎　　　　　　　C. 杜仲

  D. 透骨草　　　　　　E. 防风

二、多选题

1. 泥疗法的主要方法有（　　　）

  A. 全身泥疗法　　　　B. 局部泥疗法　　　　C. 药物泥疗法

  D. 电泥疗法　　　　　E. 体腔泥疗法

2. 清洁蜡的方法有（　　　）

  A. 沉淀清洁法　　　　B. 水煮清洁法　　　　C. 白陶土清洁法

  D. 滑石粉清洁法　　　E. 加热清洁法

3. 治疗泥的种类有（　　　）

A. 淤泥（海泥、河泥、矿泥均属淤泥）

B. 泥煤

C. 火山泥腐殖土

D. 黏土泥

E. 人工泥

三、名词解释

石蜡疗法　　泥疗法　　坎离砂疗法　　蒸汽疗法

四、简答题

1. 简述石蜡疗法的常用治疗方法。

2. 简述治疗泥的特点。

五、思考题

温热疗法的治疗原理和具体治疗作用是什么？

扫一扫，看课件

模 块 十
低温疗法

【学习目标】
  掌握冷疗法、冷冻疗法的定义、治疗作用。
  熟悉冷疗法、冷冻疗法的治疗技术、临床应用。

项目一 冷疗法

一、概述

冷疗法（cold therapy）是利用低于体温与周围空气温度、但高于 0℃ 的低温，使机体发生一系列功能性改变而达到治疗目的的方法。冷疗法是一种临床使用较广泛的简单、方便、廉价、有效的物理疗法。如常用冷敷治疗急性踝关节扭伤，减轻疼痛及缓解出血肿胀。

冷疗法广泛应用于普外科、骨伤科、皮肤科、美容科、妇科、肿瘤科等，特别是对各种运动损伤及神经系统疾病有良好的临床疗效。

二、治疗作用

1. 对神经系统的作用　瞬时的寒冷刺激对神经具有兴奋作用，例如冷水刺激头面能帮助昏迷患者苏醒、冷水淋浴后全身有温热感。持续的寒冷刺激皮肤感受器后，先引起兴奋后产生抑制，甚至麻痹，功能暂时丧失。由于低温降低神经兴奋性，神经传导速度变慢，阻断或抑制各种病理兴奋灶，起到镇痛、解痉、麻醉等作用。瞬时的寒冷刺激可以使交感神经兴奋性升高，缓慢地降温可以使其兴奋性降低。

2. 对血液循环系统的作用　局部短时间的冷刺激，可使周围血管收缩，明显减少周围组织的血流量。冷刺激可改变血管的通透性，因而具有防止水肿及渗出作用。如急性踝关节扭伤立即用冰块冷敷可起到较好的消肿止痛作用。但长时间的冷刺激也会引起血管扩张反应。如全身冷水浴（水温低于 25℃），开始时毛细血管收缩，出现心率加快、血压上升等兴奋表现，一定时间后毛细血管扩张，出现心率减慢、血压降低等抑制现象。

3. 对消化系统的作用　寒冷间接刺激胃部，如腹部冷敷一定时间后（4 ～ 8 分钟）可以引起胃肠道反射性活动增强、胃液及胃酸增多；直接刺激胃部，如饮冷水，则胃活动减弱，胃液及胃酸分泌减少。故临床采用体内循环冷疗法治疗胃出血、上消化道出血等。

4. 对皮肤肌肉的作用　人体皮肤的冷觉感受器比热觉感受器数目多，故对冷刺激要比对热刺激更为敏感。皮肤受寒冷刺激时，感受器将感觉传到大脑和下丘脑体温调节中枢，收缩局部或全身体表血管，以减少散热；同时，肌肉寒战等反应增加产热而保持体温恒定。短时间的冷刺激可促进其覆盖下的骨骼肌收缩肌张力升高。局部长时间冷刺激能减慢神经肌肉化学物质的传递，延长舒张期及潜伏期，降低肌张力，减慢收缩和松弛速度，从而缓解肌肉痉挛。

5. 对组织代谢的作用　低温状态可减少参与生理过程的活化分子数量，降低局部组织细胞的代谢率，减少氧的消耗，降低炎性介质活性，减轻代谢性酸中毒。因此，临床采用冷疗法治疗末梢血管疾患、炎症性疾病和风湿性关节炎等，可取得较好的疗效。

6. 对炎症反应的作用　低温可降低细菌和病毒的代谢活力，消除坏死的组织和蛋白混合物，改善淋巴管、小血管循环，促使水肿和炎症吸收。故临床常将冷疗法与抗生素合用治疗溃疡、角膜炎等。冷疗法对急性炎症有良好的作用，但忌用于亚急性炎症。

7. 对免疫功能的作用　冷疗法杀伤的组织细胞成为某种抗原刺激物，其产生或释放的抗原物质扩散到血液或淋巴系统内并形成抗体，使机体产生相应的免疫反应，因此可将冷疗法应用于类风湿性疾病的治疗。这种免疫反应机理目前尚未探明，有待进一步深入研究。

三、治疗技术

（一）常用设备

冷疗法需要的设备主要有冰袋、冰箱、浴桶、浴盆、毛巾、冷冻剂、贮冷器及冷疗器等。

（二）治疗方法

1. 敷贴法　是最常用的简便冷疗法，分为冰袋法、冷敷法、冰贴法及循环冷敷法。

（1）冰袋法：可采用冰水袋或化学冰袋。将捣碎的冰块放入袋中，冰袋敷于患处。一个部位治疗时间一般为 10 ～ 20 分钟，以不超过 24 ～ 48 小时为宜。化学冰袋放入冰箱冷冻数小时后再放置治疗部位，可两个化学冰袋交替使用。

（2）冷敷法：将毛巾浸透在冷水中，拧出多余水分至不滴水，将毛巾敷于患处，每 3 ～ 5 分钟更换 1 次，治疗时间为 20 ～ 30 分钟。

（3）冰贴法：将冰块直接或间接（隔毛巾等衬垫）固定在治疗部位，或将冰块在治疗部位来回按摩移动。直接法刺激较强，治疗时间一般为 5 ～ 10 分钟，间接法为 20 ～ 30 分钟，按摩法为 5 ～ 15 分钟。

（4）循环冷敷法：将盘或鼓状小管置于体表，冷水或冷却剂通过管内循环达到致冷的效果，称为体外法；将接一球囊的小管放入体腔内再通以冷水，以起到冷疗的作用，称为体内法。

2. 浸泡法　将局部或全身浸泡于冷水或冰水中。局部浸泡主要应用于四肢，冷水温度 0 ～ 5℃，浸泡时间一般为 4 ～ 5 分钟。主要用于治疗四肢关节病变及偏瘫肌肉痉挛。全身浸泡是将身体浸泡在冷水中，以出现寒战等冷反应为宜。治疗时间一般为 3 ～ 10 分钟。主要适用于全身肌肉痉挛、无力性便秘、肥胖症、关节病变等。

3. 喷射法　利用喷射器直接将冷冻剂或冷空气喷射到病变局部，适用于形状特殊、高低不平和范围较大的病变部位。常用间歇喷射法，如氯乙烷每次喷射 3 ～ 5 秒，间隔 0.5 ～ 1 分钟，反复 3 ～ 5 次。此法用于肌肉痉挛等疾病的治疗。

知 识 链 接

　　PRICE 原则：在运动时发生肌肉拉伤、关节扭伤或者关节脱臼、骨折等伤害时，需要在伤害发生后进行紧急处理，防止二次伤害并能有效缩短伤口愈合时间。通常，运动伤害的紧急处理应遵循 PRICE 原则，即：保护（protection）、休息（rest）、冰敷（ice）、压迫（compression）、抬高（elevation）。按照 PRICE 的顺序正确处理运动损伤可以帮助减少伤害、止痛和消肿。

　　吞咽障碍冰刺激法：令有吞咽障碍的患者取坐位或半坐位，张口发"啊"音，先用冰棉棒大面积擦刷患者患侧面颊、口周及咽喉部，至皮肤微微发红；接着用冰棉棒反复涂擦刺激患者软腭、腭弓、舌根、咽后壁、舌面及舌体两侧，然后让患者做吞咽动作 5 次。每次训练时间为 20 分钟，每日 2 ～ 3 次。具体训练时间因人而异，以患者能耐受无不适为宜。

4. 其他疗法　将针灸针刺在穴位上，并与致冷剂接触致冷，保持一定时间，称为冷针疗法。用冰水灌肠、冰水冲洗阴道等称为灌注法。饮服冷水或冰水等称为饮服法。

四、临床应用

（一）适应证

1. 神经系统疾病　偏头痛、瘢痕痛、残肢痛等疼痛类疾病；偏瘫、截肢术后肌肉痉挛性疾病。

2. **运动系统疾病**　冷疗法对于急性软组织损伤早期治疗具有良好的疗效。如关节扭伤、肌肉拉伤、韧带撕伤等；对风湿性关节炎、骨性关节炎也有较好的解痉止痛功效。

3. **消化系统疾病**　采用体内循环冷疗法可以有效控制食管、胃及十二指肠出血。

4. **其他**　四肢烫伤、烧伤等处理；毒蛇咬伤的早期治疗；高热、中暑的物理降温；脱敏治疗支气管哮喘和寒冷性荨麻疹等。

（二）禁忌证

1. **心血管疾病**　心绞痛或其他心功能障碍、高血压、慢性栓塞性动脉病变等局部血液循环障碍。

2. **感觉障碍疾病**　神经损伤麻痹肢体、局部皮肤感觉障碍等。

3. **变态反应疾病**　红斑狼疮、雷诺病、冷变态反应、对冷过度敏感等。

4. **其他**　恶病体质、肝肾功能不全、认知障碍、言语障碍等。

（三）注意事项

1. **注意保暖**　注意非治疗部位的保护，防止冻伤。寒冷季节应注意全身保温，防止感冒等。

2. **注意冷反应**　控制冷疗法的温度和治疗时间，密切观察治疗局部的皮肤反应，防止因过冷引起冻伤。如治疗过程中患者出现明显冷痛或寒战、皮肤水肿、面色苍白，应立即中止治疗。

3. **防止冷过敏**　皮肤出现瘙痒、潮红、荨麻疹等应立即中止治疗。如伴有心动过速、血压降低、虚脱，应令患者平卧休息，保暖，给予温热饮料。

项目二　冷冻疗法

一、概述

应用冷冻器械和致冷物质产生的 0℃ 以下低温，作用于人体治疗部位，使组织细胞发生冻结和细胞破坏现象，从而达到治疗目的的一种物理治疗方法，称为冷冻疗法（cryotherapy）。

冷冻疗法是在冷疗法的基础上发展成熟起来的。20 世纪初国外开始采用冷冻疗法，并在一些疾病的治疗中取得了较好的疗效。到 20 世纪中期，冷冻疗法得到医学界的重视，并得以迅速发展。我国冷冻疗法起步较晚，但近些年来发展迅速，已广泛应用于外科、妇科、皮肤科、五官科、麻醉科等。

冷冻疗法具有操作简单、疗效较好、临床应用广泛等特点。

二、治疗作用

1. **解痉、止痛**　低温可降低神经兴奋性，通常在 $-10℃$ 左右感觉神经丧失传导作用。临床常采用刺入法选择性冷冻阻滞神经分支，治疗各种顽固性疼痛。如冷冻三叉神经分支或神经节治疗三叉神经痛、冷冻面神经各分支治疗面肌痉挛。

2. **破坏、止血**　冷冻可破坏组织细胞，造成组织细胞损伤死亡。如痣、疣、面部雀斑采用棉签法冷冻治疗、直肠癌应用冷冻探头接触法治疗等。

冷冻可收缩毛细血管，减轻局部充血或出血。如冷冻鼻、咽、喉腔内血管瘤形成冰球后，再行手术摘除，可减少术中出血。

3. **消炎、免疫**　冷冻可使细菌活力和细胞代谢降低，甚至对局部感染有直接灭菌作用。组织细胞经冷冻破坏后，可形成特异性抗原物质，使机体产生相应的免疫反应。

4. **形成粘连**　冷冻巩膜使脉络膜发生无菌性炎性反应和视网膜形成粘连，从而封闭视网膜裂孔以治疗视网膜脱离。如应用冷冻探头直接与晶状囊接触，产生冷冻粘连，利用冷冻粘连作用使晶状囊抗拉力增大，不易破裂，再行白内障冷冻摘除术，从而减少手术并发症的发生。

三、治疗技术

（一）常用设备

冷冻疗法常用的设备有冷疗机、喷射器及液态氮等仪器。

（二）治疗方法

1. **棉签压迫法**　消毒棉签蘸取少量液氮后直接压迫病变部位，持续数秒至数分钟，反复操作，至病变部位发白变硬。此法操作简单，适用于治疗浅表部位小面积病变，如痣、疣、面部雀斑等。

2. **探头接触法**　冷冻探头直接接触病变部位，持续数秒至数分钟。此法分为冷头和热头接触法两种。冷头接触法是指先降温后接触病灶。热头接触法是先接触病灶，后启动机器降温冷冻病灶。因冷冻探头面积相对局限，常用于较小范围的病变。

3. **直接喷射法**　利用特制的喷头将致冷物质呈雾状直接喷射至治疗部位。适用于高低不平和范围较大的病变部位。此法局部反应较重，易出现水肿，治疗时注意观察皮肤反应，防止皮肤凝冻。

4. **倾注治疗法**　先在治疗区周围用凡士林纱布或泡沫塑料做成围墙式保护层，治疗处覆盖消毒纱布或棉球，后将液态致冷剂缓慢倾注在治疗部位，持续 $2 \sim 3$ 分钟。临床多用于治疗恶性病变。

5. **插入冷冻法**　麻醉条件下将针状或棒状冷冻头插入病变中心。此种方法主要治疗深部组织病变。

6.浸泡法　指、趾端和足跟等处病变可直接浸泡于液态致冷剂中 2 ～ 3 分钟。此法多用于治疗巨大恶性肿瘤。

7.冷冻切除法　先用冷冻方法使病变冻结，再用手术将病变切除。此法适用于治疗突起或较厚的病变，如临床用于治疗恶性肿瘤、痔疮等。

（三）治疗剂量

1.冷冻温度　冷冻温度范围在 –20 ～ –196℃。冷冻温度在 –40℃以下可破坏除大血管以外的一般组织，冷冻温度在 –80℃或 –100℃以下可治疗肿瘤。

2.冷冻时间　通常厚度在 1mm 以内表浅部位的冷冻时间为 1 分钟左右。厚度在 3mm 以上较深部位的冷冻时间为 3 分钟左右。

3.冻融速度　冻融速度在 –100℃ /min 以内的缓慢冷冻可使细胞外水分形成冰晶，其破坏性较弱；冻融速度大于 –100℃ /min 的快速冷冻可在细胞内外同时形成冰晶，其破坏力较强。

4.冻融周期　1 次冻结和融化的时间称为 1 个冻融周期。1 个冻融周期后，再次给予冷冻时，可提高致冷效果。治疗时常应用 2 或 3 个冻融周期。

四、临床应用

（一）适应证

1.肿瘤科疾病　鼻咽癌、宫颈癌、子宫原位癌、鳞状上皮癌、恶性黑色素瘤、直肠癌、软骨肉瘤、肺癌、阴茎癌、肝癌、巨细胞瘤、颅脑肿瘤等。

2.皮肤科疾病　色素痣、寻常疣、面部雀斑、鸡眼、银屑病、扁平疣等。

3.妇科疾病　慢性宫颈炎、宫颈糜烂、宫颈内膜肥大、外阴尖锐湿疣、传染性软疣、棘皮症、外阴白斑、外阴血管瘤、尿道肉阜及外阴神经性皮炎等。

4.五官科疾病　白内障、视网膜脱离、青光眼、耳郭软骨膜炎、鼻出血、慢性咽炎、慢性鼻炎、口腔白斑等。

5.外科疾病　内痔、外痔、肛裂、肛门脓肿、前列腺增生、腋臭等。

（二）禁忌证

1.对冷冻过敏、冷致血红蛋白尿等。

2.血栓闭塞性脉管炎等局部血液循环障碍。

3.局部皮肤感觉障碍、再生周围神经等。

4.红斑狼疮、肝肾功能不全、恶病质等全身状况较差。

5.冠心病、认知障碍、言语障碍者，以及老年人、婴幼儿等温度调节能力较差者。

（三）注意事项

1.治疗前，应向患者介绍冷冻治疗的正常反应及不良反应，如有不适应及时告诉操作人员，不能随意更换体位。

2.操作时应注意安全，保护非治疗部位，防止制冷剂外漏，造成损伤。

3.喷射法禁用于头面；不宜加压冷冻主要神经分布区，以免造成神经损伤。

4.治疗后保持创面干燥3～5天，结痂宜自然脱落。

（四）常见并发症的处理

1.疼痛　短暂疼痛一般患者可耐受。如患者对疼痛较敏感，可适当给予镇痛剂。

2.出血　局部小出血可采用压迫止血。动脉出血或出血较多者，采用结扎止血或压迫止血。

3.水肿　治疗后局部组织会出现水肿，为正常现象，1周左右可自行消退。鼻咽腔治疗后出现较严重水肿者，可用地塞米松10mg静滴或肌内注射，雾化吸入，保持呼吸道通畅。

4.感染　如创口发生感染，给予抗生素及伤口换药等常规对症处理。

5.神经损伤　多是暂时性的，3个月左右可自行恢复，无需特殊处理。

6.全身反应　患者出现面色苍白、头晕、恶心、脉缓等全身反应，平卧10～20分钟可自行恢复，无需特殊处理。如出现荨麻疹、全身瘙痒、心动过速、血压下降等，予对症处理。

学习小结

本模块主要内容为冷疗法的定义，治疗作用，治疗技术及临床应用；主要学习冷冻疗法的定义，治疗作用，治疗技术及临床应用。要求掌握冷疗法、冷冻疗法的定义、治疗作用；熟悉冷疗法、冷冻疗法的治疗技术、临床应用；了解冷疗法、冷冻疗法的原理及使用方法。根据临床应用情况，重点要求学习低温疗法的治疗技术及临床应用。

复习思考

一、以下每一道考题有A、B、C、D、E五个备选答案，请从中选择一个最佳答案

1.冷疗法的温度低于体温和周围空气，但在（　　　）

A.0℃　　　　　　　　　　B.0℃以上

C.0℃以下　　　　　　　　D.－2℃

2. 冷气雾喷射禁用于（　　　　）

    A. 腹部　　　　　　　　　　　　B. 头面部

    C. 背部　　　　　　　　　　　　D. 手足

3. 不同组织对冷冻温度的耐受性差异很大，一般组织冷冻坏死的临界温度为 （　　　　）

    A. 0 ～ −10℃　　　　　　　　　B. −10 ～ −20℃

    C. −20 ～ −40℃　　　　　　　　D. −40℃以下

4. 下列哪项不是冷冻疗法的治疗作用（　　　　）

    A. 破坏作用　　　　　　　　　　B. 止痛消炎

    C. 止血作用　　　　　　　　　　D. 消肿作用

5. 局部浸泡法最适用于下列哪个部位的病变（　　　　）

    A. 头颅　　　　　　　　　　　　B. 颈项部

    C. 躯干　　　　　　　　　　　　D. 四肢

6. 直接冰贴法一般治疗时间为（　　　　）

    A. 3 ～ 5 分钟　　　　　　　　　B. 5 ～ 15 分钟

    C. 5 ～ 10 分钟　　　　　　　　D. 30 分钟以上

二、多选题

1. 冷疗法采用的敷贴法有（　　　　）

    A. 冰袋法　　　　　　　　　　　B. 冷湿敷布法

    C. 冰贴法　　　　　　　　　　　D. 循环冷敷法

    E. 局部冷水浴

2. 冷冻疗法采用的治疗方法有（　　　　）

    A. 点冻法　　　　　　　　　　　B. 探头接触法

    C. 全身冷冻法　　　　　　　　　D. 浸泡法

    E. 插入冷冻法

3. 冷冻疗法常见的并发症有（　　　　）

    A. 局部感染　　　　　　　　　　B. 出血

    C. 水肿　　　　　　　　　　　　D. 疼痛

    E. 神经损伤

三、简答题

1. 冷疗法的治疗方法主要有哪些？

2. 冷疗法的适应证有哪些？

3. 冷冻疗法的治疗方法主要有哪些？

4. 冷疗法的治疗作用主要有哪些？

5.冷冻疗法需注意哪些事项?

四、案例分析

患者方某,男,20岁,学生,自述踢足球不慎扭伤后,出现右侧踝关节肿胀疼痛1小时。现右侧踝关节肿痛,走路困难。专科查体:右侧踝关节肿胀明显,外侧为甚,局部皮肤青紫,皮肤无破损,局部压痛(+),活动明显受限。查X片显示:踝关节无明显脱位,骨质未见明显异常。诊断:右踝关节扭伤。请予以评定、治疗。

扫一扫，看课件

模 块 十 一
水疗法

【学习目标】

掌握水疗法的分类、概念、物理特性及具体治疗作用。

熟悉水疗法的适应证、禁忌证及注意事项。

了解水疗法的治疗原理及治疗方法。

项目一 概 述

一、概念

以水为媒介，利用不同温度、压力、成分的水，以不同的形式作用于人体，以预防和治疗疾病、提高康复效果的方法称为水疗法（hydrotherapy）。水的热容量大，导热能力也很强，在通常情况下水为液体，能溶解各种物质，能与身体各部位密切接触，是传递冷热刺激极佳的一种介质。

水疗法的分类见表 11-1。

表 11-1 水疗法的分类

分类依据	水疗法名称
按作用部位分类	①局部水疗法：局部擦浴、局部冲洗浴、手浴、足浴、坐浴、半身浴等。②全身水疗法：全身擦浴、全身冲洗浴、全身浸浴、全身淋浴、全身湿布包裹疗法等
按治疗作用分类	镇静、兴奋、退热、发汗、强烈刺激、柔和刺激及锻炼等
按温度分类	冷水浴（低于 25 ℃）、低温水浴（25～32 ℃）、不感温水浴（33～35 ℃）、温水浴（36～38℃）、热水浴（38℃以上）
按水的压力分类	①低压淋浴（1 Atm 以下）。②中压淋浴（1～2 Atm）。③高压淋浴（2～4 Atm）

分类依据	水疗法名称
按水的成分分类	海水浴、淡水浴、温泉浴、药物浴（西药浴及中药浴）、矿泉浴、汽水浴等
按水疗的方法分类	①温热疗法：温敷布、包裹浴、渐温部分浴、交替浴、全身浴等。②机械疗法：涡流浴、气泡沸腾浴、水中按摩、水中冲洗。③化学疗法：各种温泉浴、药物浴等。④运动疗法：运动用大槽浴、运动用池浴。⑤其他疗法：喷淋、冲洗、气泡浴、人工碳酸浴、砂浴、药浴、肠洗浴、刷洗浴、电水浴、蒸汽浴、蒸汽喷淋等

二、物理特性

水之所以能被广泛应用在医疗上，不仅因为它在自然界中有存在广泛和取之便利的特点，更主要的是水有以下几种特性，使其有特殊的治疗功效。

1. **热容量和热量大** 加热时，水吸收热后温度升高。吸收的热量越多，温度升得越高。停止加热后，水遇冷要释放出热量。释放热量越多，温度降得越低。物体吸收热或释放热的多少，称为热量。将物体升高 1℃ 所需要的热量，称为热容量。水比任何其他物质都能吸收热量，几乎是乙醇或石蜡的 2 倍，是铜或铁的 10 倍以上，是铅或金的 30 倍以上，这使其非常适用于治疗。而水的热容量比其他任何物质都要高，大约是黏土的 2 倍，也高于石蜡和淤泥，这为水用于治疗奠定了基础。

2. **导热性较强** 热从高温物体传递给低温物体称为热传导。各种物质导热时的热能力不尽相同。水有很强的传导热的能力，大约是空气的 33 倍，是石蜡的近 3 倍。

3. **良好的溶剂** 水是一种很好的溶剂，通常被认为是万能溶剂，可溶解多种化学物质。因而可以遵照医疗上的需要，投入一定的天然或化学药剂，如加入某种药物或气体时，对皮肤等具有化学刺激作用，使机体产生相应的反应。

4. **传递刺激的最佳物质** 水在通常情况下为液体，可以与身体各部分密切接触，可以将各种刺激传递给机体，以达到最佳的治疗效果。

5. **物理性状的可变性大** 水能够在不同的容器中、在一定的温度范围内改变其物理性状，如从液态到固态、从液态到气态等。在液体状态时，水可以被用作填充剂、浴用剂、喷雾剂及冲洗液等；液态的水还具有蒸发、对流等特性；静止的水通过传导的方式传递热，流动的水通过对流的方式传递热。在固体状态时，冰是一种非常有效的冷却剂。在汽化状态，可以被用做蒸汽浴或吸入剂的热导体。

6. **有很好的浮力** 水的浮力是和重力方向相反的力，能降低重力对人体组织器官的压迫。所以在水中运动时，可明显减轻重力作用，达到减轻肢体负重的目的。

7. **密度接近于人体** 水可以作为瘫痪、炎症或肌肉萎缩患者训练的介质。躯体浸没在水中，流体静水压作用于身体表面，可以促进外周静脉和淋巴液的回流及尿液的排泄。

此外，水的另一个独特之处是处处可得，并且应用简单、所需装备价格较低廉。

三、治疗作用

（一）治疗原理

1. 温度刺激 根据刺激温度不同，水疗法分温水浴、热水浴、不感温水浴、冷水浴、低温水浴。温水浴与热水浴可使血管扩张、充血，促进血液循环和新陈代谢，降低神经兴奋性，缓解痉挛，减轻疼痛；热水浴还有明显的发汗作用。不感温水浴的镇静作用明显。冷水浴、低温水浴可使血管收缩、神经兴奋性升高，肌张力增强。

2. 机械效应 水疗法通过水的喷雾、冲洗、摩擦、涡流等碰撞身体表面产生机械效应。

（1）静水压力：在普通的静水浴时，静水压力为 $40 \sim 60g/cm^2$。这种静水压力可压迫胸廓、腹部，使呼吸有某种程度的阻力，患者不得不用力呼吸来代偿，使机体增强呼吸运动和气体交换。静水压力还可压迫体表静脉和淋巴管，使体液回流量增加，促进血液和淋巴循环，有利于减轻水肿。还可利用静水压减轻机体局部的压力，有利于创面血液循环，促进创面愈合，故可作为烧伤、慢性溃疡、压疮、糖尿病足等疾病的重要治疗手段。

（2）浮力：人体在水中失去的重量约为体重的 9/10。水的浮力可使浸入水中的躯干、肢体、骨关节受到向上力的支托而漂浮起来，明显减轻躯干、肢体和关节的负荷，便于活动和进行运动功能的训练，较大提高了患者的关节活动范围和运动能力。

（3）水流冲击：用 $2 \sim 3$ Atm 的定向水流冲击（如直喷浴、扇形浴、针状浴等），可产生很强的机械刺激作用。这些机械性刺激对周围血管有扩张作用，可引起外周神经系统的兴奋。如果和水的低温作用相结合，则效果更加明显。

（二）具体治疗作用

1. 对皮肤的影响 温度刺激后皮肤会出现不同的反应：受到冷的刺激后，早期出现皮肤苍白，血管收缩，局部缺血，皮肤有冷感觉；很快出现血管扩张，皮肤变红，皮肤有热感；如果刺激继续，将会出现局部瘀血、皮肤青紫等表现。受到热的刺激后，皮肤血管扩张，营养和代谢加强，皮肤伤口和溃疡愈合加速，瘢痕软化，皮肤功能得到改善。

各种水疗法主要作用于皮肤，亦可作用于体腔黏膜，通过神经和体液反射而致局部、节段性或全身性反射作用。如手沐浴能影响胸腔脏器、足沐浴能影响脑部血液循环、坐沐浴能影响盆腔器官等。

2. 对循环系统的影响 水疗法对循环系统的影响主要取决于水的温度和作用持续时间。对心脏部位施行冷敷时，心率减慢，但心脏收缩力增强，脉搏有力、血压下降；对心脏部位施行热敷时，心率加快，可增加心肌张力。当施行全身冷水浴时，早期毛细血管收缩，血压上升，随后出现血管扩张，心率减慢，血压降低，可减轻心脏的负担。因此，寒冷可提高心肌能力，使心率减慢，改善心肌营养。

当进行 37～39℃水浴时，周围血管扩张，脉搏加快，血压下降，造成体内血液再分配。但是，当这种再分配发生急剧改变时，则会出现部分脑供血障碍的症状，如面色改变、头重、头晕、眼花、耳鸣等，临床上在施行水疗法时应该尽量避免发生此情况。

与上述改变相关的生理原理有以下 5 种：

（1）诱导作用：水疗法通过其诱导作用增加器官或躯体局部如肢端的血流量。常采用交替使用冷敷、热敷，冷、热水洗浴或喷雾等方法治疗一定时间来实现。

（2）衍生作用：衍生作用是诱导作用的相对作用，其主要是改变器官或躯体局部的血容量。常采用延长冷敷或热敷的时间来实现。

（3）脊髓反射作用：脊髓反射作用是通过局部治疗对躯体的远隔区域产生影响，局部足够强烈的冷、热敷不仅可以对皮肤直接接触的区域产生影响，而且可以通过脊髓反射弧介导产生远距离的生理学改变。

（4）侧支循环作用：侧支循环作用可能被认为是衍生作用的特殊情况，通常利用衍生作用可以使躯体的血容量从一个部位转移到另一个部位。

（5）动脉干反射：动脉干反射是人体反射作用的一种特殊情况，长时间冷敷动脉干，可以引起动脉及其远端分支收缩。

不感温水浴对于循环系统影响不大。

3. 对泌尿系统的影响　肾脏血管与皮肤血管对刺激的反应相似，不同温度的水疗法，对肾脏及汗腺可引起不同反应。

温热刺激能引起肾脏血管扩张而增加利尿，冷刺激则使尿量减少。但在实际工作中，热水沐浴时由于大量出汗，使排尿量相对减少；冷水沐浴时出汗少，排尿量相对增多。一般在施行水疗法的情况下，一昼夜之间排尿量并没有显著变化，几乎同未实施水疗法时一样。只有在长时间的温水浴作用下，才能使一昼夜的尿量、钠盐和尿素的排出量增加。这种排出量的增加是血液循环显著改善的结果。

4. 对呼吸系统的影响　水疗法对呼吸次数和深度的影响是通过神经性反射实现的。瞬间的冷刺激使吸气加深，甚至有短暂的呼吸停止或深呼吸，温度越低，刺激越突然，呼吸停止则越快越急剧；继之，从一系列深呼吸运动变为呼吸节律更快更深。受到热刺激时，情况与冷刺激一样，但不十分急剧，呼吸节律变快，而且较为浅表。长时间的温水沐浴可使呼吸减慢。

5. 对肌肉系统的影响　一般认为，短时间冷刺激可提高肌肉的应激能力，增强肌力，减少疲劳，尤其伴有机械作用时明显。但长时间作用则引起组织内温度降低，肌肉发生僵直，造成运动困难。热刺激能使正常的肌肉从疲劳中迅速恢复，主要是由于热作用使肌肉血液循环、代谢改善，乳酸被充分氧化。热刺激还能缓解病理性肌肉痉挛，温热可以通过抑制疼痛来缓解疼痛引起的肌紧张和肌痉挛。短时间的温热刺激，使胃肠道平滑肌的蠕动增强；长时间作用则使蠕动减弱和肌张力下降，有缓解和消除痉挛的作用。

6. 对汗腺分泌的影响　在热水浴作用下，汗腺分泌增加，排出大量汗液，加速代谢产物的排除。由于液体丧失、血液浓缩，组织内的水分进入血管，所以能促进渗出液的吸收；但大量出汗也损失大量氯化钠，使身体虚弱。因此，水疗时如出汗过多，应饮用一些盐水以补偿损耗。

7. 对新陈代谢的影响　新陈代谢与体温有着密切的关系。在体温升高和氧化过程加速的情况下，基础代谢率升高；组织温度降低时，基础代谢率则降低。冷水浴主要影响脂肪代谢、气体代谢及血液循环，促进营养物质的吸收。16℃水浸浴后，CO_2 排泄增加 64.8%，O_2 的吸收增加 46.8%；16℃水淋浴后，CO_2 排泄增加 149%，O_2 的吸收增加 110%。温水浴能在某种程度上延缓代谢过程。过度的热作用及蒸汽浴或空气浴能使碳水化合物及蛋白的燃烧加速，大量出汗后，造成体内脱水及丧失部分矿物盐类。

8. 对血液成分的影响　全身水疗法能引起血液的质量变化，如比重、黏稠度增加，血红蛋白增加 14%，红细胞增多百万以上，白细胞也增多。一般认为这种血液成分的变化，不是绝对的数量增加，而是血液分布状态改变的结果。因为水疗时，在储血器官中的有形成分进入了血液循环。

9. 对神经系统的影响　全身水疗法对神经系统的影响因温度不同而有差别。皮肤有丰富的感受器，温度刺激由传入神经传到中枢，引起各系统的反应。适当用冷水沐浴，能兴奋神经，民间常用冷水喷洒头面部，以帮助昏迷患者苏醒。多次施行不感温水浴，能使从外周传入大脑皮质的冲动减少，神经兴奋性降低，加强大脑皮质抑制功能，起到镇静、催眠的作用。40℃以上热水沐浴，先使神经兴奋，后续则表现为抑制，出现疲劳、软弱、欲睡。

项目二　治疗技术

一、常用设备

（一）水疗室的组成

水疗法以操作简便、患者能自己操作为特点，简单的水疗法可以在一些基层医疗单位甚至患者的家中进行。但是，一些较复杂的水疗法则需要专门的设备和专业培训人员。设备较完善的水疗室由下列各室组成：更衣室、综合淋浴室、盆浴室、湿布包裹疗法室、水中运动池及水疗后休息室等。

1. 更衣室　在设计上要符合无障碍通道的要求，而且要比一般更衣室大些，可同时为几种水疗法服务。根据条件可设置贮衣柜或在墙上装置挂衣钩。

2.综合淋浴室

（1）淋浴室的面积建议在 $35\sim40m^2$，每个淋浴设施占 $3\sim4m^2$。

（2）淋浴操纵台建议安装在距墙1m、距离对面墙4m、距离患者扶手架3m以上的地方。

（3）淋浴室内可以安装多种淋浴喷头，包括固定的喷头和可以活动的直喷头等。

3.盆浴室　一般要求与淋浴室分开设置，以免在施行淋浴时把水淋到盆浴患者身上。

4.湿布包裹疗法室　要求有治疗床，冷、热水管道，以及一个用来浸湿被单的陶瓷盆装置。

5.水中运动池　多用不锈钢或陶瓷制成。其辅助设备包括：①电动悬吊装置：以转移患者出入运动池，有担架式、坐位式及轮椅式。②治疗床或椅：为患者提供在水中的固定位置，这种床和椅子要求有足够的重量，而且要防锈。③步行训练用双杠：其规格与地面装置相同。④漂浮物：用于支撑患者头颈部或肢体，或作为水中进行阻力运动及促进运动的辅助工具。⑤水过滤与消毒装置：水中运动池应安装过滤、循环和消毒装置。

6.水疗后休息室　应有坐位和卧位休息室两种。

除上述条件外，为了保证供应一定温度和压力的水，水疗室应有自己的小锅炉房和加压水泵；还应有自己的厕所设备，并同治疗室相连接。

（二）水疗室的一般要求

1.采光　要求有足够的自然光。装置人工光源者，光源要装置在侧面，以免光线直接刺激眼睛。

2.通风　要有良好的通风设备。

3.温度　一定的温度在治疗上具有很大的重要性。除更衣室温度为 $19\sim20℃$，其他室温度应为 $22\sim23℃$。

4.湿度　水疗室要保持一定的湿度，最好安装一个湿度计，一般不要高于75%。

5.管道　一般要求自来水管 $3\sim4in$（英寸）（ $1in=2.54cm$ ），排水管 $4\sim6in$，易生锈者应涂抹防锈漆，热水管要注意保暖。

6.墙壁　最好镶嵌白瓷砖。

7.地面　要有一定的坡度，而且应为光滑水磨石面。

二、治疗方法

水疗法的种类较多，常用的有淋浴法、水中运动疗法、涡流浴、浸浴法等。

（一）淋浴法

淋浴法是以各种形式的水流或水射流，在一定压力下向人体喷射的治疗方法。包括直喷淋浴、扇形淋浴、冷热交替淋浴法、雨样淋浴、针状浴、周围淋浴等。

1. 淋浴法的操作程序

（1）操作人员按医嘱调好水温及水压。先开冷热水开关，再开下水开关，然后调节温度计，使温度达到医嘱要求。打开欲行治疗开关，关闭下水开关，调节水压。

（2）患者入浴时应戴防水帽，进行水枪淋浴及扇形淋浴时，患者应在距操纵台2.5～3m处，禁止水直射头部、前胸部及会阴部。

（3）治疗中密切观察患者反应，出现头昏、心慌气短、面色苍白、全身无力等症状时，应停止治疗。

（4）治疗结束后，先打开下水开关，即此时淋浴不再喷射。

（5）让患者出浴，用毛巾擦干皮肤，休息20～30分钟。

（6）注意保护仪器，防止生锈。

2. 直喷淋浴法的操作程序

（1）患者脱衣服，头戴防水帽，立于操纵台前2.5～3m处，背向操纵台。

（2）操作人员以密集水流直接喷射患者，水柱要均匀。喷射顺序为背→肩，背→足部，再进行两侧面喷射。

（3）患者面向操作人员，操作人员用散开的水流喷射胸腹部，到下肢时再用密集水流。

（4）水温开始为35℃，逐渐降低至28～25℃，水压开始为1～1.5Atm，逐渐增加到2～2.5Atm。

（5）治疗结束后，嘱患者用被单和干毛巾摩擦皮肤，直至出现皮肤的正常反应。

（二）水中运动疗法

水中运动疗法是在水中进行各种运动训练的方法。该方法是利用浸没在水中的生理效应及水的特性以利于运动、增强肌力，提高稳定性与平衡能力，帮助放松与缓解疼痛，给患者提供适当的运动环境。该疗法对肢体运动功能障碍、关节挛缩、肌张力增高的患者较为适宜。

1. 固定体位　患者躺在水中的治疗床或治疗托板上，抓住栏杆、池边或池中固定器材如平行杠等物体，治疗师通过器械或特别的固定装置使患者的肢体固定。

2. 利用器械辅助训练　利用某些器械，如胶皮手掌或脚掌，可增加水的阻力；利用水中步行训练平行杠可以训练站立平衡和行走；利用水中肋木可训练肩和肘关节的活动功能；利用水球做游戏，可训练上肢的推力。

3. 水中步行训练　水是步行训练时一种可利用的介质，通常水中步行是在地面上训练之前进行的。如果患者平衡功能好，在水中步行时，因有水的帮助，较在地面上容易实现。

4. 水中平衡训练　让患者站在平行杠内，水深以患者能站稳为准，然后治疗师从不同方向推水浪或用水流冲击患者身体，使其身体能够保持平衡。

5. 水中协调性训练 在水中最好的协调性训练是游泳。可先让患者在一个固定位置进行原地游泳动作，以后逐渐过渡到患者能完全独立进行游泳运动。

（三）涡流浴

1. 治疗作用 涡流浴是临床常开展的治疗项目，利用涡流喷射的按摩及水本身的热和浮力作用，可以缓解躯体肌张力和消除肿胀，如消除骨科术后肿胀、神经系统疾病后肌肉紧张，常用于骨科康复、脑卒中康复及脑瘫儿童康复。

（1）热效应：泡在热水中可以升高体温和扩张血管，加快血液循环。

（2）浮力作用：水的浮力作用可以缓解关节和肌肉的压力，产生失重的放松感觉。

（3）按摩作用：涡流通过喷射出温热的水气混合物，能够起到按摩作用，放松紧张的肌肉，刺激躯体镇痛激素的释放。涡流浴不仅能够提供很好的水疗按摩，而且浸泡在回荡的热水中，能够使患者得到心理上和情绪上的放松。另外，浸泡在水中可以使肌肉放松，减轻关节活动度训练及日常生活活动训练时的疼痛和张力。

2. 操作程序

（1）根据患者治疗部位，选择合适的涡流浴装置，并进行检查。

（2）注入 2/3 容量的水，水温在 37 ～ 43℃之间，打开涡流开关、充气开关。

（3）治疗上肢者脱去上衣，治疗下肢者脱去裤子。

（4）患者采取舒适体位，将肢体浸入水中进行治疗。

（5）治疗过程中保持恒温，水流强度要适中。

（6）治疗过程中应使患者全身感觉舒适，精神爽快，无疲劳感。

典型的涡流浴缸可以对躯干下部如大腿、膝部、小腿及足部进行治疗。根据患者治疗部位，选择大小适宜的涡流浴装置。在涡流浴治疗中，温度仍然是一个重要因素。对大多数患者而言，水温应维持在 39℃左右；治疗关节炎，水温可以高些；治疗非开放性损伤，水温则应低些。糖尿病足治疗时可在水中加入甲硝唑等药物，每次治疗 15 ～ 30 分钟，10 ～ 20 次为 1 个疗程。

（四）浸浴法

浸浴法是临床上较常见的一种方法，即令患者身体浸入水中进行治疗。

1. 根据治疗部位分类 浸浴法可分为全身浸浴、半身浸浴、局部浸浴法 3 种。

（1）全身浸浴法：是将患者全身浸入水中进行治疗的方法。

操作程序：①患者更换浴衣、拖鞋，准备治疗。②操作人员根据医嘱，在浴盆中放入 200 ～ 250L 水，测定水温。③让患者入浴，入浴后水面高度不宜超过胸部乳腺以上。采用卧式，使头颈及前胸部露出水面，以减少水对心脏的机械压迫。④医嘱要求热水浴时，头部应予以冷敷。⑤开始记录治疗时间。⑥治疗过程中应密切观察患者反应，如有头晕、心慌、气短、面色苍白、全身无力等症状时，操作人员应该立即将患者扶出。⑦治疗结束后，嘱患者用干毛巾擦身，不得进行冲洗。⑧治疗结束后，可休息20～30分钟，再离开浴盆。⑨治疗结束后，应对浴盆进行消毒。先用清水冲洗两遍，然后用20%甲酚皂消毒两遍，再用清水冲洗两遍。

（2）半身浸浴法：是让患者坐于浴盆中，伴以冲洗和摩擦，于治疗中逐渐降低水温的一种柔和的治疗方法。具体分为兴奋性半身浸浴法、强壮性半身浸浴法、镇静性半身浸浴法、退热性半身浸浴法。

操作程序：①先向浴盆中倒入一定温度的水，再让患者脱去衣服，淋湿头部，将颈以下身体数次浸入水中。②在浴盆中坐好，水面淹没脐部，操作人员用小桶舀取浴盆中的水，以均匀速度的水流冲洗患者背部及胸部。③边冲洗边摩擦患者的背部、肩部、腹部，直至出现良好反应为止。④冲洗加摩擦的处置，要反复进行数次，并在治疗中将水温降低到23℃。⑤最后用水冲洗患者背部、胸部，令患者出浴。⑥水温为35～30℃，治疗时间不超过5分钟，治疗后休息20分钟，每日或隔日1次。⑦治疗过程中出现寒战，应立即停止治疗。⑧治疗过程中要求操作人员动作迅速，尽快完成。

（3）局部浸浴法：是将人体某一部分浸浴在不同的水中，由冷热水的直接刺激引起局部或全身一系列生理性改变，从而达到治疗目的的一种方法。依据部位可分为手盆浴、足盆浴、坐浴、渐加温浴、涡流浴。

2. 根据水温分类　浸浴法可分为以下三种：①冷水浸浴法，包含冰水浴法、冷水浴法、低温水浴法。②不感温水浸浴法。③热水浸浴法：包括温水浴法、热水浴法、高热水浴。后两者禁用于全身，可用于局部。

3. 根据水中成分分类　浸浴法可分为海水浸浴法、淡水浸浴法、温泉浸浴法、矿泉浸浴法、药物浸浴法、气水浸浴法。

（1）海水浸浴法：采用的方法为游泳、浅水浴、涉水浴、坐浴。地点可选择我国北部沿海，时间可选择夏季7～9月，每天上午9时到下午4时。水温应在20℃以上，气温高于水温。饱餐及空腹后不宜进行，应在饭后1～1.5小时进行。入浴前应体检，详查血压及心率，并进行适当的体操活动的日光浴。水浴前先在浅水用手捧水冲洗头颈、胸腹部后再入浴。海水浴后应用温热淡水淋浴，平卧休息10分钟。实行海水浸浴法时均应配备救生和抢救设备。

（2）淡水浸浴法：程序同局部浸浴法操作。

（3）温泉浸浴法：应用温泉的温度治疗疾病的方法。操作程序同局部浸浴法。

（4）矿泉浸浴法：应用水中的矿物质及温度治疗疾病的方法。操作程序同局部浸浴法。

（5）药物浸浴法：应用特殊的中药及西药治疗疾病的方法，包括盐水浴、人工海水浴、松脂浴、芥末浴、碳酸氢钠浴、硫黄浴及中药浴。操作程序同局部浸浴法。

（6）气水浸浴法：气水指的是含有饱和气体的水，主要应用气体的有效成分作用于人体以达到治疗目的，包括二氧化碳浴、氧气浴、硫化氢浴、氢气浴。

项目三　临床应用

一、适应证

1. **内科疾病**　高血压、血管神经症、早期动脉硬化、心脏疾患代偿期、胃肠功能紊乱、功能性结肠炎、习惯性便秘、肥胖症、风湿性肌痛症、疲劳综合征、风湿性关节炎、类风湿关节炎、痛风、肾脏疾患、多汗症、职业性铅中毒或汞中毒等。

2. **神经科疾病**　神经衰弱、自主神经功能紊乱、神经痛、神经炎、外周神经麻痹、雷诺病等。

3. **外科疾病**　慢性湿疹、荨麻疹、皮肤瘙痒症、牛皮癣、脂溢性皮炎、多发性疖肿、多发性毛囊炎、慢性闭塞性动脉内膜炎、大面积瘢痕挛缩、关节强直、外伤后功能锻炼及恢复、痔疮、前列腺炎等。

4. **妇科疾病**　闭经、卵巢功能不全、盆腔炎性疾病等。

二、禁忌证

1. **绝对禁忌证**　精神意识紊乱或失定向力、恐水症、皮肤传染性疾病、频发癫痫、严重心功能不全、重症动脉硬化、心功能不全、肾功能不全、活动性肺结核、肿瘤及恶病质、身体极度衰弱及各种出血倾向者禁用水疗法。此外，妊娠、月经期、大小便失禁、过度疲劳者等禁忌全身浸浴。

2. **相对禁忌证**　对血压过高或过低患者，可酌情选用水中运动，但治疗时间宜短，治疗后休息时间宜长；大便失禁者，入浴前应排空大便，宜做短时间治疗，防止排便于池水中。

三、注意事项

1. 水疗室温度应保持在23℃左右，室内通风良好，整洁安静。

2. 治疗前应检查浴槽、起重装置是否完好。

3. 患者治疗前应进行必要的检查，排除传染病、心肺肝肾功能不全、重症动脉硬化、皮肤破损感染、肿瘤、出血、妊娠等禁忌证，检查患者是否有二便失禁等。

4. 每次治疗前应测量体温、脉搏、血压、体重等。

5. 盆浴患者入浴后，心前区应露出水面，以减轻静水压对心功能的影响。用38℃以上热水时，应给患者头部放置冷水袋或戴冰帽。

6.活动不便的患者进行水疗时，必须由工作人员协助患者上下轮椅、穿脱衣服及出入浴器等。对于年老体弱、儿童或有特殊情况者，治疗中应严格观察，注意安全，加强护理。

7.不得在饥饿时或饱餐 1 小时内进行水疗。

8.感冒、发热、炎症感染、呼吸道感染等不宜进行水疗。

9.膀胱、直肠功能紊乱者，应排空大、小便，方可入浴。

学习小结

水疗法是以水为媒介，利用不同温度、压力、成分的水，以不同的形式作用于人体，以预防和治疗疾病、提高康复效果的方法。水疗法安全可靠，不良反应小，治疗前应检查浴槽、起重装置是否完好，排除禁忌证，正确选择治疗方法。

复习思考

一、以下每一道考题有 A、B、C、D、E 五个备选答案，请从中选择一个最佳答案

1.水的物理特性是（　　　）

　　A.储存和传递热能　　　　　　　　B.溶解性与无毒性

　　C.物理性质的可变性　　　　　　　D.水的密度接近于人体

　　E.以上均包括

2.水疗法的治疗原理是（　　　）

　　A.温度刺激、机械效应　　　　　　B.温度刺激、压电作用、化学作用

　　C.温度刺激、压电作用、机械效应　D.温度刺激、空化作用、聚合作用

　　E.温度刺激、弥散作用、触变作用

3.下列关于水疗法的说法错误的是（　　　）

　　A.水疗法是利用水的不同温度来预防和治疗疾病的方法

　　B.水疗法是利用水的压力来预防和治疗疾病的方法

　　C.水疗法是利用水的不同成分来预防和治疗疾病的方法

　　D.水疗法只能作为综合治疗的一种手段

　　E.水疗法的种类较多，常用淋浴法、水中运动疗法、涡流法、浸浴法等

4.水疗法对皮肤的影响是（　　　）

　　A.血管收缩、局部缺血　　　　　B.皮肤血管扩张

C. 改善皮肤营养和代谢　　　D. 促进皮肤伤口和溃疡愈合

E. 以上均是

二、多选题

1. 下列哪些情况禁忌全身浸浴（　　　）

　A. 精神意识紊乱或失定向力、恐水症

　B. 心、肺、肝肾功能不全，重症动脉硬化

　C. 传染病、呼吸道感染、发热、炎症感染、皮肤破溃

　D. 癫痫、恶性肿瘤、出血性疾病、妊娠、月经期、大小便失禁等

2. 下列哪些人群不适于长时间的热水盆浴（　　　）

　A. 高龄老人　　　　　　　B. 幼儿

　C. 衰弱或贫血者　　　　　D. 女性患者

　E. 有严重器质性疾病或有出血倾向者

3. 水疗法的静水压力作用可发挥的生理作用有（　　　）

　A. 可压迫体表的静脉和淋巴管

　B. 促进血液和淋巴的循环

　C. 有利于减轻水肿

　D. 有利于创面的血液循环，促进愈合

　E. 使血管收缩，神经兴奋性增高

4. 水中运动池的辅助设备包括（　　　）

　A. 电动悬吊装置　　　　B. 治疗床　　　　C. 步行训练用双杠

　D. 漂浮物　　　　　　　E. 水过滤与消毒设备

三、名词解释

水疗法

四、简答题

1. 简述水疗法的适应证。

2. 简述水疗法的禁忌证。

五、思考题

水疗法的治疗原理是什么？

扫一扫，看课件

模 块 十 二

压力疗法

【学习目标】

掌握各种压力疗法的治疗技术与临床应用。

熟悉各种压力疗法的治疗作用。

了解压力疗法的发展。

项目一　概　述

正常生活环境中存在着一定的压力，即大气压。当生活环境中人体所适应的压力发生改变，升高或降低，都会对人体的生理功能产生一定的影响，在临床中可以利用压力变化对机体产生的影响来治疗某些疾病或改善机体某种状态，这就是压力疗法。本模块所指的压力疗法仅指改变机体局部压力以治疗疾病的方法。

一、概念

压力疗法（compression therapy）是指利用压力变化对机体产生的影响来治疗某些疾病或改善机体某种状态的方法。压力疗法通过改变机体的外部压力差，促进血管内外物质交换，改善由于血液黏稠度增大或有形成分性质改变引起的物质交换障碍，促进溃疡、压疮等的愈合，组织的再生、修复，以及水肿的吸收。

二、分类

以正常环境下大气压作为划分标准，高于环境大气压的压力称为正压，低于环境大气压的压力称为负压。因此，压力疗法可分为正压疗法、负压疗法和正负压疗法。中医学中的拔罐疗法，可看作一种局部的负压疗法。

207

20 世纪 90 年代后，随着电子科技技术的发展，正负压疗法所使用的设备不仅在外形设计、操作方面有了很大的改进，而且在临床中的应用范围也逐渐扩大。临床应用中，压力疗法常以改变肢体压力为主要手段，多用于四肢疾病的治疗。治疗时既可以增加压力，也可以降低压力，或两者交替进行。本模块主要介绍正压疗法（正压顺序循环疗法、皮肤表面加压疗法）、负压疗法、正负压疗法和体外反搏疗法。

项目二　正压疗法

一、概述

正压疗法是利用高于大气压的压力作用于人体的一种治疗方法。目前临床中常用的方法包括改善血液、淋巴循环的正压顺序循环疗法和防治瘢痕增生的皮肤表面加压疗法（压力衣）。

二、治疗作用

1. 正压顺序循环疗法　有研究结果显示，正压顺序循环疗法可使下肢静脉排血量增加 23%，血流速度增加 77%±35%，在充气加压期间静脉排空良好。治疗后，血中纤维蛋白降解产物和纤维蛋白原降解产物显著增多，复合物也显著增多，而优球蛋白溶解时间明显缩短，纤溶酶原激活物抑制物 -1（PAI-1）也减少，股静脉血流量明显增多。停用后，上述结果迅速恢复至原来水平。另有研究表明，在预防术后静脉血栓形成方面，本疗法与低分子肝素的预防效果相近。

2. 皮肤表面加压疗法

（1）控制瘢痕增生：可有效预防和治疗增生性瘢痕。

（2）控制水肿：可促进血液和淋巴液回流，减轻水肿。

（3）促进肢体塑形：可促进截肢残端塑形，利于假肢的装配和使用。

（4）预防关节挛缩和畸形：可通过控制瘢痕增生从而预防和治疗因增生性瘢痕所致的挛缩和畸形。

（5）预防下肢静脉曲张：可促进血液和淋巴液回流，从而预防久坐或久站人群下肢静脉曲张的发生。

三、治疗技术

（一）常用设备

1. 正压顺序循环治疗设备（sequential compress device）　为气袋式治疗装置，目前临床上应用广泛。因仪器体积小、操作简便，可在患者家庭中使用。该设备由主机（气泵和控制系统）、导气管道和上下肢气囊三部分组成。根据型号不同，目前厂家生产的有4～12腔不等的气袋治疗设备，每腔压力为0～180mmHg可调，采用梯度加压的工作方式，可作用于上、下肢。腔的数量越多，分级加压层次越多，对于逐级加压更有利。每腔压力可单独设定，如遇伤口处不宜加压，可设定该处"零"压力跳过此处。套筒坚固耐用，内有衬垫方便拆洗，并且有些设备可选配髋部套筒，同时可选择多种工作模式，单独设立各气囊充气的顺序及压力，既可完成由远端向近端的顺序循环加压治疗，必要时亦可完成由近端向远端的反向顺序循环加压治疗。对一些以改善末梢循环为目的的治疗，也可选用组合正向与反向加压交替的治疗模式。

2. 皮肤表面加压疗法设备　常用的工具和设备包括缝纫机、加热炉、剪刀、裁纸刀、直尺、软尺、恒温水箱、热风枪及各种绷带、压力衣、压力垫、支架制作材料等。

（二）治疗方法

1. 正压顺序循环疗法

（1）患者取坐位或仰卧位，处于舒适、安全体位。

（2）选择大小合适的气囊套在患肢上，并拉好拉链。

（3）将导气管按顺序插在气囊接口上。

（4）设定压力及时间，打开电源即开始治疗。其末端压力可设定在100～130mmHg，其他各节段压力由电脑控制相应递减或人工调节。每次治疗20～30分钟，特殊患者可适当调整，但以<60分钟为宜。

（5）每日治疗1～2次，6～10次为1个疗程。

2. 皮肤表面加压疗法　常用的加压疗法包括海绵加压固定法、热塑料夹板法、绷带加压法、压力衣加压法、硅胶膜贴敷加压法等。

（1）海绵加压固定法：将聚丁二烯盐海绵剪成与所压迫瘢痕同样大小；用黏胶将海绵固定于瘢痕处；用弹力绷带和弹力套压迫；每隔4～7天更换1次；压迫致瘢痕充血消退、变软、复平后再巩固治疗1～2个月，防止复发。

（2）热塑料夹板法：热塑料夹板为1,4-异戊二烯塑料制品，具有可塑性，在72～77℃热水中可软化，在软化时容易被塑造成所需要的形态，冷却10分钟即变硬、定型。根据上述特性，临床上将裁剪好的热塑料夹板，放入72℃的水中软化后置于患处塑形。因其塑形后变硬无弹性，故应内衬海绵和纱布，防止其直接接触皮肤造成皮肤破损，同时为增加透气性，热塑料夹板软化后应快速打孔，并经常更换衬垫及敷料，保持敷料干燥，避免因潮湿引起皮肤感染。

（3）绷带加压法：指通过绷带进行加压的方法。根据使用材料和方法的不同，绷带加压法包括弹力绷带加压法、自粘绷带加压法、筒状绷带加压法等。

（4）压力衣加压法：通过制作压力服饰进行加压的方法，包括成品压力衣加压法和量身定做压力衣加压法。

（5）硅胶膜贴敷加压法：使用材料为硅胶膜，将硅胶膜贴敷于瘢痕处即可。

另外，在进行压力治疗时需要配合使用一些附件以保证加压效果，同时尽量减少压力治疗的不良反应，主要包括压力垫和支架。

四、临床应用

（一）适应证

1. 正压顺序循环疗法

（1）肢体创伤后水肿。

（2）淋巴回流障碍性水肿。

（3）截肢后残端肿胀。

（4）复杂性区域性疼痛综合征（如神经反射性水肿、脑血管意外后偏瘫肢体水肿）。

（5）静脉淤滞性溃疡。

（6）对长期卧床或手术被动体位者可预防下肢深静脉血栓形成。

2. 皮肤表面加压疗法

（1）增生性瘢痕：各种原因所致瘢痕。

（2）水肿：各种原因所致肢体水肿。

（3）截肢：截肢残端塑形，防止残端肥大皮瓣对假肢应用的影响。

（4）预防性治疗：①烧伤：防止烧伤后 21 天以上愈合的创面发展成增生性瘢痕，预防瘢痕所致的关节挛缩和畸形；②对久坐或久站工作者可预防下肢静脉曲张的发生。

（二）禁忌证

1. 正压顺序循环疗法

（1）肢体重症感染未得到有效控制。

（2）近期下肢深静脉血栓形成。

（3）大面积破溃性皮疹。

2. 皮肤表面加压疗法

（1）治疗部位有感染性创面。

（2）脉管炎急性发作。

（3）下肢深静脉血栓形成。

（三）注意事项

1. 正压顺序循环疗法

（1）治疗前向患者说明治疗作用以解除其顾虑，鼓励患者积极参与并配合治疗。

（2）检查设备是否完好和患者有无出血倾向。检查患肢，若有尚未结痂的溃疡或压疮应加以隔离保护后再行治疗，若伤口有新鲜出血则应暂缓治疗。

（3）治疗应在患者清醒的状态下进行，患肢应无感觉障碍。

（4）治疗过程中应注意观察患肢的肤色变化情况，并询问患者的感觉，根据情况及时调整治疗剂量。

2. 皮肤表面加压疗法

（1）应在早期肉芽创面期和深度烧伤创面愈合后尚未形成瘢痕之前开始治疗。

（2）在不影响肢体远端血运和患者可耐受的情况下，要有足够的、适当的压力，压力应持续保持在 1.3 ~ 3.3kPa。

（3）特殊部位予以特殊处理。

（4）定期清洗、随时检查；对患者做好充足的解释工作；注重治疗的舒适性，以提高患者的依从性。

（5）压力疗法并不是治疗烧伤后瘢痕的唯一有效疗法，更不能取代手术治疗。对烧伤后的瘢痕，应采取包括手术、功能锻炼、其他物理疗法等在内的综合治疗措施。

项目三　负压疗法

一、概述

负压疗法是指采用负压装置作用于人体有目的地治疗疾病的一种方法。其可分为全身负压疗法和局部负压疗法两种，目前仅局部负压疗法应用于临床。局部负压疗法包括腹部负压疗法、股部负压疗法、下半体负压疗法、肢体负压疗法和拔火罐疗法等。目前常用的为肢体负压疗法，又称为大火罐疗法，是在中医学拔火罐的基础上发展而来的，具有安全、简便、无创及疗效显著等优点。下面主要介绍肢体负压疗法。

二、治疗作用

1. 扩张血管，血管跨壁压升高，增加血流量。

2. 改善微循环。

3. 促进侧支循环建立。

4. 减轻缺血肢体自由基损伤。

5. 抑制疼痛。

三、治疗技术

（一）常用设备

负压疗法的设备为专用的负压舱。治疗时可将患肢单独放入，出入口处由专用的垫圈密封，用空压机抽取舱内空气，产生负压。治疗时通过"窗口"观察肢体情况。

（二）操作程序

1. 患者取坐位或仰卧位。

2. 调整好压力舱的高度和倾斜角度，以使患者在治疗过程中的体位舒适，利于治疗。如患肢水肿，可采取水平位；如仅有动脉循环障碍而无水肿，可稍向下倾斜。压力舱底部垫数层大毛巾。

3. 患肢裸露，伸入舱内，用与患肢周径相符的柔软而有弹性的垫圈固定在压力舱口处，并密封舱口。

4. 适当移动治疗仪，使舱口尽量靠近患肢根部，再将患者的坐椅或床与仪器用皮带固定。

5. 设定所需的负压值，打开电源开关，舱内压力从零开始缓慢下降至负压设定值，开始计时。

6. 每次治疗 10～15 分钟，每日治疗 1 次，10～20 次为 1 个疗程。

四、临床应用

（一）适应证

凡肢体缺血性疾病，若不宜手术或患者不愿手术，均可应用负压疗法，如雷诺病、血栓闭塞性脉管炎、脑血管病偏瘫、糖尿病足及下肢坏疽。

（二）禁忌证

有出血倾向、静脉血栓形成和血管栓塞早期、动脉瘤、大面积坏疽、血管手术后、治疗部位有感染灶和恶性肿瘤等。

（三）注意事项

1. 治疗应在患者清醒、患肢无感觉障碍的状态下进行；治疗前向患者说明治疗作用以解除其顾虑，鼓励患者积极参与并配合治疗。

2. 检查患者有无出血倾向和设备是否完好；检查患肢，若有尚未结痂的溃疡灶或压疮，应加以隔离保护后再治疗；若伤口有新鲜出血，则应暂缓治疗。

3. 治疗过程中应注意观察患肢的肤色变化情况，并询问患者的感觉，根据情况及时调整治疗剂量。

4. 负压引起的感觉，不如正负压疗法舒适，压力过大还会出现胀痛感，治疗时应根据患者耐受情况，将压力调到适宜强度。

5.负压治疗肢体出现瘀血是正常反应，瘀血在停止治疗2小时后即可恢复。但应防止肢体出血，若有明显出血情况，应停止治疗。

6.负压治疗时间比正负压疗法短，应严密观察患肢皮肤在治疗中的变化。

项目四　正负压疗法

一、概述

正负压疗法（vacuum compression therapy，VCT）是利用不同压力设备，通过高于和低于大气压的压力交替作用于人体局部以促进血液循环的物理疗法。

二、治疗作用

1.促进肢体血液循环，有利于水肿消退。

2.改善毛细血管壁两侧物质交换，促进溃疡、压疮及局部因营养障碍引起的各种病变的再生与修复。

三、治疗技术

（一）常用设备

常用设备为舱式正负压治疗仪，其主要部件有高度和倾斜角度可调的透明筒状压舱、肢体固定装置、操作和控制系统、压力表。

（二）操作程序

1.患者取坐位或仰卧位。

2.调整好压力舱的高度和倾斜角度，以使患者在治疗过程中体位舒适，便于治疗。如患肢水肿，可采取水平位；如无水肿仅有动脉循环障碍，可稍向下倾斜。压力舱底部垫数层大毛巾。

3.患肢裸露，伸入舱内，用与患肢周径相符的柔软而有弹性的垫圈固定在压力舱口处，并密封舱口。

4.移动治疗仪，使舱口尽量靠近患肢根部，再将患者的坐椅或床与仪器用皮带固定好。

5.设定所需的正、负压力值。治疗时宜从正压相开始，使肢体瘀血排除后，再给予负压使之充血。

6.设置持续时间。打开电源开关，舱内压力从零位开始缓慢升高，达到设定的正压值后，维持一段时间，再缓慢下降至负压设定值，保持一段时间后，再缓慢回升，每个周期为 90 秒或更长时间。

7. 单侧肢体每次治疗 30 分钟～1 小时。若双侧均需治疗，则每侧肢体治疗 45 分钟。

8. 病情极重者，可每日治疗数次，但不宜一次连续治疗过长时间。一般每日治疗 1 次，或每周治疗 5～6 次。如病情有所缓解，可减至每周治疗 3 次。一般 20～30 次为 1 个疗程。病情较轻的患者可结合运动疗法。

四、临床应用

（一）适应证

单纯性静脉曲张，四肢动脉粥样硬化，周围血液循环障碍，外伤后血管痉挛，雷诺病，弛缓性瘫痪合并循环障碍，免疫性疾病引起的血管病变，糖尿病性血管病变，局部循环障碍引起的皮肤溃疡、压疮、组织坏死、淋巴水肿，预防手术后下肢深静脉血栓形成。

（二）禁忌证

有出血倾向，静脉血栓形成和血管栓塞早期，动脉瘤，大面积坏疽，血管手术后，治疗部位有感染灶和恶性肿瘤等。

（三）注意事项

1. 治疗前向患者说明治疗作用以解除其顾虑，鼓励患者积极参与并配合治疗。

2. 检查设备是否完好和患者有无出血倾向。检查患肢，若有尚未结痂的溃疡或压疮，应加以隔离保护后再行治疗；若有新鲜出血伤口，则应暂缓治疗。

3. 治疗时，应在患者清醒的状态下进行，患者应无感觉障碍。

4. 治疗过程中，应注意观察患肢的颜色变化，并及时询问患者的感觉，根据情况及时调整治疗剂量。

项目五　体外反搏疗法

一、概述

体外反搏（external counterpulsation，ECP）疗法是以心电 R 波作为触发信号，通过包裹在四肢和臀部的气囊，在心脏舒张期对气囊充气加压，促使肢体动脉的血液被压返回至主动脉，使主动脉舒张压明显升高，从而增加冠状动脉、脑动脉及肾动脉的血流量，起到辅助循环的一种无创性治疗方法。体外反搏疗法应用了血流动力学、生物工程、临床心脏学，同时还涉及电子技术、自动化控制、计算机工程、软件技术、通讯技术等手段。作为一种新的物理治疗方法，在临床应用中还需要根据具体资料对相关参数进行优化。

二、治疗作用

1. 提高主动脉内舒张压，增加冠状动脉灌注压及体内重要生命脏器的血流灌注量。
2. 促进侧支循环建立，改善血液黏度，加快血流速度。

三、治疗技术

（一）常用设备

体外反搏疗法的设备按驱动动力，可分为气压式和液压式；按充气方式，可分为非序贯式和序贯式；按反搏部位，可分为双下肢反搏、双下肢加臀部反搏、四肢反搏及四肢加臀部反搏；按正负压力，可分为正压反搏和正负压反搏。目前，国内大多数医院使用的体外反搏仪器为单纯正压型和正压负压双向型，两种均为四肢序贯式充排气反搏仪。体外反搏装置的基本结构由控制系统、床体和专用气泵组成。

（二）操作程序

1. 治疗前准备

（1）治疗前沟通：向患者说明治疗时可能出现的情况，避免其因紧张引起心率改变而影响治疗效果。

（2）令患者仰卧于反搏床，连接心电电极，红色阳极置于心尖部，白色阴极置于胸骨右缘第2或第3肋间，黑色地线置于剑突下方。用胶布将相应电极固定，防止在治疗中松动而影响触发反应。

（3）使用前检查各接头连接是否正确和牢固，将充排气开关置于零位，并将心电模拟开关置于"模拟位"。打开监控系统电源，调整相关旋钮使心电波、充排气信号、脉搏波在示波荧光屏上的亮度及位置适宜。

（4）根据患者体形选择合适的气囊包扎于四肢及臀部，患者应穿棉质柔软衣裤，注意包扎衣裤应平整以防打褶处皮肤受损。气囊应松紧适度，以气囊套与肢体之间可插入两指距离为宜。

（5）置心电开关于"心电位"，开启导联开关后，在示波屏上显示心电波，推动充气调节旋钮的位置使充气信号落在T波顶峰处，推动排气旋钮在下一个QRS波之前50毫秒结束，心率较慢者可根据情况提早排气。

2. 开机步骤及监控

（1）如果患者心率正常，反搏比率开关置于"1：1"档位，即反搏次数与心率次数一致；若患者心率过快，则反搏比率开关置于"1：2"档位，即两次心搏进行一次反搏。

（2）开启充排气开关，听到启动声响后调整旋钮，防止充气泵压力突然上升。

（3）治疗时充气压维持在0.035～0.042mPa，气囊序贯时限为40～50毫秒。

（4）将脉搏传感器耳夹夹于患者耳垂，开启脉搏观察开关，在荧光屏上观察脉搏曲线。通过调整充气钮和调压阀，使反搏波起始于主波峰值之后约 50 毫秒或于重波起始切迹处。

（5）反搏气压应尽量保持相对恒定，避免压力过高或过低。治疗过程中若控制系统故障或心率失常时，应立即关闭气泵，排除故障或心率正常后重新开始。

3. 关机步骤

（1）旋转调压阀，降低气压，然后关闭气泵。

（2）首先关闭充气开关，然后关闭排气开关。

（3）关闭耳脉开关，取下脉搏传感器、心区皮肤表面电极，解除全部气囊，将各开关、旋钮恢复到零位或原位。关闭监控设备。

4. 疗程　标准疗程为 36 小时，每天治疗 1 ～ 2 小时，一般持续治疗 7 ～ 8 周。

四、临床应用

（一）适应证

体外反搏疗法的优势在于无创性，可避免侵入性治疗的不便，且操作简单，无须住院即可完成治疗。临床治疗中不仅在心脑血管疾病防治与康复领域有广泛的应用前景，而且对运动员体力恢复，糖尿病、功能障碍等疾病的治疗也有很好的效果。临床主要适用于冠心病、脑血管病、高血压、糖尿病、心力衰竭、经皮冠状动脉介入（percutaneous coronary intervention，PCI）、抗血小板治疗、抗凝治疗、房颤、缺血性肾脏疾病、缺血性肢体疾病等。

近年来，有临床报道显示，体外反搏疗法对脑卒中后遗症、突发性耳聋、视网膜中央动脉栓塞等具有较好的治疗效果。随着体外反搏疗法应用研究的深入，其在防止血管内皮功能损伤、抑制动脉粥样硬化损害等方面已有相关实验证据。

（二）禁忌证

1. 心律失常且对体外反搏设备的心电触发系统有明显干扰者。

2. 失代偿性心衰。

3. 控制不良的高血压。

4. 频发性期前收缩或心率 > 140 次 / 分。

5. 严重的主动脉瓣关闭不全。

6. 需要进行外科治疗的主动脉瘤。

7. 两个月内发生的下肢血栓栓塞性脉管炎。

8. 肢体有感染、皮炎及新近有静脉血栓形成。

9. 存在出血倾向，或国际标准化比值（INR）≥ 3.0 的服用华法林者。

10. 妊娠。

（三）注意事项

1. 要求患者提前 15 分钟到治疗室，治疗前嘱患者排尿及排便。

2. 保证室内温度适宜。

3. 治疗前后应检查并记录心率、血压，必要时记录心电图。

4. 有下列情况须立即停止治疗：①监控系统工作不正常；②气泵故障或管道漏气，反搏压达不到 0.035mPa；③充排气系统发生故障；④反搏中出现心律失常、心电电极脱落，或患者自诉明显不适而不能坚持治疗。

5. 脉搏曲张的反搏波波幅及时限不符合要求时，应及时查找原因，并及时调整有关影响因素，以保证反搏效果。

6. 注意治疗后的反应：治疗时大部分患者没有严重的不适或并发症。常见的不良反应包括轻微头痛、头晕、乏力或肌肉酸痛；少数患者在治疗部位可有疼痛、皮肤压痕、水泡等不适，治疗中适当使用软垫可减轻。

学习小结

　　压力疗法是指利用压力变化对机体产生的影响来治疗某些疾病或改善机体某种状态的方法。压力疗法通过改变机体的外部压力差，促进血管内外物质交换，组织的再生、修复，以及水肿的吸收。压力疗法可分为正压疗法、负压疗法和正负压疗法。临床应用中，压力疗法常以改变肢体压力为主要手段，多用于四肢疾病的治疗。本模块主要介绍正压疗法（正压顺序循环疗法、皮肤表面加压疗法）、负压疗法、正负压疗法和体外反搏疗法。学习时应注意掌握各种压力疗法的治疗技术与临床应用，熟悉各种压力疗法的治疗作用和操作程序。

复习思考

一、以下每一道考题有 A、B、C、D、E 五个备选答案，请从中选择一个最佳答案

1. 关于正负压疗法说法正确的是（　　　）

　A. 利用高于和低于大气压的压力作用于人体

　B. 可以治疗血液循环障碍引起的疾病

　C. 正负压疗法主要作用于人体四肢

　D. 治疗时宜从负压开始

　E. 可以治疗肢体血管疾病

2. 属于正压顺序循环疗法禁忌证的是（　　　　）

    A. 肢体创伤后水肿　　　　　　　　B. 淋巴回流障碍

    C. 截肢造成的残端水肿　　　　　　D. 偏瘫肢体水肿

    E. 大面积溃疡性皮疹

3. 关于皮肤表面加压疗法说法正确的是（　　　　）

    A. 其不是治疗烧伤后瘢痕的有效方法

    B. 最好在早期肉芽创面期和深度烧伤创面愈合后尚未形成瘢痕前开始使用

    C. 烧伤后压力疗法不宜过早使用

    D. 儿童不能使用

    E. 压力疗法是短期治疗方法

二、多选题

1. 负压疗法适用于（　　　　）

    A. 糖尿病足　　　　　　　　　　　B. 淋巴水肿

    C. 静脉血栓早期　　　　　　　　　D. 血栓闭塞性脉管炎

    E. 血管手术后

2. 体外反搏疗法的应用范围包括（　　　　）

    A. 心力衰竭　　　　　　　　　　　B. 下肢深静脉血栓形成

    C. 冠心病　　　　　　　　　　　　D. 糖尿病

    E. 出血不止者

三、名词解释

正压顺序循环疗法　　　负压疗法　　　体外反搏疗法

四、简答题

1. 负压疗法的治疗作用。

2. 体外反搏疗法的临床应用。

扫一扫，看课件

模 块 十 三
生物反馈疗法

【学习目标】

掌握生物反馈疗法的概念与分类；肌电生物反馈疗法的操作程序。

熟悉生物反馈疗法的治疗作用、禁忌证及注意事项。

了解生物反馈疗法的作用方式。

项目一　概　述

生物反馈疗法（biofeedback therapy，BF）孕育于 20 世纪 50 年代末至 70 年代初。经过 30 余年的发展与实践，现已在临床医学和心理治疗方面进入实用阶段。近年来，随着集成电路和电子技术的不断发展及人们对此项疗法的深入研究，该疗法日臻完善，并将得到广泛应用。

一、概念

1. 反馈（feedback）　是指将控制系统的输出信号以某种方式返输回控制系统，以调节控制系统的一种方法。"反馈"一词，是美国数学家 Norbert Winner 提出来的。

2. 生物反馈（biofeedback，BF）　建立生物反馈需要两个必要条件：第一，要有将生物信息转换为声、光、图像等信号的电子仪器；第二，要有人的意识（意念）参与，才能构成完整的反馈环。在"反馈"前面加上"生物"二字，其意是强调患者参与的主观能动作用。之所以称之为生物反馈，是因为有人的意识参与。由于需要发挥人主观意识的作用，所以生物反馈的形成不同于某些动物经训练而形成的条件反射，还需要根据治疗要求而有意识地改变声、光等信号的强度。当患者掌握了用意念控制声、光信号时，就学会了控制和调节自身的某些生理活动。从这个意义上讲，生物反馈疗法属于一种借助于专门仪器的行为疗法。

3. 生物反馈疗法　生物反馈疗法是应用电子仪器将人体内正常的或异常的生理活动信息转换为可识别的光、声、图像、曲线等信号，以此训练患者学会通过控制这些被显示的信号来调控不随意的（或不完全随意的）通常不能感受到的生理活动，达到调节生理功能及治疗某些身心疾病目的的一种疗法。

生物反馈疗法是现代物理治疗学的一项新技术，涉及物理医学、控制论、心理论、生理学等多种学科。这种方法作为一种有效的康复医疗措施，自 20 世纪 60 年代才开始在临床治疗中应用。生物反馈疗法是一种无损伤、无痛苦、不需任何药物的治疗方法。近年来随着集成电路和电子技术的不断发展及人们的深入研究，该疗法日渐广泛地应用于临床。生物反馈疗法常用的生理活动信息有肌电、脑电、心电、心率（脉搏）、手指皮温及关节活动度等。

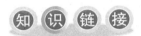

生物反馈疗法简史

生物反馈疗法是从 20 世纪 60 年代兴起的。

1962 年，Kamiya 发现人能自身调节脑电 α 波的节律。

1963 年，Basmajian 通过实验证明，人可以控制单个运动单位的放电。

1969 年，Miller 发表《内脏和腺体反应的学习》论文，阐明正常自主神经系统支配的内脏和腺体，在某些情况下可由人的意识控制，提出自主神经系统操作条件反射理论。

1971 年，Barber 和 Kamiya 在他们的著作中正式使用生物反馈（biofeedback）这一术语。

20 世纪 60 年代中期，生物反馈学家开始探索应用生物反馈和自我调节（self-regulation）的原理治疗疾病。

二、生物反馈作用方式

生物反馈的作用方式有两种。

1. 直接作用　直接作用即利用反馈仪发出的信号来补充、完善体内反馈联系的通路，以加强对骨骼肌运动的调节能力和内脏器官活动的随意性调节。例如通过生物反馈训练，可以直接降低或提高骨骼肌的肌张力，而对急性腰扭伤、肌痉挛、落枕等的治疗是直接通过肌张力的下降而达到治疗目的。

2. 间接作用　间接作用是通过大量重复训练，改变行为模式，以达到抗应激的目的。

例如生物反馈的放松训练，对身心疾病有良好的作用。

以上两种作用方式都是在行为疗法基础上发展起来的，经训练后建立操作性条件反射。

三、治疗作用

目前临床开展的生物反馈疗法，其作用主要集中在以下三个方面。

1.调节自主神经功能　调控血压、心率、血管收缩与舒张等自主神经参与调节的生物信息，治疗原发性高血压、某些类型的心律失常、血管性疾病等。

2.调节肌张力　降低或者提高肌张力，放松或加强肌肉收缩，主要用于运动功能障碍的临床治疗中。

3.调节脑电波节律　通过增强有利的脑电波、抑制不利的脑电波，缓解和控制某些神经疾病。

项目二　治疗技术

一、常用设备

（一）生物反馈仪

生物反馈仪性能和质量的优劣，直接关系到治疗的成败。生物反馈工作者要力求选择一台精密度高、性能可靠、直观清晰、操作简便的仪器。一般从下列参数进行分析。

1.工作范围　仪器的工作范围，是指输入信号的幅度和频率范围。不同的生物反馈仪，有不同的工作范围。如对肌电生物反馈仪来说，其信号幅度为 $1 \sim 250\mu V$。

2.灵敏度　生物反馈仪的灵敏度，是指该仪器所能测得的最小信号变化。一般仪器均具有可调灵敏度的开关和放大增益控制。灵敏度直接决定仪器的分辨率。灵敏度越高，分辨率越高，能测得的最小信号变化值就越精确。但太高的灵敏度，又可导致系统的非线性和不稳定性。一般生物反馈仪的灵敏度，根据要求不同范围通常在 $0 \sim 1000\mu V$。

3.线性度　仪器的线性度，是指仪器输出随输入成正比例变化的一个技术指标。这个指标用非线性百分数表示。对一个线性系统而言，无论是高端、中间或低端，其灵敏度都是相同的，即非线性灵敏度为零。一般来说，仪器总会存在非线性情况，只要在仪器主要的工作范围非线性比较小，就可视为线性。

4.频响与带宽　频响即频率响应，它是描述仪器对被测信号的各个频率成分具有不同灵敏度响应的一个参数。实际上，生物信号总是多种频率综合的复杂形式，希望通过仪器输出，真实地复现生物波形，必然要求仪器对生物信号所有频率成分的灵敏度都一样。

带宽是表示频率响应的一个重要参数。仪器带应该覆盖被测信号的主要频率成分。实验证明，肌肉活动所形成的电势，有效频率在 20～8000Hz 之间。但从多数受试部位的肌电信号来分析，影响肌电大小的频率成分，主要在 30～100Hz 的低频段，而 2000Hz 以上的频率，对总电压大小的影响已经不大；决定肌电信号波形的频率成分，主要在 100～1000Hz 之间。因而，综合信号大小和波形两种因素，在肌电生物反馈仪设计时，选择 30～1000Hz 频率带宽较为理想。

5. 音噪比　信号噪声比，简称音噪比，是指信号大小与各种噪声干扰总和的相对比值。音噪比越大，仪器性能越好。所谓噪声干扰，是泛指肌电以外的其他信号，既可来自仪器本身（包括电极），也可来自某些生理因素（运动、动脉波动、出汗潮湿、脑电、心电等）。从这个意义讲，除了要求在仪器本身设计方面要考虑抗干扰的能力，在治疗操作时也要主动排除各种干扰因素。

6. 稳定性　是指肌电生物反馈仪在干扰震动等不良条件下，能维持仪器本身的稳定工作状态，使之不致失控而发生振荡的能力。仪器的稳定性与放大器、滤波器、增益及反馈量的大小等因素都密切相关。就整个仪器的工作范围来说，以上因素都应具有良好的稳定性。

7. 隔离度　是指仪器在使用过程中，被测部位、仪器与交流电的隔离程度。该指标是从安全角度考虑的。一般要求人体、仪器地线与交流电源没有直接电联系，要做到安全隔离。有些生物反馈仪采取电池供电，这样可保证安全的基本要求。

8. 反馈方式　多利用视觉和听觉信息来反馈。

（1）视觉信息：包括表式指针、数字、有色光标、曲线或图形显示等。这些反馈方式以图形或曲线显示最优，数字读数次之，表式更次之。

（2）听觉信息：包括声音频率、节拍和音调变化等，音调以柔和、动听为佳。

总之，对生物反馈仪性能的基本要求是稳定、可靠、准确、仪器小型化和使用便利。精密仪器应配有计算机，能自动处理各种反馈信息，准确、及时地分析各种变化因素，筛选有效反馈，提高临床疗效。

（二）电极

能把生物体中离子电势转换成电子电势的装置统称为传感器，在生物反馈中习惯把传感器称为电极。电极是用来测量和记录生物体现象的，主要分为微电极、表面电极、针状电极。肌电生物反馈多用表面电极，与脑电图、心电图电极相似，是测量经皮肤表面传导的生物电势，就是两个电极间的电势差。这种电极一般由一个记录电极和一个地极组成。

温度生物反馈电极用热敏元件制成，能迅速而准确地反映温度变化，其响应时间以 1 秒、2 秒或 3 秒较为合理。

皮肤电生物反馈电极是直接与皮肤表面接触的电极，测定汗腺活动情况，选用电极和导电胶应尽量减少对汗腺功能的影响。

脑电、心电生物反馈电极，选用银或金制的电极，配以特制的导电胶。

二、治疗方法

（一）一般性训练

"良好的开端是成功的一半。"第一次生物反馈训练十分重要，要针对具体情况，向患者解释生物反馈疗法中放松的重要性、放松的方法和要领，暗示和帮助患者，激发其学习、训练的主动性，以保证治疗顺利进行。

1. 训练体位　在训练时，要解脱束缚身体的物品，如胸罩、腰带、手表和鞋等。通常取仰卧体位，两臂平放置于身体两侧，枕头高度要以个人习惯确定。若取半卧位，头部一定要有支撑，以便令身体放松。取坐位要注意椅子有足够宽度，以免影响臀部放松，两手平放置于大腿上；同时注意椅子高度适合，以便于两足平放落地。体弱者也可坐于沙发上，两臂分放于沙发扶手上。无论取何种训练体位，都要力求舒适，训练中若有不适，应随时调整。

2. 皮肤清洁　无论进行何种生物反馈疗法，皮肤清洁都十分重要。一般先用皂水清洗皮肤，再用医用酒精消毒。对角质层较厚的皮肤，还要用细砂纸轻轻擦摩，以保证良好的导电性。

3. 电极放置　肌电生物反馈电极放置部位因人而异。通常认为额肌的紧张与松弛可代表全身肌肉的紧张程度。因此，两个记录电极分别放于双眼瞳孔上方的眉上 1cm 处，地极置于两个记录电极之间；做上肢单侧肌电记录时，两个记录电极放置于该侧前臂上，地极置于两个记录电极之间，可反映指、腕、肘和前臂肌电活动水平。做双侧肌电记录时，两个记录电极分别放置于两前臂上，地极置于胸部，可反映双臂、肩、躯干上部肌电活动水平。在做放松训练时，可用双通道肌电生物反馈仪同时监测一个肢体伸肌和屈肌，分别判断其放松水平，以利于做针对性训练。

皮温反馈仪传感器只有一个，有正反两面，检查时将传感温度一面固定于利手食指或中指末节指腹上，因此处温度变化比较敏感。

皮电反馈仪有两个电极，分别放于食指、中指或手掌皮肤表面。

（二）技巧性训练

为了提高生物反馈治疗效果，缩短疗程，需要掌握一些训练技巧。

1. 施加强化刺激　不断反复施加强化刺激，强化患者对反馈信息的认识和记忆，是一个非常重要的环节。

2. 体会肌感　让患者仔细体会肌紧张和放松的感觉，可以采取渐进放松法培养患者肌感。让患者根据指导语和靶反应，注意听觉和视觉信号，依次进行四肢部位肌肉紧张和放松训练，即右手→右上肢→左手→左上肢→右足→右小腿→右大腿→左足→左小腿→左大腿。令患者全神贯注，认真体会肌紧张、放松感觉及身体内部的感觉，边训练边用口描述两种感觉的不同，并凭借这些感觉对紧张的肌肉进行有效的放松调节。

3. 全神贯注 不论是肌肉放松训练，还是皮温、皮电和脑电反馈训练，均需要进行主动性"全神贯注"训练。其表现为注意力开放，头脑一片空白，没有思维活动，有如临睡前瞬间的心理状态：朦胧、漂浮和自由流动。反馈信号向放松方向发展。这种"全神贯注"是放松训练的核心，是在一种自然状态下，全靠自己领悟、体会和掌握，有"只可意会，不可言传"之意。

4. 技能转换 一般包括两个内容：①有意识地将有反馈和无反馈信号训练交替进行，即在有反馈信号训练时，中断5分钟反馈信号，使患者体会放松时的感觉，目的在于除去反馈信号时，仍能保持像有反馈信号时的感觉，以利延续放松效果。②在生物反馈训练中进行体位交换，即由卧位逐渐变为坐位、直立位。

5. 认知放松 人们的感知、思维和情绪对肌紧张都有重要影响。如焦虑、压抑、生气、悲伤、恐惧等，即使是一闪而过，也会引起肌电活动的变化。应当让患者学会控制情绪，调节心理状态，从而达到认知放松。

6. 塑造技术 当患者通过训练达到一定程度的放松，反馈信号维持在一定水平上，如想提高放松训练效果，可将仪器灵敏度降低，将反馈信号放大倍数，使放松提高到一个新水平。如此由易到难，由浅到深，一步一步提高放松难度，增强患者训练效果。

7. 温暖训练 在进行温度生物反馈训练时，对于手温升高有困难的患者，可应用手温双向变化训练。其做法是先让患者想像手触摸一根冰冷的水管，或感到手被扎伤后的刺痛感，这时手温下降；然后再想像躺在灼热的沙滩上、站在炉火旁、把手浸在温暖的水中、戴一副温暖的手套等，这样就可以增强血管舒缩功能，引起手指温度的变化。

除了上述一些训练技巧外，在肌电生物反馈治疗方面，还可以采用对抗训练、步态训练、振动按摩法、牵张反射和触觉刺激等促进技术。

（三）家庭训练

家庭训练是整个放松性训练的重要组成部分。在开始训练阶段，患者每天除了来医院治疗室训练以外，还需要在家中无反馈仪器设备的情况下进行自我训练，以不断强化训练效果。当患者经过在治疗室中十几次或几十次的训练后，已经学会在脱离反馈仪能自如地进入放松状态，则可结束来院治疗，但要坚持长期家庭训练，以巩固生物反馈的治疗效果。

1. 家庭训练意义 通过一定生物反馈训练之后，患者不仅在安静环境中，即使在嘈杂场合，只要默念指导语，在3～5分钟内就能进入指导语暗示的感觉和精神状态。一旦达到这种训练水平，患者一进入治疗室，就可以引起条件反射性情绪反应。此时若与仪器连接，就会发现，即使不用指导语，仪器信号也会向放松方向变化。当患者通过操作条件反射，形成一种固定、随意的习惯行为之后，就改变了原有生活习惯，建立起一种新生活模式。这种新生活模式形成后仍易消退，需要不断强化。因此，要求患者对家庭训练能常年坚持，在适应长期变化环境中，巩固生物反馈治疗效果。

2. 家庭训练方法　　家庭训练是在治疗室训练基础上进行的。患者在治疗室训练时，要认真听从医生指导，背诵指导语，体会指导语内容，注意每次训练基线数值和放松程度。在家中模拟治疗室训练的方法，认真做到每天早晚各训练一次。

3. 写好训练日记　　在进行生物反馈治疗时，要求患者随身携带一个小日记本，逐日记录自己的生活、病情、治疗或训练情况。训练日记要记录整个与医疗有关的项目和内容，以便于医生根据训练日记分析病情，预测发展和制订正确的治疗方案。训练日记形式因人而异，可多种多样，不拘一格。但无论何种记录方式，其原则是具体、详尽，重点突出，一目了然。

（四）常用治疗方法

目前临床常用的生物反馈疗法包括肌电生物反馈疗法、脑电生物反馈疗法、心率生物反馈疗法、血压生物反馈疗法、手指皮肤温度生物反馈疗法等。临床应用范围最广、最成功的是肌电生物反馈疗法。

1. 肌电生物反馈疗法（electromyography biofeedback therapy，EMGBFT）　　原理是将所采集的肌电信号，经过肌电生物反馈治疗仪转换成可识别的反馈信号。由于肌电的高低与肌紧张成正比关系：当肌肉紧张时肌电升高，肌肉松弛时肌电降低。因此，可以通过反馈信号间接感知被测试肌肉的紧张或者松弛水平。正常情况下人们能够随意控制骨骼肌的收缩，所以肌电自身调节比较容易学会，治疗方法也较容易被患者所接受。

（1）根据具体的治疗目的不同，肌电生物反馈疗法又可以分为两种。

①肌肉松弛性反馈训练：主要针对局部持续紧张或痉挛的肌肉进行治疗。常用于全身性松弛、紧张性头痛、腰背痛、肺气肿、支气管哮喘、口吃、儿童多动症等疾患的治疗。治疗师分析并选择有代表性的肌肉作为治疗部位，将肌电生物反馈仪的皮肤电极安放在待治疗肌肉的肌腹上。先在安静状态下测出该肌的基线肌电电位数值，使患者能够清楚地听到或看到相应的声音响度或曲线的密集程度，并记录下仪器上显示的这些信号。然后治疗师不断地启发患者努力通过主观意念放松肌肉，适当地运用指导语以使病肌张力下降，设法让仪器显示屏上肌电位的数值下降、曲线的密度变稀疏和声音的响度变小。为了使患者容易领会仪器上的信号变化及意义，可首先在健侧的正常肌肉上进行训练。

②肌肉兴奋性反馈训练：主要目的是提高肌张力，增强肌力，恢复运动功能。常用于失用性肌萎缩、痉挛性斜颈和周围神经损伤引起的肌力低下等。治疗方法与肌肉松弛性反馈训练基本相同，但反馈信号是肌电生物反馈仪屏幕上显示的肌电电位的数值升高、曲线更密集和声音的响度更大。

肌肉松弛性反馈训练和肌肉兴奋性反馈训练除了单独应用以外，还可以联合使用，例如可用于治疗脊髓脊膜膨出导致的大小便失禁、偏瘫、脊髓损伤、脑瘫等疾病。

（2）常用的肌电信号电极放置部位有以下几种。

①面部主要肌肉信号电极放置法：

额肌：信号电极应放置在眼眉与发际之间。在进行放松治疗时，信号电极间距离应加大，可左右各放一个电极，以获得最大的额肌电信号。

咬肌：下颌角是咬肌部的明显体表标志（颊车穴区）。在多数情况下，信号电极以垂直放置为佳。

颞肌：信号电极最佳位置是颞弓的正上方。一般不需要精确定位，两个信号电极可左右排列，也可上下排列。

②颈及躯干主要肌肉电极放置法：

胸锁乳突肌：两电极置于乳突下前方 4 横指胸锁乳突肌肌腹中心；或先从乳突（耳后骨隆起处）到锁骨中部隆起处画一条线，两个信号电极置于此线的中心点位置。

胸大肌：两电极置于锁骨下 4 横指腋前褶处，胸大肌的胸肋头。若置于乳房区上方，容易造成信息检测效果不佳。胸大肌锁骨头，信号电极置于锁骨中点下方约两指宽处，外侧电极可稍低一些，两电极间距离大约为 2cm。

斜方肌：斜方肌上纤维，电极放在 4cm 长的卵圆形区域内，沿长轴方向，在肩峰角和第 7 颈椎之间。斜方肌下纤维，电极放在肩胛骨内下角与第 7 胸椎之间。

菱形肌和斜方肌中部纤维：电极置于肩胛骨内缘和胸椎（$T_1 \sim T_6$）之间的长卵圆形区中部。

背阔肌：电极放在肩胛骨下角附近的中部，即背阔肌肌腹外缘，恰在腋后褶内下方。

③上肢主要肌肉信号电极放置法：

肱二头肌：电极置于肌腹中点最高隆起处。

肱三头肌：肱三头肌中头，电极置于一小卵圆形区中心，即从肩峰角到鹰嘴之间距离的 3/5 处。肱三头肌外侧头，电极置于一小卵圆形区中部，中心定在肩峰角与鹰嘴间距离 1/2 处外侧 1 横指。肱三头肌内侧头，电极置于一小卵圆形区中部，其中心定在肩峰角与鹰嘴间距离的 1/2 处内侧 1 横指稍上方。

桡侧腕长、短伸肌：使患者前臂呈旋前位，从肘横纹外侧端到腕的中部画一条线，电极置于此线上 1/3 处。

桡、尺侧腕屈肌：电极置于肱二头肌外侧头与豌豆骨连线的中点处。

肱桡肌：手内旋，使患者肘屈曲，从肘横纹 3/4 处到桡骨茎突画一条线，电极置于肘横纹外侧到桡骨茎突上 1/3 处的卵圆形区域内。

旋前圆肌：从肱骨内上髁向下画一条垂线，电极置于与此线桡侧呈 45° 角的线上，距交点 5cm 处。

指屈肌、指总伸肌：指屈肌，从肱骨内上髁到尺骨茎突画一条线，电极置于此线 1/2 处。指总伸肌，从肱骨外上髁到尺骨茎突画一条线，电极置于此线 1/4 处。

④下肢主要肌肉信号电极放置法：

臀大肌：电极置于臀部中心最突出部位，即骶骨和大转子间距 1/2 左右。

腘绳肌：腘绳肌外侧腱，电极置于大腿外侧一竖长卵圆形区中部。腘绳肌内侧腱（半膜肌和半腱肌），电极置于大腿内侧与上述相似的另一卵圆形区内。

股四头肌：为了更好地监测整个肌群的电信号，电极宜置于股直肌上一大卵圆形区内，其中下面的一个电极离髌骨最小距离应为 10cm。股外侧肌，电极应置于外下侧。股内侧肌，电极的最好位置是内下侧卵圆形区域。肌肉发达的患者，这些肌肉均有明显隆起。

胫骨前肌：电极置于一狭长卵圆形区中心，距胫骨粗隆 1～2 横指（也可低于上述位置，可置于胫骨体外侧中部）。

腓肠肌：电极置于腓肠肌的内侧头和外侧头的隆起部位。

比目鱼肌：电极置于小腿屈侧面 1/2 线下，腓肠肌腱内侧的一窄长椭圆形区域中部（外侧放置电极效果不理想）。

⑤内脏括约肌信号电极放置法：

盆底肌和肛门括约肌：电极置于阴道（女性）或肛门里。

食管及胃肠道平滑肌括约肌：目前国外有学者把压力传感器放在体腔或空腔脏器内，将局部压力的变化用多导记录器描记下来。训练患者根据记录器上的反馈信号自主地控制食管或胃肠道平滑肌括约肌的功能，从而治疗胃食管反流、结肠痉挛性肠道过敏综合征等。

（3）操作程序：

①患者取舒适体位，休息 10 分钟，裸露治疗部位。治疗师找准关键肌，并对治疗部位进行皮肤清洁。

②安置电极：将一次性干胶黏片电极，或在电极的金属面涂抹适量的导电胶后，安置于治疗部位。

③将电极导线插入生物反馈治疗仪输出孔，患者戴上耳机或打开音响。

④测定肌电基线。

⑤教会患者训练方法：松弛性训练时让患者根据反馈信号努力放松，找出和掌握将电压降至目标电压之下的方法；而兴奋性训练时让患者根据反馈信号加强肌肉收缩，找出和掌握将电压超过目标电压的方法。

⑥治疗完毕，关闭仪器。用颜色笔记下电极安置的位置以供下次治疗时定位。

（4）治疗时间及疗程：兴奋性肌电生物反馈训练时 5 分钟使肌肉收缩 75～100 次，

间隔休息 3 分钟，如此连续重复训练 4 次。每日早晚各训练 1 次，10 ～ 20 天为 1 个疗程。

2. **手指皮肤温度生物反馈疗法**（finger skin temperature biofeedback therapy，FSTBFT） 手指皮肤温度与肢体外周血管的功能状态和血液循环有密切关系。生物反馈疗法实质上是患者通过训练能随意地使交感神经兴奋性降低，从而缓解小动脉痉挛，降低动脉管壁张力，使局部血液循环改善，皮肤温度升高。

该类型的治疗仪有一个温度传感器，通常为红外线测量装置。治疗时，将温度传感器固定于患者的食指或中指末节指腹上，治疗仪可以显示该处皮肤温度的读数曲线、不同颜色的灯光和声音信号。患者在指导语和治疗仪显示的反馈信号引导下，通过自我调节皮肤温度升高或下降，从而控制指端的血管紧张度。适用于雷诺病、闭塞性动脉内膜炎、高血压、血管神经性头痛、自主神经功能紊乱、神经症、更年期综合征、疼痛综合征、过敏性疾病等。

3. **血压生物反馈疗法**（blood pressure biofeedback therapy，BPBFT） 血压的高低与交感神经兴奋性有关。治疗时，将监测血压的装置安放在患者上臂，采用血压反馈治疗仪连续监测血压，治疗仪可以显示血压数值和不同颜色的灯光与声音信号。通过学习与训练使患者能够按照治疗需要随意控制外周血管紧张度，降低、升高血压。

4. **心率生物反馈疗法**（heart rate biofeedback therapy，HRBFT） 心率是由自主神经控制的。在精神松弛、心情平静的状态下，心率缓慢；情绪激动、焦虑、运动和其他刺激，则使心率加快。通过电极将患者的心电信号引入心率生物反馈治疗仪中，仪器以红、绿、黄三种指示灯的颜色来显示心率的快慢。当红灯亮时，表示心率较正常快，要告知患者设法放松心情，从而减慢心率；当绿灯亮时，表示心率较正常慢，这时要告知患者可以设法紧张起来，从而加快心率；当黄灯亮时则表示心率正常或心率控制成功。患者通过反复训练后可以根据指示灯的颜色变化调节自身心率。一般在训练开始，可先让患者学会通过意念加快心率，然后再学会减慢心率。适用于心动过速或过缓、窦性心律不齐、神经症等。

5. **脑电生物反馈疗法**（electro encephelography biofeedback therapy，EEGBFT）

脑电波有 α、β、δ 和 θ 四种基本波形。α 波是正常人处于安静、清醒和闭眼放松状态下的主要脑电波，其频率为 8 ～ 13Hz，波幅为 20 ～ 100μV；β 波的频率为 14 ～ 30Hz，波幅为 5 ～ 20μV；θ 波频率为 4 ～ 7Hz；δ 波频率为 0.5 ～ 3Hz。θ 波及 δ 波由于频率较低又称作慢波，常见于正常婴儿至儿童期及成年人的睡眠期。在个体情绪紧张或焦虑的情况下，α 波消失，而 β 波增多。θ 波在人体欲睡时增多，在焦虑、失望时也有发生。目前脑电生物反馈治疗常利用 α 波和 θ 波作为反馈信息。训练时，将电极置于患者的头部并让其注意仪器显示的声、光反馈信号的变化，一旦特定的脑电节律出现即告知患者认清并记住当时反馈信号的特征，努力寻求产生这种信号时大脑和身体所有表现的活动状态，并有意识地增加相应目标波形的成分。适用于精神忧郁症、神经症、失眠、癫痫等。

总体来说，由于治疗目的的不同及可以利用的反馈信号的不同，生物反馈治疗的具体方法多种多样，基本的操作过程也有相似之处。治疗师在治疗过程中，要不断根据患者的治疗反应而适当调整，并且可以利用一定的方法，逐渐扩大生物反馈训练效果。

项目三 临床应用

一、适应证

1. 神经精神疾病　脑卒中后偏瘫、脊髓损伤后截瘫、脑瘫、周围神经损伤、紧张性头痛、偏头痛、痉挛性斜颈、雷诺病、癫痫、口吃、周围神经损伤、失眠、更年期综合征、焦虑症、抑郁症、书写痉挛、多动症等。

2. 心血管疾病　心律失常、原发性高血压、体位性低血压等。

3. 呼吸系统疾病　支气管哮喘、肺气肿等。

4. 消化系统疾病　消化性溃疡、过敏性结肠炎等。

5. 泌尿系统疾病　尿失禁等。

6. 骨关节疾病　肩周炎、急性腰背痛、失用性肌萎缩、假肢功能训练等。

除此以外，生物反馈疗法还广泛应用于对运动员、飞行员、海员、演员等的体能和自我控制训练，可以稳定情绪，提高自控能力，提高自我感觉的灵敏性和准确性，以适应专业需要。

二、禁忌证

1. 不愿接受训练，因意识认知障碍而不能合作。

2. 5岁以下儿童，智力障碍，精神分裂症急性发作期。

3. 感觉性失语或其他交流理解障碍。

4. 严重心脏病，心肌梗死前期或发作期间，复杂的心律失常伴血流动力学紊乱。

5. 青光眼或治疗中出现眼压升高。

6. 在训练过程中出现血压骤然升高、头痛、头晕、恶心、呕吐，或治疗后出现失眠、幻觉等其他精神症状时应及时停止治疗。

7. 其他任何临床疾病的急性期。

三、注意事项

1. 治疗室保持安静、舒适，光线稍暗，将外界的干扰降到最低。

2. 治疗前，全面评估患者的视听能力、认知能力、病残情况等；并向患者解释该疗法的原理、方法，解除其疑虑，获得充分合作。

3. 治疗前治疗师需要选择灵敏、有效、安全的肌电生物反馈治疗仪器，选择合适的测试记录类别。

4. 患者的训练应至少在餐后半小时进行，排空二便，穿着舒适宽松的衣裤，选择最舒适的体位，安静休息 15 ～ 20 分钟。

5. 用肥皂水清洁拟安放电极部位的皮肤，再用 75% 乙醇脱脂；角质层厚的部位可先用细砂纸轻擦皮肤，再用 75% 乙醇脱脂。治疗后用颜色笔记下电极位置，以利于下次治疗。

6. 治疗训练时，患者必须集中注意力，密切配合治疗师的指导和仪器的反馈信息。

7. 治疗师用指导语引导，其速度、声调、音调要适宜，也可采用播放录音带的方式进行，待患者熟悉后，便可以让其默诵指导语。

8. 治疗时量程选择和细调旋钮，每次均要从大端调至小端，否则易损坏仪器。

9. 治疗过程中可以同时施行心理治疗，但注意不能使患者有疲劳或疼痛的感觉。

10. 训练过程中要做好相关记录，如治疗时间、自我感觉、基线电位值、本次治疗所达到的电位值。

学习小结

生物反馈疗法作为"以患者为中心"的一种新技术，更加适应"生物－心理－社会"的医学模式，在临床中的应用亦日益广泛。其中肌电生物反馈疗法采用骨骼肌随意收缩为反馈信号，肌电的自身调节容易学会，并且因其易被接受、疗效可靠而成为目前临床应用范围最广、最成功的一种反馈疗法。因此，学习时必须熟练掌握肌电生物反馈疗法的相关内容。同时，掌握生物反馈疗法在临床应用中的适应证、禁忌证及注意事项，是临床工作得以正常开展的前提。

复习思考

一、以下每一道考题有 A、B、C、D、E 五个备选答案，请从中选择一个最佳答案

1. 肌电生物反馈疗法的治疗关键是（　　　　）

A. 治疗部位　　　　　　　　　　B. 合适的带宽

C. 掌握局部解剖　　　　　　　　D. 电生理基础

　　E. 对疾病的了解

2. 反馈的视觉信息不包括（　　　）

　　A. 数字　　　　　　　　　　　　B. 曲线

　　C. 图形　　　　　　　　　　　　D. 节拍

　　E. 表式指针

3. 反射弧不包括（　　　）

　　A. 传入神经　　　　　　　　　　B. 反馈原件

　　C. 效应器　　　　　　　　　　　D. 传出神经

　　E. 感受器

4. 目前临床应用的生物反馈疗法不包括（　　　）

　　A. 肌电生物反馈疗法　　　　　　B. 手指温度生物反馈疗法

　　C. 血压生物反馈疗法　　　　　　D. 血脂生物反馈疗法

　　E. 心率生物反馈疗法

5. 某女，14 岁。因吹风后出现左侧口角歪斜、左眼闭合不全两周就诊。查体：左侧额纹消失，左眼闭目露白，鼻唇沟平坦，鼓腮左侧漏气，左耳屏前下压痛。临床诊断为左侧面神经炎。欲增强其肌力应选择下面哪种方法进行治疗（　　　）

　　A. 肌肉松弛性反馈训练　　　　　B. 肌肉兴奋性反馈训练

　　C. 皮肤电阻生物反馈疗法　　　　D. 脑电生物反馈疗法

　　E. 都不能达到治疗目的

二、多选题

1. 血压生物反馈疗法的适应证是（　　　）

　　A. 体位性低血压　　　　　　　　B. 紧张性头痛

　　C. 原发性高血压　　　　　　　　D. 周围性面瘫

　　E. 呼吸道感染

2. 肌肉松弛性反馈训练的适应证是（　　　）

　　A. 体位性低血压　　　　　　　　B. 紧张性头痛

　　C. 原发性高血压　　　　　　　　D. 支气管哮喘

　　E. 呼吸道感染

3. 肌肉兴奋性反馈训练的适应证是（　　　）

　　A. 周围性面瘫　　　　　　　　　B. 紧张性头痛

　　C. 原发性高血压　　　　　　　　D. 支气管哮喘

　　E. 足下垂

三、名词解释

心率生物反馈疗法　　生物反馈疗法　　反馈

四、简答题

生物反馈疗法治疗压力性尿失禁的主要原理是什么？

五、案例分析

某女，34岁。因"生产后尿失禁2年"就诊。查体：神志清楚，心肺（－），腹平软，肝脾肋下未触及。检查提示：盆底肌力Ⅲ级。临床诊断为女性压力性尿失禁。现拟行肌电生物反馈疗法进行治疗。患者信号电极应该如何放置？

扫一扫，看课件

模块十四

冲击波疗法

【学习目标】

掌握冲击波疗法的概念，医用冲击波疗法的分类，冲击波疗法的治疗作用、治疗方法和临床应用。

熟悉冲击波的概念、体外冲击波产生的原理及冲击波疗法的常用设备。

了解各种体外冲击波源的工作原理和特性。

项目一　概　述

一、概念

冲击波（shock wave）是一种高能机械波，即通过电能产生脉冲磁场与液体之间的物理作用而产生的具有声学、光学和力学等物理性质的机械脉冲压力波。第二次世界大战期间人们观察被鱼雷炸死的士兵肺组织严重创伤但胸部未见明显损伤的现象时发现了冲击波。物体在高速运动或爆炸时引起介质中能量的突然释放而产生的高能量压力波即冲击波。冲击波在生活中随处可见，如爆炸、雷电、震动、超音速航空器等均能产生冲击波，其具有压力瞬间升高和高速传导的特性。

利用高能量冲击波进行治疗的物理治疗方法即冲击波疗法（shock wave therapy），具有促进组织修复及再生的作用。1980年，Chaussy等首先将冲击波用于肾结石的治疗并取得了成功。1986年，Haupt发现冲击波能诱导成骨细胞活化，促进骨生成。

医用冲击波疗法有两大类：一类是冲击波碎石技术（shock wave lithotripsy，SWL）或体外冲击波碎石技术（extracorporeal shock wave lithotripsy，ESWL），主要用于治疗泌尿系统结石和肝胆系统结石。另一类是体外冲击波疗法（extracorporeal shock wave therapy，

ESWT），是通过运用液电能量转换及传递原理制造的体外冲击波治疗仪产生的冲击波，造成不同密度组织之间产生能量梯度差及扭拉力，发挥裂解硬化骨、松解粘连、刺激微血管再生、促进骨生成等作用，达到治疗疾病目的的物理治疗方法，主要用于治疗运动系统的某些骨骼和软组织疾病。

体外冲击波疗法是物理学和医学相结合的新技术，是定位于保守治疗和手术治疗之间的一种全新疗法，具有操作简便、损伤轻微、疗效显著、治疗费用低等特点，越来越广泛地应用于临床实践中。

二、物理特性

（一）体外冲击波产生的原理

体外冲击波主要由以下 4 种物理学效应产生。

1. 液电效应　产生原理类似于汽车火花塞的放电。在水中放置两根电极并进行瞬间高压火花放电，使电极附近的水迅速气化，造成放电周围液体压力和温度急剧升高，引起电极周围的水形成具有高膨胀效应和高温高储存能力的气泡，从而向外推动产生冲击波。

2. 电磁效应　利用电磁线圈，在电能的作用下，发生强大的电磁场，通过逆感应作用在绝缘膜处产生排斥性磁场，电磁能量遇到绝缘膜后折射到水囊中产生平面冲击波，再由凹透声镜将冲击波聚焦并导入需要治疗的局部区域。

3. 压电效应　将数以百计陶瓷体压电晶体排列在一个凹形面上，在电能的作用下，全体压电晶体共同振动，一起发出冲击波，经椭圆形球体的收集，全部能量聚集于焦点处。

4. 气压效应　利用压缩气体产生能量驱动手柄内子弹体，使子弹体以脉冲式冲击波的形式到达治疗区域。

（二）体外冲击波的物理机制

1. 机械效应　冲击波由于频率高、强度大，传递给介质的能量要比一般声波大得多，可高于人耳能忍受声强（1w/m²）的 10 万倍，因此它与物体作用时有很强的机械效应。冲击波震荡可引起组织细胞内物质运动，从而显示出一种细微的按摩作用；可产生细胞质运动，细胞质颗粒震荡；可刺激细胞膜的弥散过程，促进新陈代谢，加速血液和淋巴循环，改善组织营养，提高再生功能。

2. 空化效应　研究表明，当冲击波强度超过一定值时，焦斑中通常含有小"孔"或"内爆"现象，这些孔可能是人体组织中的液体在张应力状态下被分裂形成大量的水泡或气泡，这些微小气泡在冲击波的作用下急速膨胀、破裂，出现高速液体微喷射，产生撞击效应，造成"暴沸、爆裂"所引起的，这种效应称为空化效应。其有利于疏通闭塞的微细血管，松解关节软组织的粘连。

3. 声学效应　冲击波是一种频率从几赫兹至几兆赫兹的机械波，在均匀介质中的传播符合声学原理。它在进入不同密度的物质时，所遇到的声阻抗不同，其传播速度也不同。物质密度低，传播速度快；密度高，传播速度慢。水和生物软组织的密度、声阻抗相近，当冲击波从水传播到生物软组织时，衰减很少；但当冲击波遇到骨组织时，因密度变化引起速度变化，导致在骨组织表面及内部产生应力作用，使成骨细胞增殖分化，这就是体外冲击波能安全有效地促进骨组织生长的原因。

4. 光学效应　冲击波的传播从一种介质进入另一介质时，会产生折射或反射现象，这近似于光的传播特性。

（1）反射与衍射：冲击波在媒质表面转换的方向取决于两种媒质的声速，当声速由慢变快时，如在体液或软组织内的肾结石，冲击波的方向以入射波为主。

（2）折射：冲击波由于媒质的不均匀性而在媒质的分界面上发生弯曲，称为折射。通常当一束波折射时同样反射。冲击波在从介质的底面向上传播的过程中，会发生许多折射波。

（3）散射与衰减：冲击波的厚度由于组织的非均匀性而发生散射并衰减，即使冲击波的厚度改变很小，压力也将大大不同，甚至发生转换。如果冲击波厚度大，剪切变形的区域宽度就大，而组织就能够适应或克服冲击波的剪切变形力。

（4）冲击波的聚焦：在聚焦过程中，聚焦波通过的路程比衍射波长。利用这种特性，根据光的折射、反射几何学关系原理进行聚焦，使冲击波的能量集中，达到治疗目的。

5. 热效应　冲击波在生物体系内传播时，其振动能量不断地被媒质吸收，转变为热能，而使媒质温度升高。产生热能的多少取决于媒质的吸收系数、冲击波强度及作用时间。冲击波在组织内的产热是不均匀的。在两种不同组织的界面上，温度升高特别显著，如皮下组织与肌肉组织交界处、肌肉组织与骨组织交界处。人体内可被优先加热的有肌腱、韧带附着处，关节的软骨面及骨皮质。冲击波热效应可增强血液循环，改善局部组织营养，缓解痉挛及减轻疼痛。

三、治疗作用

体外冲击波主要是通过两种原理发挥其治疗作用：一是物理效应，二是生物效应。但这两种效应均取决于冲击波的能级和能流密度。体外冲击波通常分为低、中、高 3 个能级：低能量范围是 $0.06 \sim 0.11 \text{mJ/mm}^2$；中能量范围是 $0.12 \sim 0.24 \text{mJ/mm}^2$；高能量范围是 $0.25 \sim 0.39 \text{mJ/mm}^2$。不同的能量范围治疗作用不同。

（一）治疗原理

1. 物理效应

（1）组织破坏机制：冲击波具有压力相和张力相，在压力相产生挤压作用，而在张力相则为拉伸作用，所以冲击波破坏组织的方式有直接作用和间接作用两种。直接作用是指由冲击波本身产生的力学效应。间接作用是指张力波产生的空化作用对组织的破坏，正是这两种作用，可以用冲击波治疗骨性疾病和软组织钙化性疾病。

（2）成骨效应：冲击波的直接作用导致骨不连处的骨膜发生血肿，间接作用则导致了新骨形成。相关研究表明，冲击波诱发成骨促进作用发生在骨皮质部分和网状结构部分的界面处。冲击波空化效应不仅造成部分细胞坏死，而且也会诱发成骨细胞移行和新的骨组织形成。

（3）镇痛效应：高能冲击波对轴突进行强刺激可直接抑制神经末梢细胞，从而产生镇痛作用。神经系统的这种反应方式也被称为"门控"，是通过激发无髓鞘 C 纤维和 A-δ 纤维来启动的。同时，冲击波可能通过改变伤害感受器对疼痛的接受频率、伤害感受器周围化学介质的组成及局部充血等方式来缓解疼痛。随着疼痛记忆消失，正常的运动方式得以恢复，并且不再需要神经和肌肉的代偿性保护机制，慢性疲劳性疼痛也逐渐消除。

（4）代谢激活效应：代谢激活效应可能是由体外冲击波的直接机械效应引起的。冲击波改变了局部细胞膜的通透性：一方面压力波可以改变离子通道，导致细胞膜分子间距增大，使神经膜的极性发生变化，通过抑制去极化作用产生镇痛效应；另一方面，代谢反应可以使细胞内、外离子交换过程活跃，促进代谢终末产物的清除和吸收，从而起到镇痛和消炎作用。

2. 生物效应

（1）空化效应：空化效应是体外冲击波致损伤的主要因素。体外冲击波在人体内外均能产生空化效应，不仅会造成部分细胞坏死，而且也会诱发成骨细胞移行和新的骨组织形成，对运动系统有正面的建设性效应。目前，随着应用范围的不断扩展，体外冲击波疗法已用于骨不连、股骨头缺血性坏死等多种运动系统疾病的治疗，但其机制还不完全清楚。

（2）应力效应：应力表示结构内某一平面对外部负荷的反应。体外冲击波进入人体后，由于所接触的介质不同，如脂肪、肌腱、韧带等软组织，以及骨骼组织、结石、钙化部位等，在不同组织的界面处可以产生不同的机械应力作用，表现为对细胞产生不同的拉应力和压应力。拉应力可以引起组织间的松解，促进微循环；压应力可以使细胞弹性变形，增加细胞摄氧，从而达到治疗目的。当然，这可能也是体外冲击波引起组织损伤的机制之一。

（3）压电效应：体外冲击波作为一种机械力作用于骨骼后，增加了骨组织的应力，产生极化电位，引起压电效应。这种压电效应对骨组织的影响与体外冲击波的能量大小有关。低能量的体外冲击波可以刺激骨的生成。

（4）时间依赖性和累积效应：即体外冲击波疗效存在着累积效应。动物实验证明，体外冲击波的治疗效果存在"时间依赖性"。临床研究也证实，部分慢性软组织疼痛应用体外冲击波治疗的时间越长、次数越多，效果越好。但目前对于体外冲击波疗效的"时间依赖性"及"累积效应"现象的形成机制、具体治疗时长、治疗频次等问题尚未有确切依据。

知 识 拓 展

根据体外冲击波穿越人体组织的顺序，如何解释其治疗骨关节疾病的作用机制？

当冲击波穿越人体组织时，从时间上可分为以下 4 个阶段。

1. 物理学阶段：即应力效应。当冲击波作用于人体组织时，直接产生细胞外空化作用。此作用类似普通超声波的物理效应，但这并不是冲击波治疗骨关节病有效的重要原因。

2. 物理 – 化学阶段：即空化效应。由于冲击波能量较强，当其作用于细胞组织时，可改变局部组织结构，产生放射性针状局部组织出血。

3. 化学阶段：体外冲击波产生的压力和局部高温可引起水分子发生化学变化，生成过氧化氢和多种自由基，两者均为强氧化剂，与工作电压和冲击波次数呈正相关。当细胞外受到再次作用时，细胞间温度升高，细胞膜被进一步破坏。

4. 生物学阶段：细胞最终将发生生物学方面的变化。如细胞弹性变形，促进弹力纤维的形成；组织局部细胞膜通透性改变，促进软组织损伤的修复。

（二）具体治疗作用

1. 对骨组织的生物学作用　体外冲击波能够增加骨痂中骨形态发生蛋白的表达，加强诱导成骨作用，促进骨痂形成，加速骨折愈合；还可促进钙盐沉积，同时也可击碎骨不连处坚硬的钙化骨端，促进新骨形成。随着应用范围的不断扩展，体外冲击波已用于治疗骨不连、股骨头缺血性坏死等多种运动系统疾病。

2. 对肌腱组织的生物学作用　体外冲击波可最大限度地诱导和激发肌腱组织和细胞的内在愈合能力，减轻粘连。这已成为临床治疗肌腱末端病的一大新兴发展方向。有研究表明，体外冲击波可以促进治疗部位组织内新生血管形成。

3. 对相关细胞的生物学作用　体外冲击波通过对骨髓间充质干细胞、成骨细胞、成纤维细胞及淋巴细胞等代谢的影响而促进骨细胞增殖及骨再生。

项目二 治疗技术

一、常用设备

冲击波源是冲击波治疗仪的关键技术。根据冲击波源产生的不同形式，体外冲击波治疗仪分为4种类型：液电式、电磁波式、压电式和气压弹道式。前三种治疗仪属传统的体外冲击波治疗仪，均通过反射体将能量聚焦于治疗部位进行治疗。气压弹道式冲击波治疗仪则不需要聚焦能量，可通过冲击波治疗探头，由气压弹道产生的冲击波以放射状扩散的方式传送至治疗部位（图14-1）。

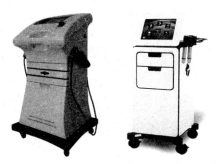

图 14-1　冲击波治疗仪

（一）液电式冲击波源

液电式冲击波源于1980年2月2日在德国慕尼黑首次应用于临床，该技术成熟可靠，是目前国内外大部分体外冲击波治疗仪的发生源。

1. 工作原理　液电式冲击波源是利用液中放电原理产生冲击波的装置。最早应用于体外碎石机。它是通过水中电极的尖端瞬间高压放电产生冲击波，在半椭圆形反射体的第一焦点处向四周扩散，被平滑的反射体聚焦于第二焦点即人体治疗部位，利用冲击波在不同物质中传递时的声阻抗差产生强大的能量，刺激成骨细胞增殖分化，导致微血管新生，达到成骨组织再生及修复的目的（图14-2）。

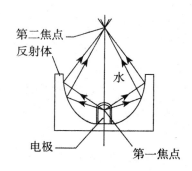

图 14-2　液电式冲击波源工作原理

2. 特性

（1）具有尖锐的压力脉冲。

（2）可以产生相当高的冲击波峰值。

（3）可以通过设定电参数成为一个窄脉冲。

（4）在生物组织中传播时衰减少，穿透性能好。

（二）压电式冲击波源

压电式冲击波源的体外冲击波治疗仪于1989年在法国研制成功。

1. 工作原理　其原理是在一个充满水的球冠体内安装数以百计的压电晶体，当有高频高压电源加载在压电晶体上时，压电晶体就会通过逆压电效应产生伸缩效应，引起压电晶体共同振动（图14-3）。由于与压电晶体接触的介质是水，因此压电晶体的机械振动必然引起水分子的振动，继而产生冲击波。压电式冲击波源高压放电电路原理与液电式、电磁式波源相似，不同的是，后两者只需要一套高压电路，而前者则每一个放电单元就要有一套独立的功率很小的放电单元，当数百套独立的放电单元同步放电时才能产生极高的压力。

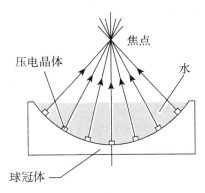

图14-3　压电式冲击波源工作原理

2. 特性

（1）频率较高，穿透能力较弱，衰减较大。

（2）频率单一，杂波少，但治疗效率也较低。

（三）电磁式冲击波源

电磁式冲击波源也是在1989年研制成功的。20世纪90年代中期，采用电磁式冲击波技术的治疗仪风靡全球。如今，电磁式冲击波源已逐步取代液电式冲击波源。

1. 工作原理　其原理是高压线圈通电后发生脉冲磁场，推动金属振膜在水中震动产生冲击波。电磁式冲击波源有一个线圈和一块与水接触的金属膜。脉冲电能通过线圈转化成脉冲电磁场，磁场对金属膜产生感应磁涡流，线圈磁场对金属膜感应磁场的排斥作用使金属膜高速振动，从而推动水分子运动产生冲击波。

电磁式冲击波源与液电式冲击波源的电路原理是一样的，主要区别在于前者是将高压输出接电极改成接一个线圈（图14-4）。电磁式冲击波源比液电式冲击波源使用的电能高，原因为后者是由电能直接转变成机械能，而前者是利用电磁效应先由电能转变成磁能，再从磁能转化成冲击波形式的机械能。经过两次转换，电磁式冲击波源能量输出的效率低于液电式冲击波源。

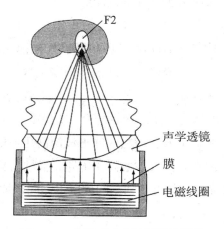

图 14-4 电磁式冲击波源工作原理

2. 特性

（1）可以得到十分陡峭的脉冲前沿、窄的波宽和较高的峰值。

（2）焦区较长，磁通密度中心区域远大于边缘，中心区的冲击波能量密度较集中。

（3）焦点稳定，不易偏移，无须更换电极，但发生器价格较高且要定期更换。

（4）对患者心脏无危险，噪声很小。

（四）气压弹道式冲击波源

气压弹道式冲击波源是 20 世纪 90 年代开始应用的，最初用于体外碎石。

1. 工作原理　其原理和建筑工地上所用的"水泥枪"相似，是目前临床上慢性疼痛治疗中应用最为普遍的一种冲击波源。其利用压缩气体产生的能量驱动手柄内的子弹体，压缩空气往复推动治疗手柄中的子弹体，子弹体再撞击探头，使治疗能量进入目标组织（图14-5）。

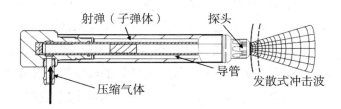

图 14-5 气压弹道式冲击波源工作原理

2. 特性

（1）释放更多的 P 物质：P 物质是人体血管活性物质中的一种多肽，它是疼痛介质和生长因素。冲击波一方面可以促进 P 物质释放，起到镇痛的效果；另一方面，可以促进血管扩张，刺激血液循环和促使新的骨组织形成。同时，冲击波刺激血管内皮细胞产生的NO也有血管扩张的效果，可以促进胶原合成，帮助肌腱恢复。

（2）抑制二型环氧：冲击波可以通过抑制起活化作用的介质，如二型环氧酶（COX-Ⅱ），达到抗活化的效果以削弱任何活化的过程。

（3）刺激细胞防护：冲击波能够使机体释放自由基，通过其作用，帮助加强机体内部细胞防护机制来抵御疼痛。

（4）增强刺激神经纤维：冲击波通过不断地刺激神经纤维，增加疼痛刺激，强化镇痛效果（闸门控制理论）。

（五）四种冲击波源的优、缺点

1. 液电式冲击波源

（1）优点：能量大，脉冲波形稳，冲击时间短，技术成熟，安全可靠，特别适用于骨骼疾病的治疗。

（2）缺点：电极损耗快，更换电极频繁，一般治疗一例患者就要更换一次电极；电极尖端因高压放电时电火花烧蚀易发生焦点偏移；噪声大；不适宜部分心律失常患者。

2. 压电式冲击波源

（1）优点：噪声小，杂波少，频率单一，对组织损伤较轻。

（2）缺点：功率较小，治疗效率较低；结构复杂，制作工艺要求高；波源故障率较高；对晶体的质量、寿命及安装都要求较高。

3. 电磁式冲击波源

（1）优点：噪声小，放电稳定，聚焦稳定，变焦容易，不易偏移，不用更换电极。

（2）缺点：波形差，焦区长，焦点压强低，治疗效率差，且人体组织受损面积大。

4. 气压弹道式冲击波源

（1）优点：对肌肉组织病损疗效好。

（2）缺点：不能同时处理慢性病损所形成的息肉、狭窄和其他病症。

二、治疗方法

（一）麻醉、止痛与体位

一般情况下患者不需要进行麻醉与止痛。术前应对患者进行必要的术中疼痛宣教。对于紧张或要求全程无痛的患者，或主诉疼痛明显的患者，应该给予充分止痛。轻者可用镇静、安定药或一般性止痛剂，重者可用哌替啶、布桂利嗪、吗啡等强镇痛药或行硬膜外麻醉、臂丛神经阻滞麻醉及全身麻醉。对于恐惧治疗的患者，为防止治疗期间其不能控制的活动，也可用全身麻醉。

（二）定位方法

常见体外冲击波疗法的定位方法包括：①体表解剖标志结合痛点定位；②X线定位；③B超检查定位。在进行体外冲击波治疗时应力求准确定位，一方面以提高疗效，另一方面以尽量避免周围组织损伤。

（三）能量选择

体外冲击波疗法疗效满意的关键是选择恰当的能量，能量过低起不到治疗作用，能量过高会产生损伤。因此，确定既具有显著疗效，又无明显副作用的能流密度，就显得十分重要。目前的研究结果仍不能确定各种骨关节系统疾病的最佳治疗能量，但安全的能流密度应控制在 $0.08 \sim 0.28mJ/mm^2$ 范围内。

下面介绍常用疾病治疗所需的能流密度。

1. 钙化性冈上肌腱炎　治疗疼痛时只需低能量。当粉碎钙沉积物时则需中能量，可逐渐提高能量级直至所需要的治疗水平。能流密度可选择 $0.08 \sim 0.14mJ/mm^2$，每期冲击 2000 次左右，需治疗 1 ～ 5 期，平均为 2 期，累计 $1300mJ/mm^2$。

2. 肱骨外上髁炎（网球肘）及肱骨内上髁炎（高尔夫球肘）　能流密度为 $0.08 \sim 0.12mJ/mm^2$，应逐渐提高能量级到所需水平。推荐使用 3 期，每期冲击 1500 ～ 2000 次，累计 $1300mJ/mm^2$。

3. 跟痛症（跖筋膜炎）　宜用低到中能量治疗，应逐渐提高能量级到所需水平，能流密度为 $0.08 \sim 0.14mJ/mm^2$。推荐 2 ～ 3 期，每期冲击 1500 ～ 2000 次，累计 $1300mJ/mm^2$。

4. 骨不连、骨折延迟愈合及假关节　治疗时应从低能量开始，随后逐渐提高能量级至所需水平。具体的冲击方法是：每 1cm 的裂隙长度需要 500 ～ 800 期的高能体外冲击波。一般每期治疗需要冲击 6000 ～ 10000 次，能流密度为 $0.14 \sim 0.28mJ/mm^2$。在治疗过程中，应定时使用 X 线进行影像跟踪，保证聚焦准确。治疗后 6 周至 4 个月时，观察疗效。在此期间可不必重复治疗。体外冲击波治疗后，需进行局部石膏固定制动。如果可能的话，可让患者全负重，以促进骨折的愈合过程。

5. 股骨头缺血　选择的能流密度为 $0.18 \sim 0.28mJ/mm^2$，根据不同体外冲击波治疗仪的电容情况换算所需的工作电压，一般为 18 ～ 26kV，对于不同的治疗部位应灵活掌握治疗能量。

需要指出的是，不同的体外冲击波治疗仪治疗同一种疾病，所需的能流密度可能相差较大。在体外冲击波治疗实践中，存在一些特殊的现象，如时间依赖性和累积效应。因此，具体治疗能量应结合体外冲击波治疗仪厂家提供的治疗参数来制定。

（四）治疗频次

1. 肌筋膜炎及滑囊炎　每期冲击 800 ～ 1500 次，肩峰下滑囊炎、肱二头肌长头肌腱炎、肱骨外上髁炎一般治疗 2 ～ 3 期，每期治疗间隔 3 ～ 5 天；足底筋膜炎、钙化性冈上肌腱炎治疗 2～5 期，每期治疗间隔 5 天。

2. 骨不连、骨折延迟愈合及股骨头缺血　有两种方法，一种是足量 1 期，一般冲击 4000～6000 次；另一种是适量多期，每期治疗 1000～2000 次，治疗 3 期以上，每期治疗间隔 3～5 天。

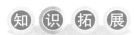

冲击波镇痛的基础研究

有研究应用体外冲击波对大鼠关节炎模型进行治疗，结果显示，冲击波能明显减轻关节红肿、炎性渗出及炎性细胞浸润等。其作用机制包括：①促进 β-内啡肽的产生，提高血清内啡肽水平；②使大鼠血清中一氧化氮短时间迅速升高，促进炎症消退；③抑制血清及炎症组织中前列腺素 E_2 及 5-羟色胺的释放，直接抑制疼痛因子效应。不过，冲击波疗法可减轻关节炎症反应，加速炎症吸收及消散，其作用机制涉及关节炎症反应的多个环节及因素，需进一步研究和探讨。

项目三　临床应用

一、适应证

（一）绝对适应证

1. 骨组织疾病　包括骨折延迟愈合和骨不连等。

2. 软组织慢性损伤性疾病　包括钙化性肌腱炎、肱骨外上髁炎、跟痛症等。

（二）相对适应证

肩峰下滑囊炎、肱二头肌长头肌腱炎、肱骨内上髁炎、弹响髋、胫骨结节骨骺骨软骨炎、成人股骨头缺血性坏死等。

二、禁忌证

（一）整体因素

1. 严重心脏病、心律失常及高血压，年老体弱，全身状况差，或有严重内科疾病如心、肺、肝、肾等重要脏器功能障碍等。

2. 置有心脏起搏器的患者应避免造成心脏起搏器工作异常。

3. 出血性疾病、凝血功能障碍患者可能引起局部组织出血。

4. 使用抗免疫药剂患者，免疫抑制有可能影响体外冲击波治疗诱导的组织损伤修复过程。

5. 各类肿瘤患者应避免造成肿瘤生长加快及扩散。

6. 血栓形成患者应避免造成血栓栓子脱落，导致严重后果。

7. 骨质未成熟患者目前仍无有关体外冲击波疗法对发育中骨质及骨骺影响的研究报道，因此，对骨质未成熟患者不建议使用体外冲击波疗法。但对于位于拉力性骨骺部位的炎症，国外有人行体外冲击波疗法，如胫骨结节骨骺骨软骨炎等疾病。

8. 妊娠患者可以待分娩后再接受治疗。

（二）局部因素

1. 局部感染及皮肤破溃患者，易引起感染扩散，影响破溃皮肤愈合。

2. 肌腱及筋膜急性损伤。组织损伤急性期一般都会伴有明显的损伤修复过程，冲击波可能会干扰这一过程，不利于组织损伤的修复。

3. 关节液渗漏的患者，易引起关节液渗出加重。

4. 冲击波焦点位于脑及脊髓组织者，可能损伤神经组织。

5. 冲击波焦点位于大血管及重要神经干走行处者，可能造成局部组织损伤。

6. 冲击波焦点位于肺组织者，因肺组织是一种实质性含气器官，当暴露于冲击波时，肺内气体比肺组织声阻抗小得多，所以在两者的界面处会发生强烈的相互作用，造成肺组织严重损伤。

7. 对于萎缩性骨不连，由于骨折两断端骨质萎缩、营养不良、血供差，体外冲击波治疗无法诱导新骨形成；而对于感染性骨不连，体外冲击波治疗可能引起感染扩散。

8. 大段缺损性骨不连，骨缺损大于1cm者应行手术植骨治疗。

三、注意事项

（一）治疗前

治疗前首先向患者及家属讲解体外冲击波治疗骨骼、肌肉系统疾病的原理，应用体外冲击波治疗骨骼、肌肉系统疾病的效果，以打消患者的顾虑并取得充分合作。指导并协助患者采取正确的体位，术前应向患者说明定位的重要性，不要在治疗中随意移动体位，同时做好治疗前各项准备工作。由于冲击波进入人体皮肤时有一定痛感，术前30分钟可肌内注射地西泮10mg。体外冲击波治疗前均应做血常规、尿常规检查，肝、肾功能测定，心电图检查。

（二）治疗中

定位前，详细了解患者对疼痛的耐受性，让患者先用手感受一下体外冲击波的强度，从而减轻其恐惧感，防止定位后由于冲击波的冲击造成部位移动而影响治疗效果。

（三）治疗后

治疗结束后首先检查患者治疗区域的皮肤情况，查看是否有红、肿及皮下出血点。术后患者可有短暂的血压升高，一般不需处理，观察 1～2 天血压即可恢复正常。建议术后卧床休息，注意监测血压，询问患者有无头痛、头晕等高血压现象，发现异常情况及时报告医生处理。例如，跟痛症患者在治疗结束后，立即会感到足跟疼痛缓解，2～3 天后疼痛又会出现，此症状为治疗后的正常反应，1 周后疼痛进行性减轻，直至消失。指导患者在结束治疗后 3 个月内要少走路、少站立，每天用温热水泡脚，穿柔软、宽松的鞋，以巩固疗效。

学习小结

冲击波是一种机械波，具有声学、光学和力学的某些性质。体外冲击波是利用声波经由反射器反射后集中成高能量的冲击波，它作用于人体造成物理冲击，刺激生长激素释放，导致微血管新生，达到组织再生及修复的目的。体外冲击波的物理机制包括机械效应、空化效应、光学效应、声学效应和热效应。体外冲击波疗法的具体治疗作用为可以产生对骨组织的生物学作用、对肌腱组织的生物学作用、对相关细胞的生物学作用。体外冲击波的发生源分为液电式冲击波源、压电式冲击波源、电磁式冲击波源、气压弹道式冲击波源。体外冲击波疗法主要适用于骨组织疾病和软组织慢性损伤性疾病。

复习思考

一、以下每一道考题有 A、B、C、D、E 五个备选答案，请从中选择一个最佳答案

1. 液电式冲击波源于 1980 年 2 月 2 日在（   ）首次应用于临床

　　A. 美国　　　　　　　　　B. 德国　　　　　　　　　C. 英国

　　D. 加拿大　　　　　　　　E. 日本

2. 压电式冲击波源的体外冲击波治疗仪于 1989 年在（   ）研制成功

　　A. 美国　　　　　　　　　B. 德国　　　　　　　　　C. 法国

　　D. 意大利　　　　　　　　E. 日本

3. 目前临床上用于治疗慢性疼痛最为普遍的一种冲击波源是（   ）

　　A. 液电式　　　　　　　　B. 电磁式　　　　　　　　C. 压电式

　　D. 气压弹道式　　　　　　E. 电压式

4. 下列哪项不是常用体外冲击波疗法的定位方法（　　　）

    A. 体表解剖标志结合痛点定位

    B. X 线定位

    C. B 超检查定位

    D. 经验定位

    E. 肌骨超声定位

5. 冲击波安全的能流密度应控制在（　　　）范围内

    A. $0.08 \sim 0.14 \text{mJ/mm}^2$ B. $0.08 \sim 0.28 \text{mJ/mm}^2$

    C. $0.14 \sim 0.28 \text{mJ/mm}^2$ D. $0.18 \sim 0.28 \text{mJ/mm}^2$

    E. $1.28 \sim 2.80 \text{mJ/mm}^2$

二、多选题

1. 体外冲击波主要由（　　　）物理学效应来产生

    A. 液电效应   B. 电磁效应   C. 压电效应

    D. 气压效应   E. 电离效应

2. 体外冲击波的物理机制有（　　　）

    A. 机械效应   B. 空化效应   C. 声学效应

    D. 光学效应   E. 热效应

3. 体外冲击波主要是通过（　　　）原理发挥其治疗作用

    A. 物理效应   B. 生物效应   C. 化学效应

    D. 生物电效应   E. 理化效应

4. 体外冲击波治疗仪的类型分为（　　　）

    A. 液电式   B. 电磁式   C. 压电式

    D. 气压弹道式   E. 电压式

三、名词解释

冲击波疗法　　热效应　　空化效应

四、简答题

1. 简述冲击波组织破坏机制。

2. 简述冲击波疗法的治疗作用。

五、思考题

试分述液电式、压电式、电磁式、气压弹道式 4 种冲击波源的优缺点。

扫一扫，看课件

模　块　十　五

自然疗法

【学习目标】

　　掌握自然疗法的概念、分类，各种自然疗法的临床应用。

　　熟悉各种自然疗法的治疗技术。

　　了解各种自然疗法的治疗作用。

项目一　概　述

一、概念

　　自然疗法是利用自然物理因子的影响，促进人体疾病和身心康复，达到强身健体、防病治病目的的方法，亦称为自然康复法。它以人体健康为核心，重点强调维持身体健康和预防疾病。自然疗法是应用与人类生活有直接关系的物质与方法，是与化学药物疗法相对而言的，以取法自然、顺应自然为特点，如空气、水、阳光、体操、睡眠、休息，以及有益于健康的精神因素等，提高人体自身抗病能力，增强人体自身免疫系统的各种防病、治病和养生保健能力。自然物理因子广泛存在于自然界中，常用的有气候、日光、海滩、洞穴、森林、矿泉等。自然疗法倡导健康的生活方式，主张人类与大自然和谐，避免或减少精神压力，避免滥用药物带来的毒副作用。

　　自然界的综合性物理因子，对机体具有调整生理功能及全身锻炼性的作用。自然疗法作为物质、能量和信息作用于机体后，通过神经－体液的有关环节，调整组织器官，甚至整个机体的功能，进而取得相应的生理治疗效应。在细胞水平，自然因素的作用可引起功能和超微结构的变化；在分子水平，可导致蛋白质、核酸等物质代谢和基因功能发生变化；在电子水平，可影响体内物质分子和电子的传递。其基本效应是增强适应功能，改善营养功能，加强调节功能，提高防卫功能，加强代偿功能，改善机体的反应性，促进异常生物节律恢复。另外，自然疗法具有心理治疗作用。

目前，世界上许多国家都建立了以自然疗法为主的保健、医疗中心。我国疗养区众多，自然疗法丰富，有些方法走在了医学相关领域的前列。中医学的中草药来源于自然界的动植物或矿物质，备受重视。西医学则是有效地利用非药物疗法，将其与科学的生活方式、良好的卫生习惯、合理的营养、适宜的身体锻炼相结合，提高机体诸系统的功能水平，从而达到强身健体、防治疾病的目的。实践证明，自然疗法是实现防治疾病、提高生命质量、优化生存环境、增进身心健康的有效途径，与人们的生活、健康息息相关，具有广阔的发展前景。

二、分类

自然疗法范围广泛，内容丰富，根据其作用于人体的方式，主要分为空气浴疗法、日光浴疗法、沙浴疗法、岩洞疗法、高山疗法、森林浴疗法等。

自然疗法可以强身健体，患者投身于大自然的怀抱，可以调节情绪，缓解疲劳，改善机体时外界环境的适应能力；改善机体微循环，低血压、降血脂和血黏度，促进糖代谢，使心肌缺血、缺氧得到改善；提高人体的免疫力，治疗某些慢性疾病；调节由于职业性危害因素导致的机体疲劳、功能下降诱发的职业病；提高机体组织内超氧化物歧化酶，消除自由基，起到抗衰老的作用。

项目二 空气浴疗法

裸体或半裸体直接接触空气，利用空气中的气温、气湿、气流及其化学成分等理化因素对人体的综合作用以养生康复的方法，称为空气浴疗法，亦称空气浴康复法。随着氧气对身体的作用和冷空气（相对于呼吸道而言）的刺激，引起生理和保健作用，如使肺活量增加，改善肺泡通气，提高肺泡中氧气张力，从而使血液中的氧气增加。医疗气象学家研究表明，露天的自然氧气密度较室内高出 10% ～ 15%，所以多在室外呼吸新鲜空气，对加强身体各部分的功能，尤其是提高心肺的容量非常有益。

空气具有一定的温度、湿度，富含氧气，富有紫外线的散射光线，以及特殊环境中的一些特殊物质，如海滨地区的无机盐类、微量元素，森林地区的芳香物质，山间瀑布地区较多的空气负离子等。

一、治疗作用

（一）对温度刺激的反应

对温度刺激的反应是机体对空气浴疗法的主要反应，一系列正常的生理过程是基于机体维持恒定的体温。在进行空气浴时，机体的体温常常高于空气的温度，致使大量体表热量散失，大脑皮质、体温调节中枢、血液运动中枢在体液和神经反射的过程中，发生一系列的变化，进而出现皮肤血管收缩、汗液分泌增多、呼吸加快和基础代谢率降低等反应，以此维持体温的平衡。经过此种温度的刺激，使体温调节和血管运动中枢的反射功能得以加强，神经的兴奋性及对机体对外界的适应能力均有所提升。

（二）对代谢改变的影响

空气浴疗法对代谢的改变具有重要意义，使代谢障碍恢复正常，对原来代谢正常者有促进作用；组织内的氧化过程活跃和正常化，非特异性肺疾病患者在行空气浴治疗时，氧化过程指标得到改善，血细胞内的氧化－还原酶活性升高。有研究表明，在行空气浴疗法后，异常的蛋白质和脂类代谢转为正常，与肝功能相关的代谢过程正常化，改善氧化过程，提高血细胞内的氧化－还原酶。说明此种疗法可以改善和恢复患者的代谢功能，尤其是对糖尿病和肥胖病等患者意义重大。

（三）对循环系统的影响

空气浴疗法对循环系统的影响主要体现在增强循环系统功能的代偿性，改善患者的临床症状。其具体体现在减慢心律，增加心搏出量，血压逐渐恢复正常，加强血液供应；促进中枢神经系统功能状况的改善，可以使 60% ～ 70% 大脑生物电有障碍的患者得到改善。

（四）对呼吸系统的影响

空气浴疗法对呼吸系统也有重要作用，是自然的供氧治疗方法，空气浴场具有清新的空气，远离大气污染，含氧量较高，并含有大量的微量元素和空气负离子；通过空气浴疗法，可以加深呼吸作用，扩大呼吸容积，进而提高肺泡通气量和增加肺泡内氧分压，提高血液摄氧能力，增加摄氧量及组织的供氧量。空气浴场中含氧量比室内多，氧的利用增加，可以减轻脑缺氧，改善脑功能，并继发地产生影响，使呼吸与氧化过程正常化。

二、治疗技术

温度是空气浴疗法的主要作用因子。根据气温的高低，空气浴疗法主要有温暖空气浴疗法、凉爽空气浴疗法和寒冷空气浴疗法 3 种。

（一）温暖空气浴疗法

温暖空气浴疗法是指在 20 ～ 30℃的气温下进行空气浴治疗，常在夏季进行。通过这种方法，可以舒张血管，加速呼吸，促进汗液分泌，通过降低机体代谢和增加散热来维持机体的正常体温。

治疗方法：在海边、湖滨或树荫下，嘱患者穿短裤，卧于床榻上。一般首次从 5 ～ 15 分钟开始，然后从每次 15 分钟增加到 1 ～ 2 小时，每日 1 ～ 2 次，1 ～ 2 个月为 1 个疗程。

（二）凉爽空气浴疗法

凉爽空气浴疗法是指在 14 ～ 20℃的气温下进行空气浴治疗，常在春秋季进行。该方法调节体温中枢发生的基本变化与寒冷空气浴疗法一样，但相对温和。

治疗方法：在室内或室外，患者裸体或半裸体，静卧或做轻微活动。一般首次从 5 分钟开始，随之每日增加 5 ～ 10 分钟，直到每次 30 ～ 60 分钟，每日 1 ～ 2 次，1 个月为 1 个疗程。

（三）寒冷空气浴疗法

寒冷空气浴疗法是指在 6 ～ 14℃的气温下进行空气浴治疗，常在冬季进行。因机体体温高于空气温度，皮肤、黏膜感受器受到冷空气刺激，由于神经和体液的反射作用，导致皮肤血管收缩，汗腺分泌减少，通过加强机体代谢和增加产热来维持体温恒定。

治疗方法：在室内，令患者拭去外衣着单衣，先接受寒冷作用，然后再到室外冷空气中不断适应。治疗的时间可由每次数分钟逐渐增加，直到每次 20 分钟，每日 1 ～ 2 次，半个月为 1 个疗程。

三、临床应用

（一）适应证

易患感冒，鼻炎、哮喘稳定期，慢性支气管炎，非特异性肺疾病，稳定性肺结核，一般心血管疾病，高血压，动脉粥样硬化，神经官能症，风湿病，糖尿病，肥胖症，贫血等。

（二）禁忌证

重症心肺疾患、冠心病、体质严重虚弱、高热、重症肾脏疾病、严重高血压动脉硬化、出血倾向等。

（三）注意事项

空气浴疗法要让患者尽量多接触空气，故着衣宜少。在具体操作中，应依患者体质强弱来定，以不受凉为度。空气浴疗法对某些慢性疾病的疗效确切，但起效较慢，应长期坚持，做到持之以恒。随时注意天气的变化，天气急剧变化时应避免进行空气浴治疗。若遇感冒或者其他疾病，应暂时停止治疗，病愈后再继续。治疗时应防止急剧的气流直吹，避免机体过度散热和受凉，若在室内时，患者的头、鼻应对着敞开的窗户。关节炎患者，应注意病变关节部位的保暖；胃肠道易激惹患者，应注意覆盖腹部。夏季在太阳下进行空气浴治疗时要戴墨镜，以保护眼睛。治疗过程中要严格按照循序渐进的时间原则，由短逐渐加长，温度由高逐渐降低，衣着由多逐渐减少。

项目三　日光浴疗法

利用日光照射全身或局部，通过日光对机体功能的调节作用，以促进疾病康复及养生延年的方法，称为日光浴疗法。日光浴疗法对机体的作用，取决于太阳的辐射强度和被机体吸收的程度及其生物学反应。太阳的辐射是指太阳放射出的电磁波，它的光谱组成包括紫外线、可见光和红外线。太阳辐射的能量传输以4种方式到达地面：一是直接辐射；二是天空辐射，即被大气和云吸收后产生并向地面投射的辐射线；三是地面反射辐射，是指投射到地面的太阳辐射，有一部分经地面反射向空中发出的逆辐射；四是地面辐射，即地面吸收太阳辐射后地温升高，继而向大气中发出的辐射线。以上传输过程极为复杂，其中有能量和光谱成分的改变。太阳光谱中的各种光线作用于机体，通过视觉分析器和皮肤感受器作用于中枢神经系统，经反射作用又影响机体各组织器官的功能，对机体产生各种不同的作用。日光浴疗法的剂量，即日光照射的剂量必须严格掌握。在施行日光浴疗法前，必须首先获取当地的日光照射热量分钟数，用于控制日光浴疗法的剂量。日光照射热量分钟数可从日照剂量获取或从气象部门提供的当地日光照射热量分钟数表获取。

日光照射人体会产生各种生物学效应。皮肤与眼睛是直接感受日光辐射的器官，一定波长的辐射能投射到眼中产生视觉和色觉效应，光被皮肤吸收后，很大一部分光能产生热效应，还有一部分产生光化学效应，还可以产生心理效应。日光浴疗法对人体的作用是综合的，不同波长的光照对人体的效应和作用不同，其治疗范围和效果也各不相同。

一、治疗作用

（一）日光的视觉和色觉效应

眼球、视神经和大脑皮质三部分的功能能够体现视觉效应。光线投射到视网膜上，通过眼球的各层解剖结构，随之视网膜上的感光细胞（即视杆细胞和视锥细胞）接受光线刺激，使其转变为视神经冲动，传递到视中枢，通过视神经而产生视觉。在可见光范围之内，人的眼睛在分辨颜色上灵敏度很高，可以分辨出近百种不同的颜色。由于光波的波长不同致使人眼的色觉也随之不同，可以使人感觉到五光十色，色彩斑斓，如令人兴奋具有刺激作用的红光、使人镇静的蓝光和绿光、可降低机体神经兴奋性的紫光和蓝光等。

（二）日光的热效应

日光的热效应主要是指日光中红外线被吸收后，因其光量较小，不足以引起光化学效应，主要表现为热效应，通过辐射的方式传递热能，加热物体，加速物质的化学和生物反应，因而让人感受到温暖、舒适，甚至有炎热的感觉。

（三）日光的化学效应

由光线引起的化学反应称为光化学效应，多由紫外线和可见光引起。日光的化学效应具体体现在人体接受日光照射后，机体内发生了化学反应，产生不同的化学效应，有光合作用、光敏作用、同质异构化作用、光聚合作用和光分解作用，主要为后两种。光聚合作用是指在光的作用下，两个单位聚合成二聚体甚至多聚体的过程；光分解作用是指在光的作用下，部分物质在机体内化学键断裂、蛋白质分解。

（四）日光对皮肤的作用

光投射到生物组织上，只有被吸收的部分才能发生生物学效应。日光对皮肤所起的作用，绝大部分是通过皮肤的吸收作用来发挥的，所以日光起作用的决定性因素是皮肤对光的吸收情况。由于波长不同，光穿透皮肤的深度也有所不同，红色光最深，近红外线次之，紫外线最浅。紫外线有杀菌和使皮肤内的固醇类物质转变成维生素 D 的作用。红外线则可以使皮肤温暖，通过升高皮肤温度的反射性，引起机体深层组织内的血管舒张，促进血液循环，使心率加快，加深呼吸，促使全身新陈代谢更加旺盛，进而提升了机体对不同温度的适应能力。

二、治疗技术

日光浴疗法可以进行的场地较为广泛，在山坡、沙滩、空旷地、阳台、海滨浴场，以及专门建筑的日光浴场中都可以进行。因人、因地、因时而异，以给予患者不过冷、不过热及易于耐受的刺激为佳。夏季一般多在上午 9 ~ 11 点或下午 3 ~ 4 点进行治疗。在春秋季节或北方地区，多以上午 11 点至下午 1 点为宜。冬季气温低于 20℃时，在室外不能进行日光浴。日光浴疗法可分为局部疗法和全身疗法。

（一）局部疗法

局部疗法是指令患者躺在日光浴床上，遮住不照射的正常部位，让日光照射患部。

治疗方法：首次照射患部时，给予 2 个单位热量，随后逐渐增加，直至 6 ~ 12 个单位热量。局部疗法适用于关节性疾病、风寒湿引起的肢体疼痛和局部病变等。

（二）全身疗法

1.开始全身照射法　适用于身体较强壮者。

治疗方法：嘱患者取卧位，第一天以 1 个单位热量开始，照射身体正面、背面、左右侧面，随之每日或隔日增加 1 个单位热量，逐渐增至 6 ~ 10 个单位热量，连续照射 7 次后，休息 1 日，一般 25 ~ 30 次为 1 个疗程。小儿患者，一般由 1/5 个单位热量开始，逐渐增至 1 ~ 4 个单位热量，每次最多不能超过 4 个单位热量。

2.顺序全身照射法　是一种逐渐增加剂量和照射面积的方法，适用于对日光耐受性较差的患者。

治疗方法：如第 1 天只照射足部 1 个单位热量，第 2 天照射剂量增加到 2 个单位热量，然后露出小腿再照射 1 个单位热量，逐渐增加面积和照射剂量，至第 7 天达 7 个单位热量。

3.间隔全身照射法　是一种较缓和的方法，适用于心脏功能不全或血管运动神经功能障碍、自主神经失调、神经兴奋性升高、贫血和衰弱者。

治疗方法：第 1 天由 1 个单位热量开始，逐渐增至 3 个单位热量，然后在每次照射 3 ～ 5 个单位热量后，嘱患者转至遮荫处休息 5 ～ 10 分钟后，再回到日光下进行照射，如此反复达到规定剂量为止。

三、临床应用

（一）适应证

体质虚弱、营养不良、贫血、痛风、神经衰弱、神经炎、心脏病代偿期、高血压、糖尿病、肥胖症、骨关节炎、骨结核、骨折后遗症、颈椎病、腰椎间盘突出症、盆腔炎性疾病、痛经，以及脓皮病、银屑病、慢性创伤性溃疡、慢性湿疹、疖肿等皮肤疾病。

（二）禁忌证

进行性肺结核、重症动脉硬化、冠心病、胸膜炎、结核性胸膜炎、心脏病失代偿期、中枢神经器质性疾病、频发性头痛、有出血倾向者，不满 1 岁的小儿等禁用或慎用。

（三）注意事项

日光浴疗法必须遵守循序渐进的原则，由小剂量开始，逐渐增加至规定剂量。该疗法的正常反应是浴后患者精神睡眠良好，食欲正常，体力增加。如在疗程中出现头痛、头昏、恶心、心悸、食欲差、睡眠差、神疲乏力、皮肤脱屑等症，说明剂量过大，应减少剂量或暂停治疗。如皮肤出汗或显著变红并感到疼痛，则表示照射过量，应终止照射。为避免机体大量散热，在气温低于 20℃，或获取 21J 热量需要 10 分钟以上，或风速超过 3m/s 的情况下，不宜在露天环境下进行日光浴。每次治疗前应在遮荫处进行 5 ～ 6 分钟空气浴。进行日光浴时，应使用遮阳伞遮住头部并戴深色眼镜以保护眼睛。日光浴疗法不宜空腹或饭后立即进行。为加强日光浴的作用和清洁皮肤，浴后应在遮荫处休息 5 ～ 10 分钟，然后用 28 ～ 34℃ 的温水冲洗，但进行日光浴前不宜洗澡。日光浴过程中禁止睡眠、阅读书报。在日光浴过程中，由于水分和盐类排泄增多，浴场中应准备含有维生素或者盐类的清凉饮料，供患者饮用。

项目四　沙浴疗法

以纯净细小的海沙、河沙或沙漠沙作为介体，向机体传热，刺激皮肤感受器，达到治疗目的的康复方法，称为沙浴疗法，亦称沙浴康复疗法。该疗法常与日光浴、空气浴等疗法结合使用。沙浴疗法通过沙的温热作用、机械作用、磁疗等综合作用达到治疗目的。

中国古代即有沙浴这种保健疗法，唐代著名医学家孙思邈在《备急千金要方》中对沙浴疗法作了详细介绍；著名医学家陈藏器也在《本草拾遗》中说明了沙浴疗法的具体步骤。在干旱的沙漠地区，特别是新疆维吾尔族地区，人们很早就利用当地沙漠的自然条件进行沙浴疗法，历千年而不衰。由于这种方法疗效独特，新中国成立以后受到国家的保护和支持。20世纪70年代以来，有关部门还拨专款陆续在有条件的地方建立了一批沙疗所。

一、治疗作用

沙浴疗法的治疗作用，主要表现为温热作用、机械作用、磁疗等综合作用。

（一）温热作用

太阳加热式的沙浴是一种有效的温热治疗法。沙热容量大，所以导热系数较高，易于被太阳加热，接触沙时机体有明显的温热感。沙的吸湿性较大，干燥也较慢。因此当机体进行沙浴时，沙的温热可升高机体的温度，有明显的排汗作用。另外，沙具有较强的吸附特性，可将排出的代谢产物及时吸附清除。

（二）机械作用

沙的高温通过压力向人体组织的深部传导，加快血流速度，促进血液循环，从而扩张末梢血管，调整全身的生理反应，进而激活与恢复神经功能，改善患病部位的新陈代谢，活跃单核－巨噬细胞系统功能，调节机体的整体平衡，以此达到治病的目的。

（三）磁疗等综合作用

西医学认为，沙里含有原磁铁矿微粒，患者在接受沙疗的同时，也接受着一定的磁疗，通过干热气候、高温和充足的红外线，使灼热的细沙集磁疗、理疗、放疗、光疗、推拿与按摩等综合作用于一体。

二、治疗技术

沙浴疗法主要有天然热沙浴、人工热沙浴疗法两种：天然热沙浴疗法是指于海滩、河滩、沙漠等自然环境中利用阳光暴晒加热的沙进行治疗的方法。人工热沙浴疗法是指用炒热或烘热等人工方法加热的沙进行治疗的方法。

治疗方法：加热沙至所需温度。第1次治疗时，应选择较低温度，人工热沙浴疗法应选择40～45℃，天然热沙浴疗法应选择45～47℃，以后逐渐升高温度，视患者的反应，最高可达到50～55℃，但不可高于55℃。患者躺在加热后的沙上，将热沙撒在除面、颈、胸部以外的其他部位，沙的厚度为10～20cm，腹部应薄些，生殖器用布遮盖，头部应有遮光设备。每次治疗30～60分钟。因人而异，冷即易之，以热撒汗出为度，每日 1～3 次，一般 1 个月为 1 个疗程。

三、临床应用

（一）适应证

扭伤、骨折、骨性关节炎、肌筋膜炎、神经痛、神经炎、佝偻病、慢性肾炎、肥胖症、腰椎间盘突出症、慢性腰腿痛等。

（二）禁忌证

急性炎症、心力衰竭、高热、肿瘤、体质虚弱、肺结核、有出血倾向、各种发热性疾病、心绞痛，以及婴幼儿、孕妇、经期妇女等。

（三）注意事项

人工热沙浴疗法所用沙要求纯细，不含有黏土和小石块，因此沙在使用前必须过筛并冲洗干净，方可用于治疗。进行天然热沙浴治疗时，应选择较干净而且无石块的沙，可选择海沙，海沙浴可在海水浴前或浴后进行。第一次治疗时温度应较低，人工热沙浴疗法应选择 40～45℃，天然热沙浴疗法应选择 45～47℃，以后逐渐增加，视患者的反应，最高可达到 50～55℃，但不可高于 55℃，治疗时间不宜太长。在治疗时，应注意保护患者面、颈、胸、生殖器等部位，特别是在进行天然海沙浴时，应注意保护头部。

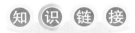

海水浴疗法

海水作为一种自然治疗因子，其来源极其丰富。我国的海区总面积为 470 余万 km²，大陆海岸线的长度为 1.8 万 km，在沿海地区建立了数百个海水浴场。海水可被看作是一种复杂的混合溶液，溶剂是水，溶解质包括岩类、有机物和无机物。按一定的要求，利用海水锻炼身体和防治疾病的方法称为海水浴疗法。海水浴对人体的作用是多方面的，除了水本身的直接作用，海水中的盐类和太阳辐射的空气、浴场的景观、空气离子也具有一定的作用，但主要是温度、化学和机械作用。具体方法可根据人体浸入水中的部位、面积分为全身游泳法、半身浸入法、浅水站立法和浅水坐浴法。一般的治疗时间及次数是开始时浴水时间宜短，每次 3～5 分钟，以后逐渐增加，每次不超过 20 分钟。体弱者，每次 5～10 分钟，可每日 1 次或隔日 1 次；身体情况好者，每日也不要超过两次，两次的间隔时间应大于 4 小时。海水浴疗法主要适用于神经衰弱、胃肠功能紊乱、慢性支气管炎、哮喘缓解期、骨性关节炎、颈椎病、腰痛、肥胖症等。

项目五 岩洞疗法

岩洞疗法是指利用自然环境中的天然洞穴，或掘地为窟的人工洞穴，进行养生防病和康复治疗的方法，亦称岩洞康复法。现代康复医学家已开始重视这一疗法的治疗意义，并正在实施和探索之中。

岩洞疗法，古已有之。传说先秦名医扁鹊，曾"隐居岩岳，静心敛神"，精修医道。隋炀帝的爱女南阳公主，曾在河北苍岩山建庆寺以所凿岩洞为寝宫居住，妙称"窍开别天""穿洞屈盘"，山洞清泉潺潺，瀑布飞珠漱玉，公主以泉疗癣疾，然后静养而病愈，充分运用了岩洞疗法的功效。唐代医家孙思邈上山采药，久居天然岩洞（今人称王山真人洞），并以此洞疗疾。

一、治疗作用

岩洞疗法的治疗作用主要是洞穴因素的综合作用，具体体现在：通过对流和辐射的方式，在气温轻度降低时，使其体表散热增强，从而对体温调节有刺激作用，增强氧化过程、呼吸循环和气体交换的生理变化。由于冷空气的刺激使外周血管收缩，血液从外周向内脏重新分配，有益于内脏功能活动。当吸入轻度寒冷的空气时，可对肺泡通气有良好的作用，增强肺的气体交换，岩洞内的二氧化碳含量相对较高，对呼吸系统有一定的刺激作用，可改善哮喘患者的呼吸深度和节律。岩洞内的空气电离度较高，吸入含负离子浓度较高的空气，有助于调节神经、心血管系统的功能，有利于各种代谢活动，可改进支气管哮喘、高血压患者的临床症状。岩洞内含有极微剂量的氡及其产物，能降低动脉血压，减慢脉搏，减轻炎症和变应原的敏感性，甚至完全消失，使通气功能得到明显改善。天然岩洞、人工石窟或者土屋，可让人精神宁静，情绪稳定，心志愉悦，十分有利于精神障碍者。岩洞中受寒暑影响相对小，冬暖夏凉，多为恒温，有利于正气虚弱和体力较差的患者康复。对于脾虚湿盛的病症，岩洞中"土"气旺盛，可以借助自然之"土"气健脾除湿。

二、治疗技术

（一）天然岩洞疗法

天然岩洞疗法有病房式和游动式两种。病房式天然岩洞疗法将病床设置在洞口或洞内，要配备专门的护理人员，患者昼夜在其中，接受各种治疗。患者的安排及床位的多少要以洞中环境保持安静为原则，同时要安排洞外活动，每天一般 1～2 次。游动式天然岩洞疗法则是白天去岩洞，晚上回到住房或病房安睡，可在洞中设置简易床位，进行相关的康复活动和短暂休息。

（二）人工石窟（土屋）疗法

人工石窟（土屋）疗法分为石窟法和土屋法。石窟法是将岩墙挖凿成窟或利用石穴，因其洞小多与香气疗法联合应用，可先清洁环境，内铺中草药，令患者卧于上，每次1～3小时。土屋法是在山旁或山林中用石土、烧砖或泥土造屋。"窑洞"式的住房至今在北方仍有保留，是康复治疗的好场所。

三、临床应用

1. 适应证　支气管哮喘，呼吸功能不全不超过Ⅰ～Ⅱ级，慢性肺炎、支气管扩张轻症；高血压1～2级、无频发的心绞痛，心功能不全不超过Ⅰ级等。

2. 禁忌证　重症支气管哮喘、肺气肿、重症支气管扩张、重症高血压及心脏病等。

3. 注意事项　在接受岩洞治疗中应停留较长时间，同时要保护病变部位，并根据患者病情需要，在进行岩洞疗法时，配合气功、按摩、音乐、香气等疗法，效果更加明显。若患者曾使用过激素则疗效较差。因本疗法对某些慢性疾病的疗效确切，但起效缓慢，需长期坚持才得以奏效。

项目六　高山疗法

利用高山气候、环境对人体的影响，以达到康复目的的方法，称为高山疗法。中医古籍中称为山巅疗法、山之绝顶法。所谓高山一般指海拔在1500～3000m的高地，在高山住上10天或半个月以上，即有高山疗法的意义。虽然在中医学文献中尚无高山疗法原理的论述，但有关人体阴阳气血应天地自然之道的学说，实已寓于其中。

一、治疗作用

首先，山高气寒，人体阳气内敛，而使耗散减少，故少病而长寿。其次，高山之上，俯瞰大地，使人胸襟开阔；所在环境恬淡幽静，使人情绪得以安稳，心旷神怡，气血调和通畅，有益生理。第三，森林茂盛，万物繁荣，使人气机调畅。第四，高山向阳，阳光充足，空气新鲜，少尘埃污染，有益于养元气而强身壮体。由此四者，形与神俱得所养，可以使疾病得以康复而达延年益寿之功。

二、治疗技术

根据居住高山时间的长短，高山疗法可分为留居高山法和旅居高山法两种。

（一）留居高山法

留居高山法是指居住在高山半年以上进行康复治疗的方法，其又可分为定居法和暂居

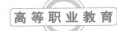

法两种。前者是居住在高山两年以上，多用于癫、狂、痫等病程长，恢复慢的神志异常病症及其他慢性疾病。后者为居住在高山上半年至两年。临床中可根据患者的病情程度选择在康复中心机构里进行治疗。

（二）旅居高山法

旅居高山法是指居住在高山10天至半年进行康复治疗的方法，多适用于病程不长、易于恢复的疾病，如失眠、健忘及各种精神紧张性疾患等。在进行旅居高山法时，应当每天进行有效的康复活动。

三、临床应用

1. 适应证　贫血、神经官能症、外伤性神经症、偏头痛、慢性支气管炎、胸膜炎后遗症、哮喘、稳定性肺结核、轻度心脏病、轻度高血压、轻度糖尿病、轻度慢性肾上腺皮质功能减退症、甲状腺功能亢进症、佝偻病、慢性风湿性关节炎等。

2. 禁忌证　重度肺结核、肺气肿、心动过速、心力衰竭、冠心病、急性炎症等。

3. 注意事项　密切关注高山中的温度变化，随时根据温度变化来增减衣物。在进行高山疗法是要时刻注意保护病变部位，如关节炎患者的关节部位、胃肠易激惹患者的腹部。体质虚弱者，不宜居住在气候较寒、较高的山上，所以过高、过寒之处不作为高山疗法的选择之地。由于本疗法对某些慢性疾病的疗效尚不够确切，故奏效较为缓慢，应长期坚持以利于疗效的发挥。

项目七　森林浴疗法

利用森林气候的特殊作用，治疗、预防疾病和增强体质的方法，称为森林浴疗法。其中包括广泛接触森林环境的健身活动，如登山观景、林中逍遥、荫下散步和郊游野餐等。这也是目前时尚休闲的健身疗法。通过森林的隔音效果，使人有一种远离都市喧闹嘈杂的宁静感。绿色的环境和优美的风景，能给人一种安谧的舒适感觉。其中众多的花草树木，如樟树、落叶松、蒲公英等，能散发出对人体有益的物质。有研究表明，吸入杉树、柏树的香味，可以使血压降低，情绪稳定。在森林中散步时，除了木质发出的香气之外，林中小溪的流水声、触摸树皮时的感觉，也会让人心旷神怡。

许多国家已经相继开展了森林浴疗法。最早建立森林疗养院的是前苏联，随后法国、美国、德国、日本等国也专门开设了森林医院。我国浙江天目山和福建武夷山也兴建了森林医院，开展森林浴健身活动。

一、治疗作用

森林可以使气候条件有所改善，林木可排出氧气，分泌松油精、植物杀菌素，使空气得以清新、减少尘埃、细菌数量，使含氧量充足。在森林中较为空旷的地区，气温日变化较小，湿度大，风力弱，日照度也弱，满目都是绿色，对人的心理能够起到一定的调节作用。置身林海中，感受生命的顽强，品味自然的壮观，则气血通畅，百病不生，可谓"美意延年"。

（一）森林中负氧离子对人体的作用

森林空气中的阴离子（主要是负氧离子）含量为每平方厘米 50000 个以上。从电场的角度来讲，人的机体是一种生物电场的运动，人在疲劳或患病后，机体的电化代谢和传导系统就会产生障碍，此时需要补充负离子，以保持人体生物电场的平衡。负离子被人体吸收后，能够调节神经系统的兴奋和抑制过程，改善大脑皮质的功能，抑制焦躁情绪，促进血液循环，增强体力。

（二）森林中微粒流、杀菌素对人体的作用

森林中的树木可释放出大量杀菌素，能够杀死多种病菌，诸如结核杆菌、痢疾杆菌、白喉杆菌、百日咳杆菌、葡萄球菌等，促进人体新陈代谢，提高人体免疫能力。树木还能不停散发出有药理作用的微粒流，通过口、鼻、皮肤进入人体内，再经肺脏而到全身，使人的神经系统和视网膜功能得以调节，降低血压，延缓血流速度和心脏频率，消除疲劳。

（三）森林中尘埃、病原微生物含量少

森林一般都远离城市，空气中含氧量丰富，尘埃和病原微生物含量较少，大约比城市少 200 倍。清洁的空气有益于呼吸系统疾病，心、脑缺血性疾病，慢性疾病及神经系统功能性疾病的恢复。

二、治疗技术

1.气温 20～30℃时森林浴　患者裸体或半裸体卧于治疗床上，治疗时间从每次 15 分钟开始，以后每次增加 10 分钟，最后达 2 小时。每日 1 次，20～30 次为 1 个疗程。

2.气温 14～20℃时森林浴　患者逐渐由舒适温度过渡到气温较低的环境中，治疗时间从 10 分钟开始，每次增加 3～5 分钟，最后达到 30 分钟。每日 1 次，20～30 次为 1 个疗程。此温度下进行森林浴时患者可适当活动，如摩擦皮肤或做轻微体操活动。

3.气温 4～14℃时森林浴　因气温较低，患者一时不能适应，可先在室内或凉台上适应，开始几次森林浴时患者可部分暴露，逐渐增大裸露面积。先选择气温较高的时段进行，逐渐达到低温森林浴，治疗时间由 1～2 分钟开始，慢慢增加至 20 分钟。每日 1 次，20～30 次为 1 个疗程。

进行低温森林浴时可进行体操活动，气温愈低，活动量愈大。这种森林浴后应立即给患者穿上衣服，以保持身体温度。

三、临床应用

1.**适应证** 慢性支气管炎、轻型支气管哮喘、神经官能症、自主神经功能障碍、神经性创伤、中毒性神经炎、高血压、一般性心血管疾病、糖尿病、胃肠功能紊乱、血液病等。

2.**禁忌证** 重症心肺疾病、心功能不全Ⅰ级以上、高血压2级以上、肾脏疾病合并肾功能障碍等。

3.**注意事项** 应嘱患者在森林中停留较长时间，随时注意森林中的温度变化，根据其变化随时添减衣物，在进行治疗时要注意保护病变部位。本法对某些慢性疾病的疗效确切，但奏效缓慢，故应长期坚持，持之以恒。

学习小结

自然疗法是利用自然物理因子的影响，促进人体疾病和身心康复，达到强身健体、防病治病目的的方法。空气浴疗法是裸体或半裸体直接接触空气，利用空气中的气温、气湿、气流及其化学成分等理化因素对人体的综合作用以养生康复的方法，通过对温度刺激的反应，对代谢、循环、呼吸系统的影响达到治疗目的。日光浴疗法是利用日光照射全身或局部，通过日光对机体功能的调节作用，以促进疾病康复及养生延年的方法。沙浴疗法是指用纯净细小的海沙、河沙或沙漠沙作为介体，向机体传热，刺激皮肤感受器，达到治疗目的的康复方法，通过沙的温热作用、机械作用、磁疗等综合作用达到治疗目的。岩洞疗法是指利用自然环境中的天然洞穴，或掘地为窟的人工洞穴，进行养生防病和康复治疗的方法，主要通过增强体表散热、加强肺气体交换、岩洞中空气电离度高、极微量氡可降低血压等达到治疗目的。高山疗法是利用高山气候、环境对人体的影响，以达到康复目的的方法。森林浴疗法通过森林中负氧离子、微粒流、杀菌素等对人体的作用，达到强身健体、防治疾病的目的。

复习思考

一、以下每一道考题有 A、B、C、D、E 五个备选答案，请从中选择一个最佳答案

1.下列不属于自然疗法的是（ ）

A.海水浴疗法 B.冲击波疗法 C.空气浴疗法

D. 高山疗法   E. 森林浴疗法

2. 空气浴疗法对循环系统的影响，下列叙述错误的是（   ）

    A. 心搏出量增多   B. 脉搏缓慢   C. 心肌血液供应改善

    D. 血容量增多   E. 血压恢复正常

3. 下列不属于岩洞疗法禁忌证的是（   ）

    A. 肺气肿   B. 重症高血压   C. 支气管扩张

    D. 心功能不全不超过 I 级   E. 重症支气管哮喘

4. 下列不属于高山疗法适应证的是（   ）

    A. 贫血   B. 心力衰竭   C. 慢性支气管炎

    D. 佝偻病   E. 哮喘

5. 定居高山法是指在高山居住（   ）

    A. 2 年以上   B. 半年至 2 年   C. 半年至 3 年

    D. 半年以下   E. 10 天至半年

二、多选题

1. 根据气温的高低，空气浴疗法可分为（   ）

    A. 寒冷空气浴   B. 温暖空气浴   C. 冷爽空气浴

    D. 不感温空气浴   E. 低温空气浴

2. 天然岩洞疗法可分为（   ）

    A. 病房式   B. 游动式   C. 土屋式

    D. 石窟法   E. 洞穴法

3. 自然疗法的分类为（   ）

    A. 空气浴疗法   B. 岩洞疗法   C. 沙浴疗法

    D. 森林浴疗法   E. 高山疗法

三、名词解释

自然疗法   日光浴疗法   森林浴疗法

四、简答题

1. 简述空气浴疗法的治疗作用。

2. 简述高山疗法的适应证和禁忌证。

第二单元 常见疾病的物理因子治疗

神经系统常见疾病的物理因子治疗

扫一扫，看课件

【学习目标】

　　掌握脑卒中各期物理因子治疗方法的选用；颅脑损伤、脊髓损伤各期及周围神经损伤后的物理因子治疗；小儿脑瘫的诊断、临床分型及不同物理因子治疗的方法和作用。

　　熟悉脑卒中的功能障碍特点；颅脑损伤、脊髓损伤的康复评定；小儿脑瘫的功能障碍特点；周围神经损伤的功能障碍特点和康复评定。

　　了解脑卒中、颅脑损伤、脊髓损伤的概念和发病危险因素；小儿脑瘫的病因及康复评定；周围神经损伤的病因和分类。

案例导入

　　患者，女，63岁，20天前突然跌倒，随后出现恶心呕吐及意识障碍，言语不清。送至医院，急查头颅CT示：左侧基底节出血。给予脱水、降颅压等对症处理，第2日复查CT示：出血量40mL左右，较昨日增多。全麻下行去骨瓣血肿清除术。术后6天患者出现自主睁眼，术后20天病情稳定转入康复科进行康复治疗。康复评定如下：①运动功能评定：Brunnstrom分期，左上肢2期，左下肢3期，左手1期。②痉挛评定：右侧肘关节屈肘肌张力增高，Ashworth1级；右膝关节屈膝肌张力增高，Ashworth2级。③Fugl-Meyer运动功能评定：46分，患肢严重运动功能障碍。

问题：该患者的诊断是什么？病情处于康复哪一阶段？可选用何种物理因子治疗？

项目一　脑卒中的物理因子治疗

一、概述

（一）概念和流行病学

脑卒中（stroke）又称脑血管意外，是指突然发生的、由脑血管病变引起局限性脑功能障碍的一组临床症候群，分为缺血性卒中和出血性卒中。缺血性卒中包括脑血栓形成和脑栓塞；出血性卒中包括脑出血和蛛网膜下腔出血。本病是严重危害人类健康的三大疾病之一，具有发病率高、病死率高、致残率高的特点。随着我国国民经济的快速发展、人们生活条件和生活方式的明显改变，加之人口老龄化，目前脑卒中已成为危害我国中老年人身体健康和生命的主要疾病。据原卫生部（现卫生健康委员会）统计中心资料显示，无论是城市还是农村，脑血管病近年在全国死因顺位中都呈现明显前移的趋势。全国每年新发脑卒中者约 200 万人；每年死于脑血管病者约 150 万人；存活的患者数（包括已痊愈者）600 万～700 万。据统计，在存活的脑卒中患者中，约 3/4 有不同程度地丧失劳动能力，其中重度致残者约占 40%。目前，全国每年用于治疗脑血管病的费用估计在 100 亿元以上，加上各种间接经济损失，每年因本病支出接近 200 亿元人民币，给国家和众多家庭造成沉重的经济负担。

（二）脑卒中发生的相关危险因素

1. **不可干预的危险因素**　性别、年龄和地理区域是脑卒中不可干预的危险因素。随着年龄增长，脑卒中发病人数呈对数直线上升；其中男性多于女性，北方寒冷地区远远高于南方。脑卒中的发病率随经纬度增高而呈上升趋势。

2. **高血压**　高血压是脑卒中最重要的危险因素。高血压患者比正常人发生脑卒中的概率高 7 倍，而且血压升高程度与脑卒中的危险性呈正相关。

3. **心脏病**　心脏病是脑卒中的重要危险因素。脑梗死患者中，有 15% 左右为心源性。心律失常及心脏瓣膜病变极易形成心源性栓子，阻断脑部血流，引起脑栓塞。

4. **糖尿病**　糖尿病也会导致脑卒中，而且不受年龄和性别的限制。糖尿病引起大血管和微血管病变，使得糖尿病患者卒中的发生率和复发率显著高于非糖尿病患者。

二、功能障碍特点

脑卒中发生后，会引起各种功能障碍，其表现形式和严重程度均与脑卒中发生的部位和程度密切相关。

（一）运动功能障碍

偏瘫是脑卒中最常见的运动功能障碍，表现为脑损伤对侧上下肢体随意运动完全或不完全丧失。脑卒中早期，瘫痪肢体表现为肌肉松弛、肌张力低下、腱反射减弱或消失，不能进行自主性活动；经过数天后，大多数患者瘫痪肢体很快出现肌张力增高、腱反射亢进和异常的姿势反射，发展成痉挛性瘫痪，这时患者受痉挛和原始反射的影响，表现为粗大异常的运动模式。联合反应是指偏瘫时受累肢体完全不能产生随意收缩，但当该肢体用力收缩时，其兴奋可波及整个受累肢体产生活动（表16-1）。该反应与随意运动不同，是一种异常的反射活动，表现为肌肉活动丧失意识控制，伴随痉挛出现。痉挛程度越高，联合反应就越强。

表 16-1　联合反应

种类	健侧肢体用力	患侧肢体反应
上肢对称性反应	屈曲	屈曲
	伸展	伸展
下肢对称性反应	内收	内收
	内旋	内旋
	屈曲	屈曲
	伸展	伸展

脑卒中早期表现明显，恢复期逐渐减弱；协同运动是指患者期望完成某项活动时所引发的一种组合运动。但是，它是定型、无选择的活动。无论从事哪种活动，参与活动的肌肉及肌肉反应的强度都是相同的，是一种共同运动模式。大部分偏瘫患者以上肢屈曲、下肢伸展为主要表现模式（表16-2）。脑血管意外后反射异常、肌张力障碍及平衡功能障碍也是引起运动功能障碍的常见因素。

表 16-2　共同运动的模式

部位	上肢屈肌模式		部位	下肢伸肌模式	
肩胛骨	上提	后缩	骨盆	上提	
肩关节	外展	外旋	髋关节	伸展	内收
肘关节	屈曲		膝关节	伸展	

部位	上肢屈肌模式		部位	下肢伸肌模式	
前臂	旋后		踝关节	跖屈	内翻
腕关节	屈曲				
指关节	屈曲				
拇指	屈曲	内收			

（二）感觉障碍

脑血管意外患者偏瘫侧肢体常有痛觉、触压觉、温度觉、视觉和本体觉障碍，患肢感觉沉重、麻木、酸胀，部分患者感觉丧失。脑卒中患者感觉障碍的存在，在一定程度上影响着运动功能的恢复。

（三）认知障碍

认知障碍包括定向、注意、记忆、思维等方面的功能障碍，以及出现失用症、失认症等。患者表现为对时间、地点、人物分辨能力减退；对周围事物反应冷漠、不感兴趣；不能从所接触的各项事物中提取、获得有效的信息；对最近发生的事情容易遗忘；甚者出现半侧空间失认、疾病失认、手指失认及身体忽略现象。

（四）言语障碍

言语障碍有失语症和构音障碍两种：失语症包括运动性失语、感觉性失语、完全性失语、命名性失语、阅读书写障碍。构音障碍表现为发音不清，吐字不准，语调、语速异常，鼻音过重等。

（五）心理障碍

脑卒中发生后，患者常表现出抑郁或焦虑情绪，尤其左侧脑前部的梗死易引起此症。

（六）日常生活活动障碍

由于肢体运动协调能力异常、各种反射活动异常、本体感觉障碍及平衡功能异常，患者的坐、站和行走稳定性，以及日常的生活活动能力，均会受到影响。

三、康复评定

康复治疗始于评定，止于评定。脑卒中患者一旦诊断明确，就应尽早进行康复评定，以利于指导治疗和康复，也有利于判断预后和评价康复疗效。

（一）脑损害严重程度评定

1. 格拉斯哥昏迷量表（Glasgow coma scale，GCS）　该方法检查脑卒中患者的睁眼反应、言语反应和运动反应三项指标，根据积分情况来判断病情轻重（表16-3）。

表 16-3　格拉斯哥昏迷量表（GCS）

项目	试验	患者反应	评分	实得分
睁眼反应	自发	自己睁眼	4	
	言语刺激	大声向患者提问时患者睁眼	3	
	疼痛刺激	捏患者时能睁眼	2	
	疼痛刺激	捏患者时不睁眼	1	
运动反应	口令	能执行简单命令	6	
	疼痛刺激	捏痛时患者拨开医生的手	5	
	疼痛刺激	捏痛时患者撤出被捏的手	4	
	疼痛刺激	捏痛时患者身体呈去皮质强直（上肢屈曲、内收内旋；下肢伸直，内收内旋，踝屈曲）	3	
	疼痛刺激	捏痛时患者身体呈去大脑强直（上肢伸直、内收内旋；腕指屈曲，下肢去皮质强直）	2	
言语反应	言语	能正确回话，并回答医生他在哪、他是谁及年和月	5	
	言语	言语错乱，定向障碍	4	
	言语	说话能被理解，但无意义	3	
	言语	能发出声音但不能被理解	2	
	言语	不发声	1	

GCS 总分为 15 分。根据 GCS 计分和昏迷时间长短分为轻、中、重三型。

轻型：13 ～ 15 分，伤后昏迷时间在 20 分钟以内。

中型：9 ～ 12 分，伤后昏迷时间为 20 分钟至 6 小时。

重型：≤ 8 分，伤后昏迷时间在 6 小时以上，或在伤后 24 小时内出现意识恶化并昏迷 6 小时以上。

2. 脑卒中患者临床神经功能缺损程度评分标准　我国在第四届脑血管学术会议推荐应用脑卒中患者临床神经功能缺损程度评分标准（MESSS）来评定脑卒中损伤程度。该评分标准简单、实用、可靠、易于操作，是脑卒中基本的功能评定方法之一。它的最高分是 45 分，最低分是 0 分；轻型为 0 ～ 15 分，中型为 16 ～ 30 分，重型为 31 ～ 45 分。

（二）运动功能评定

脑卒中运动功能评定包括肌力、肌张力、关节活动度、平衡功能评定等，常用的方法有徒手肌力检查 Lovett 六级分级法、Brunnstrom 运动恢复六期分期评定法、Fugl-Meyer 运动功能评定法、改良 Ashworth 痉挛评法、平衡功能测定等。几种方法各有侧重，可根据临床需要选用。

1. Lovett 六级分级评定　徒手肌力六级评定尽管对脑卒中患者不太适合，但临床仍多采用（表 16-4）。

表 16-4　Lovett 分级法评定标准

分级	评定标准
0	无可测知的肌肉收缩
1	可触及肌肉有轻微收缩，但无关节运动
1+	肌肉有强力收缩，但无关节运动
2-	去除肢体重力的影响，关节能活动到最大活动范围的 1/2 以上，但不能达最大活动范围
2	去除肢体重力的影响，关节能活动到最大活动范围
2+	去除肢体重力的影响，关节能活动到最大活动范围，如抗重力，可活动到最大活动范围的 1/2 以下
3-	抗肢体本身重力，关节能活动到最大活动范围的 1/2 以上，但不能达最大活动范围
3	抗肢体本身重力，关节能活动到最大活动范围
3+	抗肢体本身重力，关节能活动到最大活动范围，且在运动终末可抗轻度阻力
4-	能抗较轻度稍大的阻力活动到最大活动范围
4	能抗中等度阻力活动到最大活动范围
4+	能抗较中等度稍大的阻力活动到最大活动范围
5-	能抗较充分阻力稍小的阻力活动到最大活动范围
5	能抗充分阻力活动到最大活动范围

2. Brunnstrom 运动恢复六期评定法　Brunnstrom 将脑卒中后偏瘫肢体功能的恢复过程根据肌力、肌张力的变化情况，结合上肢、下肢、手分别按六期进行评测，这种评测法简单易行（表 16-5）。

表 16-5　Brunnstrom 六期评定表

分期	运动特点	上肢	手	下肢
1	无随意运动	无任何运动	无任何运动	无任何运动
2	引出联合反应、共同运动	仅出现共同运动模式	仅有极细微的屈曲	仅有极少的随意运动
3	随意出现的共同运动	可随意发起共同运动	可有钩状抓握，但不能伸指	在坐和站立位上，有髋、膝、踝的协同性屈曲
4	共同运动模式被打破，开始出现分离运动	出现脱离共同运动的活动：肩 0°，肘屈 90° 的条件下，前臂可旋前、旋后；肘伸直情况下，肩可前屈 90°；手臂可触及腰骶部	能侧捏和松开拇指，手指有半随意的小范围伸展	在坐位上，可屈膝 90° 以上，足可向后滑动。足跟不离地的情况下踝可背屈

续表

分期	运动特点	上肢	手	下肢
5	肌张力逐渐恢复，有分离精细运动	出现相对独立于共同运动的活动：肩前屈30°～90°时，前臂可旋前、旋后；肘伸直时，肩可外展90°；肘伸直，前臂中立位，上肢可举过头	可做球状和圆柱状抓握，手指同时伸展，但不能单独伸展	健腿立，患腿可先屈膝，后伸髋；伸膝时，踝可背屈
6	运动接近正常水平	运动协调近于正常，手指指鼻无明显辨距不良，但速度比健侧慢（≤5秒）	所有抓握均能完成，但速度和准确性比健侧差	在站立位可使髋外展到抬起该侧骨盆所能达到的范围；坐位下伸直膝可内外旋下肢，合并足内外翻

3. 改良 Ashworth 痉挛评定 脑卒中患者易发生患侧上肢屈曲痉挛，患侧下肢伸肌痉挛，影响患肢运动功能的恢复。因此治疗前应做痉挛评定，常用改良 Ashworth 量表（表16-6）进行评定。

表 16-6 改良 Ashworth 量表

级别	评定标准
0 级	无肌张力的增加
1 级	肌张力略微增加，被动屈伸时在关节活动之末出现突然卡住，然后呈现最小的阻力或释放
1+ 级	肌张力轻度增加，被动屈伸时在 ROM 后 50% 范围内出现突然卡住，然后均呈现最小的阻力
2 级	肌张力较明显增加，通过关节活动范围的大部分时肌张力均较明显增加，但受累部分仍能较容易被移动
3 级	肌张力严重增高，被动活动困难
4 级	僵直，受累部分被动屈伸时呈现僵直状态，不能活动

4. Fugl-Meyer 运动功能评定法 Fugl-Meyer 运动功能评定法主要包括肢体运动平衡和感觉积分。各项最低分为 0 分，最高分为 2 分。上肢 33 项，共 66 分；下肢 17 项，共 34 分。上下肢总共 100 分。积分越低，运动功能障碍程度越重；积分越高，运动障碍程度越轻。其中 < 50 分为患肢严重运动功能障碍，96～99 分为患肢轻度运动功能障碍。

5. 平衡功能评定 脑卒中患者易出现平衡障碍，影响肢体的运动功能。临床上常用平衡训练的方法纠正其平衡障碍，治疗前应做平衡功能评定。常用的有以下两种。

（1）三级平衡检测法：操作简单，因此临床上经常采用。Ⅰ级平衡是指在静态下不借助外力的条件下，患者可以保持坐位或站立（位）平衡；Ⅱ级平衡是指患者在坐位或站位时，身体主动向各个方向倾斜或运动时可以保持平衡；Ⅲ级平衡是指患者在有外力作用或外来干扰的条件下，仍可保持坐位或站位平衡。

（2）Berg 平衡量表：Berg 平衡量表是脑卒中临床康复和研究中常用的量表，有 14 项检测内容：① 从坐位到站立位；② 独立站立；③ 独立坐；④ 从站立到坐；⑤ 床－椅转移；⑥ 闭眼睛站立；⑦ 双足并拢站立；⑧ 站立位上肢前伸；⑨ 在站立姿势从地板上取物；⑩ 转身向后看；⑪ 转身一周；⑫ 双足交替踏台阶；⑬ 双足前后站立；⑭ 单腿站立。每项评分为 0 ～ 4 分，满分 56 分，分数越高显示平衡能力越好，得分越低显示平衡越差。

（三）其他功能障碍的评定

其他功能障碍的评定还有日常生活活动能力评定、感觉功能评定、认知功能评定、失语症评定、构音障碍评定和心理评定等。

四、物理因子治疗

脑卒中患者度过急性期，便进入了恢复期。此期的主要问题是如何促进运动功能的恢复。一般情况下，运动功能的恢复自发病后数日开始，1 ～ 3 个月进步最快，6 个月后恢复减慢。因此，康复医疗介入时机的选择对降低脑血管疾病的致残率至关重要。现代康复理论和实践证明，包括物理因子治疗在内的有效的综合康复手段能够减轻患者功能上的残疾，提高患者的满意度，加速脑卒中的康复进程，降低潜在的护理费用，节约社会资源。

脑卒中偏瘫患者，一般在发病两周内，患侧肢体表现为弛缓性瘫痪（弛缓期）；两周后，患侧肢体逐渐表现为痉挛性瘫痪（痉挛期）；此后为恢复期，即分离阶段。物理因子治疗作为脑卒中康复的一种重要手段，在进行运动疗法等治疗的同时，可根据患者各期的情况采用相应的物理因子治疗。

（一）弛缓期康复

弛缓期为发病后 1 ～ 2 周，相当于 Brunstrom 分期的 1 ～ 2 期。此期患侧肢体一般表现为弛缓性麻痹，没有随意的肌肉收缩，机体基本处于全面松弛状态，逐渐出现联合反应。此阶段康复训练的基本目的是设法恢复或提高肌力、肌张力，诱发肢体主动运动，争取功能得到尽早改善，并防止日后会严重影响康复进程的合并症，如肿胀、肌肉萎缩、关节活动受限等。

在给予运动疗法和针刺等治疗的同时，常联合应用以下物理因子治疗方法。

1. 对瘫痪肢体可以采取低中频电疗法、超短波疗法等，延缓和防止肌肉萎缩，改善瘫痪肢体的血液循环，促进患肢功能的恢复。

2. 对瘫痪肢体应用功能性电刺激疗法、肌电生物反馈疗法和局部气压疗法等，可以提高神经肌肉的兴奋性，促进肌肉收缩和肌张力恢复，预防下肢深静脉血栓的生成。

3. 重复经颅磁刺激（rTMS）疗法：rTMS 可影响大脑皮质的兴奋性，使运动系统产生可塑性，不同频率的 rTMS 对皮层有不同的调节作用。低频率的 rTMS 可降低大脑皮层的兴奋性，提高患肢肌张力，改善患肢的功能；高频率的刺激可增加大脑皮层的兴奋性而降低患肢肌张力。

（二）痉挛期康复

痉挛期一般发生于脑卒中 3 周以后，相当于 Brunstom 分期的 3 ～ 4 期。此期出现共同运动和联合反应，患者可明显表现出上肢的屈肌痉挛和下肢的伸肌痉挛，并逐渐可做到某些肌肉关节的独立运动。此期康复训练的目的是抑制痉挛模式，提高各关节的协调性，逐渐恢复患者的运动能力，促进分离运动。此期物理因子治疗方法有以下几种。

1. 冷疗法：在脑卒中后肢体痉挛治疗中，采用冷疗法既可以通过刺激拮抗肌的收缩来交互抑制主动肌的痉挛，也可直接作用于痉挛部位来缓解痉挛。如将手放在冰水中浸泡 10 秒钟左右，反复多次，可以缓解手的屈肌痉挛；用冰敷小腿三头肌，可以缓解足的跖屈痉挛。

2. 温热疗法：各种传导热（中药热敷、蜡疗）、辐射热（红外线）、内生热（微波、超短波）等可改善循环，降低肌张力。

3. 电刺激疗法：各种类型的电刺激，能够提高肌力，防止肌肉萎缩，降低肌肉痉挛。特别是对痉挛肌群和其拮抗肌群的交替电刺激，能较好地降低肌张力。另外，肌电生物反馈疗法、脊髓通电疗法等，对降低痉挛肌群的肌张力也有较好疗效。

4. 超声波疗法：本法一般很少用于缓解中枢神经系统损伤后引起的痉挛，但对于痉挛程度较严重的患者，由于其肢体长时间处于痉挛的模式中，肌肉纤维发生粘连，严重妨碍患者的功能活动时，可采用超声波疗法。

5. 重复经颅磁刺激疗法：参见弛缓期相关内容。

（三）恢复期康复

恢复期相当于 Brunstrom 分期的 5 ～ 6 期。此期患者的痉挛逐渐减轻，可以在很大程度上使用患侧肢体。康复训练的目的在于更加自如地使用患侧，更好地在日常生活中应用通过训练掌握的技能，提高各种日常生活活动能力（ADL），在保证运动质量的基础上提高速度，最大限度地提高生活质量。

此期物理因子治疗方法有功能性电刺激疗法、肌电生物反馈疗法和重复经颅磁刺激疗法。

项目二　颅脑损伤的物理因子治疗

案例导入

患者，男性，46 岁，于 40 天前过马路时，被汽车从侧面撞倒，当即昏迷不醒，呼之不应，急送至医院行颅脑 CT 检查，提示：右侧额颞顶脑挫裂伤、蛛网膜下腔出血、硬膜下血肿。立即行开颅血肿清除术、大骨瓣减压术，术后患者病情危重，一直在监护室进行支持治疗。术后 40 天，患者病情平稳后转入康复科寻求康复治疗。康复评定如下：意识清醒，记忆力差，如不能回忆起早晨吃什么饭；定向力差，不能准确地说出目前所在地点；计算力差，不能算出简单的加减法；理解力基本正常，对话时注意力不集中；有自发言语，说话费力，找词困难，不能完成复述、阅读及书写。运动功能评定：① Brunnstrom 分期，左上肢 1 期，左下肢 2 期，左手 1 期。②改良 Ashworth 痉挛评定：左上肢 0 级，左下肢 1 级。③日常生活活动能力评定：采用功能独立性评估（FIM）得分 22 分，极重度依赖。

问题：结合患者的情况，应选用何种物理因子治疗？

一、概述

颅脑损伤（traumatic brain injury，TBI）是致伤外力作用于头部所导致的颅骨、脑膜、脑血管和脑组织的机械形变引起的暂时性或永久性神经功能障碍。TBI 的发生多因交通事故、工伤、运动损伤、跌倒和撞击等原因伤及头部所致。随着交通的发达，事故频繁，颅脑损伤的发生率有日益增高趋势，医疗水平的提高，使得患者的存活率升高。但不少外伤后患者遗留有躯体残疾，智力、心理、社会残疾，影响患者的经济、家庭生活和工作。因此，除临床采用积极的治疗措施外，配合使用有效的康复措施具有深远的意义。

颅脑损伤的类型繁多，不同的致伤条件可造成不同类型的颅脑损伤。

1. 按损伤方式　分为闭合性损伤和开放性损伤。前者指脑组织不与外界相通，头皮、颅骨和硬脑膜的任何一层保持完整；后者指脑组织与外界相通，同时头皮、颅骨、硬脑膜三层均有损伤。

2. 按损伤部位　分为局部脑损伤和弥漫性脑损伤。当造成损伤的外力作用于局部脑组织时，可导致额颞叶、顶叶、颞叶、脑干等部位的损伤，损伤部位不同，表现不一。如额颞叶损伤，出现对侧肢体共济失调，记忆力、注意力减退，思维和综合能力下降，运动性失语，感觉性失语，以及精神情感异常，行为障碍；小脑受损会出现小脑共济失调症等。当外力较强，脑组织损伤广泛时，可出现弥漫性脑组织损伤，患者表现为深度昏迷、自主功能障碍，植物状态持续数周。

3. 按损伤性质　分为脑震荡、脑挫伤与脑裂伤（合称脑挫裂伤）和颅内血肿。脑震荡以受伤后患者出现短暂性昏迷，逆行性健忘及头痛、头晕、无力、记忆力障碍等为特征，一般预后良好。脑挫裂伤是在不同外力与方向作用下脑任何部位出现脑组织断裂的表现，临床上表现相应的具有特征性的严重神经损害。颅脑损伤只要有较大血管损伤出血，就有发生血肿的可能。颅内血肿是一种较为常见的致命的继发性损伤，其严重性在于可引起颅内压升高而导致脑疝。依据部位不同，分为硬膜外血肿、硬膜下血肿及脑内血肿等。早期及时处理可在很大程度上改善预后。

二、功能障碍特点

1.认知功能障碍　认知是认识和理解事物过程的总称，包括知觉、注意、思维、言语等心理活动。颅脑损伤后常见的认知障碍是多方面的，有注意力分散、思想不能集中、记忆力减退、学习困难，以及归纳、演绎推理能力减弱等。

2.行为功能障碍　颅脑损伤患者经受各种各样的行为和情感方面的困扰，对受伤情景的回忆、头痛引起的不适、担心生命危险等不良情绪都可导致否认、抑郁、倦怠、嗜睡、易怒、攻击性及躁动不安，严重者会出现人格改变、类神经质的反应、行为失控等。

3.言语功能障碍　颅脑损伤后的言语运动障碍常见的有构音障碍、言语失用。构音障碍是由于言语发音肌群受损后不协调，张力异常所致言语运动功能失常，常涉及所有言语水平（包括呼吸、发声、共鸣、韵律）。患者表现为言语缓慢、用力、发紧，辅音不准，吐字不清，鼻音过重，或分节性言语等。言语失用是由于言语中枢障碍而产生的言语缺失。大脑左半球是语言运动中枢，当病变部位在大脑左半球额叶和其他 1 ～ 2 个脑叶时，会出现重度非流利性失语，患者表现为言语表达能力完全丧失，不能数数，不能说出自己的姓名，复述、呼名能力均丧失，不能模仿发出言语声音等。

4.运动功能障碍　指运动控制和关节肌肉方面的障碍。由于颅脑损伤形式多样，导致运动功能障碍差异很大，通常以高肌张力为多见，出现痉挛、姿势异常、偏瘫、截瘫或四肢瘫、共济失调、手足徐动等。表现为患侧上肢无功能，不能穿脱衣物，下肢活动障碍，移动差，站立平衡差，不能入厕、入浴和上下楼梯。

5.迟发性癫痫　有一半左右患者在发病后半年到一年内有癫痫发作的可能。癫痫是神经元阵发性、过度超同步放电的表现。其原因是瘢痕、粘连和慢性含铁血黄素沉积的刺激。全身发作以意识丧失 5 ～ 15 分钟和全身抽搐为特征。局限性发作以短暂意识障碍或丧失为特征，一般持续数秒，无全身痉挛现象。

6.日常功能障碍　主要由于认知能力不足及运动受限，在日常自理生活及家务、娱乐等诸方面受到限制。

7.就业能力障碍　中重度患者恢复伤前的工作较难，持续的注意力下降、记忆缺失、行为控制不良、判断失误等使患者不能参与竞争性的工作。

三、康复评定

（一）颅脑损伤严重程度评定
颅脑损伤的程度主要通过意识障碍的程度反映，昏迷的深度和持续时间是判断 TBI 严重程度的指标。国际上普遍采用格拉斯哥昏迷量表（GCS）来判断急性损伤期的意识状况。该方法检查颅脑损伤患者的睁眼反应、言语反应和运动反应 3 项指标，根据积分情况来判断伤情轻重。详见表 16-3。

在重型颅脑损伤中持续性植物状态（persistent vegetative state，PVS）占 10%，它是大脑广泛性缺血性损害而脑干功能仍然保留的结果。PVS 诊断标准：①认知功能丧失，无意识活动，不能执行指令。②保持自主呼吸和血压。③有睡眠 – 觉醒周期。④不能理解和表达言语。⑤能自动睁眼或刺痛睁眼。⑥可有无目的性的眼球跟踪活动。⑦丘脑下部及脑干功能基本保存。以上 7 个条件持续 1 个月以上。

（二）认知功能评定

颅脑损伤后应首先用较简单的方法确定患者有无认知障碍，常用有较好敏感性和特异性的认知能力筛选检查表，然后再使用康复医学中常用的评定认知的测验方法进行评定。

（三）行为障碍评定

颅脑损伤患者行为障碍的评定主要依据症状，靠观察记录。如攻击、冲动、丧失自制力、无积极性及严重的强迫观念、癔病等。

（四）言语功能障碍评定

参考《康复评定技术》相关章节。

（五）运动功能评定

1. 肌力的评定　参见项目一。

2. 肌张力的评定　参见项目一。

3. Brunnstrom 运动恢复六期评定法　参见项目一。

（六）日常生活活动能力评定

由于颅脑损伤患者多有认知障碍，所以在评测日常生活能力时宜采用含认知项目的评定方法。如功能独立性评定法（FIM），不仅包含躯体功能，而且还评定交流认知和社会功能，以及自我照顾、括约肌控制、移动能力、运动能力，共 6 类 18 项。每项分为 7 级，每项最高 7 分，最低 1 分，共计 126 分（运动功能评分 91 分，认知功能评分 35 分。126 分为完全独立；108 ～ 125 分为基本独立；90 ～ 107 分为有条件的独立或极轻度依赖；72 ～ 89 分为轻度依赖；54 ～ 71 分为中度依赖；36 ～ 53 分为重度依赖；19 ～ 35 分为极重度依赖；18 分为完全依赖）。

（七）颅脑损伤结局

采用 Glasgow 结局量表（Glasgow outcome scale，GOS）预测颅脑损伤的结局（表 16-7）。

表 16-7　Glasgow 结局量表

分级	简写	特征
Ⅰ死亡	D	死亡
Ⅱ持续性植物状态	PVS	无意识、无言语、无反应，有心跳、呼吸，在睡眠 - 觉醒周期的觉醒阶段偶睁眼，偶有呵欠、吸吮等无意识动作，从行为判断大脑皮层无功能 特点：无意识但仍存活
Ⅲ严重残疾	SD	有意识，但由于精神、躯体残疾或由于精神残疾而躯体尚好而不能自理生活记忆、注意、思维、言语均有严重残疾，24 小时均需他人照顾 特点：有意识但不能独立
Ⅳ中度残疾	MD	有记忆、思维、言语障碍，极轻偏瘫，共济失调等，可勉强利用交通工具，在日常生活、家庭中尚能独立，可在庇护性工厂中参加一些工作 特点：残疾，但能独立
Ⅴ恢复良好	GR	能重新进入正常社交生活，并能恢复工作，但可遗留各种轻的神经学和病理学缺陷 特点：恢复良好，但仍有缺陷

四、物理因子治疗

颅脑损伤患者的康复治疗一般分为早期、恢复期和后遗症期。早期指的是病情稳定后以急症医院为主的康复治疗，患者处于恢复早期阶段；恢复期指的是经急性期康复处理后 1～2 年以内的治疗，主要在康复中心、门诊或家庭完成；后遗症期是指病程 2 年以上，各器官功能障碍恢复到一定水平，以社区及家庭重新融入性训练为主的治疗。三者是衔接良好的延续过程。

（一）早期康复

早期康复的目标是稳定病情，提高患者的觉醒能力，促进健忘症的康复，预防并发症，促进功能恢复。在进行肢体康复和促醒时，物理因子治疗有着重要的作用。

1. 迟缓阶段　利用低频脉冲疗法及肌电生物反馈疗法等增强肌张力及兴奋支配肌肉的运动或感觉麻痹的神经，以增强肢体运动功能；患侧肢体压力治疗可预防患肢静脉血栓的形成及改善循环。

2. 肢体出现痉挛时　利用频率大于 2000Hz 超声波的机械震动波和在介质中的传播来发挥机械、温热及化学治疗作用，以促进组织代谢，增加通透性，达到缓解肌肉痉挛、止痛、镇静和促进伤口愈合目的（可参考项目一相关内容）。

3. 重复经颅磁刺激（rTMS）疗法　rTMS 可影响大脑皮质的兴奋性，使运动系统产生可塑性，不同频率的 rTMS 对皮层有不同的调节作用。低频率的 rTMS 可降低大脑皮层的兴奋性，提高患肢肌张力；高频率的刺激可增加大脑皮层的兴奋性而降低患肢肌张力。

（二）恢复期和后遗症期康复

脑是高级神经中枢所在的部位，是学习的器官，不同程度的脑损伤后患者认知能力减退、学习速度减慢、运动受限。对恢复期患者的康复训练实际上是综合能力的重新学习和恢复的过程；后遗症期的康复训练是让各器官功能恢复到一定水平的颅脑损伤患者学会应付功能不全状况，以便回归家庭和社会。对轻度颅脑损伤的患者需重新获得丧失的功能，而对中重度颅脑损伤的患者需学会用新的方法来代偿完全不能恢复的功能。康复训练的目的是使颅脑损伤患者最大限度地恢复感觉运动功能、认知功能、言语交流功能，学会应付残疾，尽可能在工作、个人生活各方面做到自理。进行综合康复手段的同时可选用以下物理因子治疗。

1. 重复经颅磁刺激（rTMS）疗法　可改善患者肌张力异常症状，同时对非流利性失语患者语言功能的恢复有较好疗效。

2. 功能性电刺激（FES）疗法　可用于兴奋患侧肢体的神经或肌肉，不但有治疗作用，而且有利于功能恢复，在未来的颅脑损伤康复治疗中有广阔的前景。

项目三　脊髓损伤的物理因子治疗

案例导入

患者1个月前不慎从三楼跌落，腰背部着地，当时感腰背部疼痛伴有双下肢无力及感觉障碍，无法站立，无胸闷气急及腹痛不适，至当地医院急诊，腰部CT检查示："第1腰椎椎体骨折，第1腰椎棘突骨折"。转入骨科病房行腰椎骨折后路切开复位内固定术，术后积极以药物对症治疗，病情平稳，仍不能站立，为进一步治疗转入康复科。康复评定如下：① ASIA 损伤分级为 C 级。②感觉检查。浅感觉检查：轻触觉 94（满分 112，左侧 50，右侧 44）、针刺觉 93（满分 112，左侧 48，右侧 45）；深感觉检查：上肢运动觉、躯体觉、震动觉正常，下肢深感觉障碍。③运动检查：关键肌群总分 70（满分为 100，左侧 36，右侧 34）。④肌张力评定：双上肢肌张力正常，双下肢肌张力正常。⑤ ADL 能力评定：改良的 Bathel 指数 44 分（满分为 100 分）。

问题：根据患者康复评定结果应选择何种物理因子治疗？

一、概述

（一）定义

脊髓损伤是由于外伤、疾病和先天性因素，导致神经损伤平面以下的感觉和运动功能部分或全部障碍，使患者丧失部分或全部活动能力、生活自理能力和工作能力的神经损伤，是临床中的常见病之一。

（二）病因

脊髓损伤的病因分为创伤性和非创伤性。

1. 创伤性　骨折、外力打击、刀伤和枪伤等都可以导致脊髓损伤。脊柱骨折患者中约20%发生神经损伤。通常脊柱损伤和脊髓损伤程度成正比。但是也有可能在没有骨折的情况下，由于血管损伤而导致脊髓损伤：①颈脊髓损伤：屈曲型旋转脱位或骨折脱位最常见，最好发部位为 $C_5 \sim C_6$。只有半数患者为完全性损伤。过伸型损伤常见于老年人，占颈椎损伤的30%左右，最常见于 $C_4 \sim C_5$，属于稳定性损伤。大部分损伤是椎体和椎间盘与增厚的韧带与黄韧带间的挤压，导致不完全性脊髓损伤。②胸腰脊髓损伤：大部分脊髓损伤为屈曲型旋转脱位或骨折脱位。最常见于 $T_{12} \sim L_1$，造成上面的椎体前移。损伤通常不稳定，常导致脊髓、圆锥或马尾神经功能完全障碍。压缩型骨折常见，神经损伤少见。过伸型损伤少见，通常导致完全性脊髓损伤。③开放性损伤：主要为枪伤或刀伤。脊髓损伤可见于爆裂伤、血管损伤，也可由于子弹穿过或骨折片刺破脊髓所致。④挥鞭性损伤：多见于上身在高速运动时突然静止，头部由于惯性继续向前运动，造成脊髓损伤。X线检查往往呈阴性，脊髓损伤多为不完全性。

2. 非创伤性　①血管性：动脉炎、脊髓血栓性静脉炎、动静脉畸形等。②感染性：格林 – 巴利综合征、横贯性脊髓炎、脊髓前角灰质炎等。③退行性：脊柱肌肉萎缩、肌萎缩性侧索硬化、脊髓空洞症等。④占位性：最多见的占位性病变是肿瘤，包括原发性肿瘤，如脑（脊）膜瘤、神经胶质瘤、神经纤维瘤、多发性骨髓瘤等；继发性肿瘤，如继发于肺癌、前列腺癌的脊髓肿瘤等。较少见的情况包括严重腰椎间盘突出症、椎体滑脱、椎管狭窄等。

（三）流行病学

美国外伤性脊髓损伤的发病率为 $20 \sim 45$ 例/百万人口，患病率为900例/百万人口。北京地区发病率为68例/百万人口。脊髓损伤以青壮年为主，80%的患者年龄小于40岁，男性比女性多4倍。国外脊髓损伤的主要原因是车祸、运动损伤等，我国则为高处坠落、砸伤、交通事故。

（四）病理和病理生理

脊髓损伤后中央灰质内出现出血点，扩大融合，累及白质。受损区因挤压血管破裂或因儿茶酚胺类神经递质特别是去甲肾上腺素的储积而使血管收缩及阻塞，因而引起神经组织缺血坏死；一些潜在的神经毒性物质包括游离基团、蛋白酶及过氧化酶等被激活或释放，发生大量的离子转移，触发细胞内变化，也使局部神经细胞继续损害和死亡。经过受损区附近的神经轴索也可因受压失去传导功能或发生溶解，发生变形或脱髓鞘病变而丧失功能。组织学检查伤后数分钟即有受损区水肿、炎症、巨噬细胞浸润，约 72 小时达高峰，可持续 2～3 周。巨噬细胞清除坏死细胞残余，使受损区出现囊性溶解区，可上下延及多个节段。之后出现反应性胶质细胞增生及纤维增生。

（五）脊髓功能恢复机制

脊髓损伤后神经功能的恢复可能有以下途径：早期由于局部消肿，消除了神经轴索受压引起的传导阻滞，神经失用恢复；后期可能由于神经轴突的再生，轴突末梢发芽，使邻近失神经支配的肌肉重获支配，尚有功能的肌纤维因负荷增加而产生适应性肥大。由于暴力直接损伤及继发的神经缺血坏死区域常无截然的边界而成犬牙交错状，即使是完全性损伤，也在损伤节段附近存在神经功能的部分保留区，此区的功能恢复，可使脊髓损伤平面下降 1 个节段甚至 2 个节段。

另外，脊髓损伤恢复的神经可塑性理论认为，脊髓损伤后双下肢功能有不同程度的恢复是由于腰段脊髓中存在一种被称为中枢性发生器（CPG）的结构。CPG 可使脊髓中枢在某种刺激后产生反复神经激动。横断胸段脊髓后，CPG 可发生结构和功能重组，产生冲动，支配下肢。脊髓中兴奋性递质（肾上腺素、5-羟色胺、谷氨酸）和抑制性递质对 CPG 的调节作用是脊髓损伤后功能改变的主要机制。

（六）临床表现

1.症状　主要为肌肉运动控制障碍和行动困难、大小便控制障碍、感觉障碍。部分患者有异常疼痛和幻觉痛。高位脊髓损伤患者可伴呼吸困难。有并发症的患者，如骨折、脱位、压疮等可出现相应的症状。

2.体征　肌力减弱或消失、肌张力异常（低张力、高张力、痉挛）、腱反射异常（无反射、弱反射、反射亢进）、出现病理反射（Hoffman 征和 Babinski 征阳性）、皮肤感觉异常（无感觉、感觉减退、感觉过敏）、皮肤破损或压疮等。高位脊髓损伤可导致呼吸运动障碍和自主神经过反射现象。

（七）临床综合征

横贯性损伤表现为损伤平面以下感觉和运动功能障碍，但一些不完全性损伤具有特殊的表现，包括以下几种。

1.中央束综合征　常见于颈脊髓血管损伤。上肢神经受累和功能障碍重于下肢。患者可以步行，但上肢部分或完全麻痹。

2.半切综合征　常见于刀伤或枪伤。损伤同侧肢体本体感觉和运动功能丧失，对侧痛温觉丧失。

3. 前束综合征　脊髓前部损伤，损伤平面以下运动功能和痛温觉丧失，而本体感觉存在。

4. 后束综合征　脊髓后部损伤，损伤平面以下本体感觉丧失，而运动功能和痛温觉存在。

5. 脊髓圆锥综合征　主要为脊髓骶段圆锥损伤，运动功能无明显障碍，但膀胱、肠道和下肢反射消失，偶尔可以保留骶段反射。排尿障碍是主要的表现，可以为真性尿失禁。

6. 马尾综合征　椎管内腰骶神经根损伤，可引起膀胱、肠道及下肢反射消失，感觉和运动障碍表现为外周神经损伤的特征（弛缓型瘫痪），往往没有明确的神经平面。

7. 脊髓震荡　指暂时性和可逆性脊髓或马尾神经生理功能丧失，可见于单纯性压缩性骨折，甚至放射线检查阴性的患者。脊髓并没有机械性压迫，也没有解剖上的损害。

（八）常用概念

脊髓损伤后为了解患者的功能状况，需要进行感觉、运动和自主神经功能的评定，以了解患者残存的功能水平。以下是评定中常用的概念。

1. 四肢瘫　指由于椎管内的脊髓神经组织受损而造成颈段损伤，导致四肢运动与感觉功能的损害和丧失。四肢瘫涉及上肢、躯干、大腿及盆腔脏器的功能损害，但不包括臂丛病变或椎管外周围神经的损伤。

2. 截瘫　指脊髓胸、腰或骶段的损伤，导致躯干、盆腔脏器和下肢运动及感觉功能损害或丧失。截瘫涉及马尾和圆锥的损伤，但不包括腰骶丛病变或椎管外周围神经的损伤。

3. 脊髓休克　指脊髓受到外力作用后短时间内脊髓功能完全消失，持续的时间一般为数小时至数周，偶有数月之久。在脊髓休克期，所有神经反射全部消失，但并不意味着完全性损伤。在此期间无法对损害程度做出正确的评估，必须待脊髓休克解除后，才可真正评测神经损伤平面及程度。

4. 神经根逃逸　指脊髓损伤平面上一节段的神经根受到损伤，表现为神经平面上移。而神经根功能有可能通过外周神经纤维的生长机制得到恢复，从而造成完全性脊髓损伤患者神经平面"下移"的假象，此种情况为神经根逃逸。

5. 皮节和肌节　皮节是指每个脊髓节段神经的感觉神经轴突所支配的相应皮肤区域。肌节是指每个脊髓节段神经的运动神经轴突所支配的相应肌群。

6. 感觉平面和运动平面　感觉平面是指身体两侧有正常感觉功能的最低脊髓节段。运动平面是指身体两侧有正常运动功能的最低脊髓节段。

7. 椎骨平面　指 X 线检查发现损伤最严重的脊椎节段。

二、功能障碍特点

（一）原发性功能障碍

1. 运动功能障碍：骨骼肌痉挛和麻痹。

2. 感觉障碍：感觉丧失、减退、过敏（感觉异常和疼痛）。

3. 膀胱控制障碍：尿失禁和尿潴留。

4. 直肠控制障碍：大便失禁和便秘。

5. 自主神经过反射：高血压、头痛、面部潮红。

6. 性和生殖功能障碍：男性勃起障碍和射精障碍。

7. 体温调节障碍：变温血症。

8. 血压调节障碍：体位性低血压。

（二）继发性功能障碍

1. 压疮。

2. 异位骨化。

3. 关节活动障碍、挛缩。

4. 肺炎和呼吸障碍。

5. 泌尿系统感染。

6. 骨质疏松。

7. 血栓形成。

（三）日常生活活动能力障碍

由于上述躯体功能障碍，导致患者日常生活活动能力显著受限，生活质量下降。

（四）心理障碍

长期严重功能障碍致多数脊髓损伤患者存在不同的心理障碍，克服这些心理障碍往往是康复治疗的重要前提。

三、康复评定

（一）损伤程度评定

在神经损伤平面以下，包括骶段保留部分运动与感觉功能时，可判断为不完全损伤。一般主张以会阴部感觉和肛门指检时肛门外括约肌随意收缩功能为判断标准，两者之一存在时为不完全损伤，两者均丧失时为完全性损伤。检查须在脊髓休克期度过以后进行。美国脊髓损伤协会（ASIA）根据感觉和运动功能障碍提出损伤程度的分级，如表 16-8 所示。

表 16-8　ASIA 损伤分级

分级	损伤程度	表现
A	完全性损伤	骶段（$S_4 \sim S_5$）感觉和运动功能均丧失
B	不完全损伤	损伤平面以下包括骶段有感觉功能，但无运动功能
C	不完全损伤	损伤平面以下有运动功能，大部分关键肌肌力 3 级以下
D	不完全损伤	损伤平面以下有运动功能，大部分关键肌肌力 3 级或以上
E	正常	感觉与运动功能正常

（二）神经损伤平面的评定

神经平面指脊髓保留双侧正常感觉、运动功能的最低节段。感觉和运动平面可以不一致，左右两侧也可能不同，可以分别用右侧感觉平面、左侧感觉平面、右侧运动平面、左侧运动平面来表示。$T_2 \sim L_1$ 损伤无法评定运动平面时可以用感觉平面来确定神经平面。神经平面采用关键肌和关键点的方式评定。积分方式使不同平面及损伤分类的患者损伤程度可以横向比较。

1.感觉平面　关键点指标志感觉平面的皮肤标志性部位。感觉检查包括身体两侧 28 对皮区关键点（表 16-9）：每个关键点要检查针刺觉和轻触觉，并按三个等级分别评定打分。0= 缺失；1= 障碍（部分障碍或感觉改变，包括感觉过敏）；2= 正常；NT= 无法检查。正常者两侧针刺觉和轻触觉的感觉总积分各为 112 分。

表 16-9　感觉关键点

平面	部位	平面	部位
C_2	枕骨粗隆	T_8	第 8 肋间（T_7 与 T_9 之间）
C_3	锁骨上窝	T_9	第 9 肋间（T_8 与 T_{10} 之间）
C_4	肩锁关节的顶部	T_{10}	第 10 肋间（脐水平）
C_5	肘前窝的外侧面	T_{11}	第 11 肋间（T_{10} 与 T_{12} 之间）
C_6	拇指	T_{12}	腹股沟韧带中部
C_7	中指	L_1	T_{12} 与 L_2 之间上 1/3 处
C_8	小指	L_2	大腿前中部
T_1	肘前窝的尺侧面	L_3	股骨内上髁
T_2	腋窝	L_4	内踝
T_3	第 3 肋间	L_5	足背第 3 跖趾关节
T_4	第 4 肋间（乳线）	S_1	足跟外侧

续表

平面	部位	平面	部位
T_5	第5肋间（T_4与T_6之间）	S_2	腘窝中点
T_6	第6肋间（剑突水平）	S_3	坐骨结节
T_7	第7肋间	$S_4 \sim S_5$	会阴部

选查项目：本体感觉（位置觉和深压痛觉）只查左右侧的食指和拇指。

2. 运动平面　关键肌指确定运动平面的标志性肌肉。由于一根神经支配多块肌肉和一块肌肉受多根神经支配的特性，根据神经节段与肌肉的关系，可将肌力3级的关键肌作为运动神经平面，但该平面以上关键肌的肌力必须达4级（表16-10）。运动积分是将肌力（$0 \sim 5$级）作为分值，将各关键肌的分值相加。正常者两侧运动平面总积分为100分。

表16-10　运动关键肌

平面	关键肌	平面	关键肌
C_5	屈肘肌（肱二头肌，旋前圆肌）	L_2	屈髋肌（髂腰肌）
C_6	伸腕肌（桡侧伸腕长肌和短肌）	L_3	伸膝肌（股四头肌）
C_7	伸肘肌（肱三头肌）	L_4	踝背伸肌（胫前肌）
C_8	中指屈指肌（指深屈肌）	L_5	长伸趾肌（趾长伸肌）
T_1	小指外展肌（小指外展肌）	S_1	踝跖屈肌（腓肠肌，比目鱼肌）

选查项目：膈肌、三角肌、外侧腘绳肌，肌力分为无、减弱或正常。

（三）痉挛的评定

痉挛的评定多用改良的Ashworth量表，详细内容请参见脑卒中的物理因子治疗。

（四）ADL能力评定

截瘫患者可用改良的Bathel指数，四肢瘫患者用四肢瘫功能指数（QIF）来评定。QIF评定的内容有转移、梳洗、洗澡、进食、穿脱衣服、轮椅活动、床上活动、膀胱功能、直肠功能、护理知识，共10项，评分采用$0 \sim 4$分的5级制，每项最高得分为4分，经权重处理后得出总分。

（五）功能恢复的预测

对脊髓损伤的患者，根据不同的损伤平面预测其功能恢复情况（表 16-11）。

表 16-11　脊髓不同节段损伤的功能预测

损伤水平	移动功能	生活自理能力
$C_1 \sim C_3$	电动轮椅	若干呼吸器，完全依赖
C_4	电动轮椅	完全依赖
C_5	轮椅驱动	大部分依赖
C_6	轮椅实用	中度依赖
C_7	轮椅实用	轮椅上基本自理，床、轮椅转移
$C_8 \sim T_1$	轮椅实用，手指灵活运动	轮椅上基本自理，床、轮椅转移，驾驶汽车
T_6	轮椅实用，带支具扶拐步行	基本自理
T_{12}	轮椅实用，带支具扶拐步行上下阶梯	基本自理
L_2	轮椅实用，带支具扶拐步行上下阶梯	自理
$L_3 \sim L_5$	不用轮椅，带短腿支架步行	自理
S_1	正常步行	自理

（六）其他评定

对脊髓损伤的患者，还需进行神经源性膀胱与神经源性直肠的评定、性功能障碍评定、心肺功能评定、心理障碍评定。

四、物理因子治疗

脊髓损伤的康复治疗对患者来说意义重大，物理因子治疗作为康复的一种手段在改善运动和感觉功能、改善生活自理能力和工作能力、防止并发症的出现方面具有重要的作用。脊髓损伤的康复分早期、恢复期的康复。

（一）早期康复

1. 运用超短波、短波、直流电、肌肉电神经刺激等疗法可减轻炎性反应，加速创面愈合，消除局部水肿，改善神经营养，以促进神经纤维再生和神经功能的恢复。

2. 脊髓损伤后下肢易发生深静脉血栓，运用局部压力疗法可减轻患肢静脉血栓形成的风险。

（二）恢复期康复

1. 运用功能性电刺激（FES）疗法可克服肢体不动的危害，使肢体产生功能性活动，如站立和行走；同时 FES 可刺激小腿肌肉，减轻下肢深静脉血栓的风险。应用超短波、紫外线等疗法可减轻损伤部位的炎症反应，改善神经功能。

2. 功能性磁刺激疗法作为一种无创性康复治疗手段用于脊髓损伤后的运动、呼吸、膀胱、直肠功能障碍及痉挛等的治疗，有较好疗效。

五、常见并发症的物理因子治疗

脊髓损伤后各期都可有并发症发生，是导致患者死亡和影响疾病恢复的重要因素，常见的有疼痛、肌肉痉挛和压疮等，物理因子治疗在并发症的预防和治疗中有重要的作用。

（一）疼痛

脊髓损伤患者的疼痛既可以是躯体性的，也可以是中枢性的。躯体性疼痛可应用低中频电流、超短波、偏振光、温热浴等物理因子治疗，有助于减轻局部炎症，改善血液循环，缓解慢性疼痛。

（二）肌肉痉挛

肌肉痉挛一般在损伤后 3～6 周开始发生，6～12 个月达到高峰。常见诱因是膀胱充盈或感染、结石、尿路阻塞、压疮，以及机体的其他感染或损伤。因此，患者反复发生痉挛时要注意是否有并发症。及时去除诱发因素是缓解痉挛的有效方法。常用于减轻肌肉痉挛的物理因子治疗：①冷疗法：将手放在冰水中浸泡 10 秒钟左右，反复多次，可以缓解手屈肌的痉挛；用冰敷小腿三头肌，可以缓解足的跖屈痉挛；冷空气治疗仪的针对性应用可以缓解痉挛。②温热疗法：各种传导热（中药热敷、蜡疗）、辐射热（红外线）、内生热（微波、超短波）等可改善循环，降低肌张力。③电刺激疗法：各种类型的直流电刺激，特别是痉挛肌群和其拮抗肌群的交替电刺激、肌电生物反馈刺激、脊髓通电疗法等，对降低痉挛肌群的肌张力均有较好疗效。

（三）压疮

脊髓损伤患者皮肤及软组织受压时，组织内血流停止，持续一段时间即可引起组织坏死，产生压疮。压疮加重患者的精神创伤，妨碍活动，增加护理难度，延长住院时间。严重者大量渗液可引起慢性衰竭，甚者引起败血症，是脊髓损伤患者死亡的主要原因之一，故压疮的防治是脊髓损伤治疗与康复的重要问题。常用的物理因子治疗：①光疗法：紫外线小剂量照射可促进组织再生，改善局部血运，一般用于压疮早期或清洁新鲜的伤口；而较大剂量照射可使溃疡面分泌物和坏死组织脱落，同时还有一定的杀菌作用。激光照射也可促进压疮组织的再生和修复。红外线照射可改善受压组织的血液循环，但是感染性或渗出性伤口不宜使用。②电刺激疗法：低中频电疗法和超短波疗法，可促进蛋白质的合成，促进局部血管增生，改善局部血供，加快组织修复，促进慢性伤口的愈合。

项目四　小儿脑瘫的物理因子治疗

案例导入

　　患儿，男，2岁，因不能独立步行入院。患儿为第二胎第二产，孕27周早产，出生时体重1.7kg，有产后窒息史。患儿出生后运动、智力发育与同龄儿童相比滞后，故来寻求康复治疗。入院康复评定：①运动发育：运动发育与同龄儿童相比滞后；②肌张力：双下肢肌张力高；③关节活动度：关节活动度差，外展受限；④姿势与平衡能力：能独坐，不能独站，辅助下可以行走；⑤步态和行走能力：呈剪刀步态，双膝屈曲，双足跟不能着地。

　　问题：1. 该患儿诊断为何种疾病？属于哪种分型？

　　　　　2. 该患儿康复治疗可选用哪些物理因子治疗？

一、概述

（一）概念

　　小儿脑瘫痪俗称脑瘫，是指从小儿出生前至出生后1个月内因各种原因所致的一种非进行性的脑损伤综合征。其主要表现为中枢性运动控制障碍和姿势异常，同时经常不同程度地伴有智力、癫痫、语言、视觉、听觉、感知认知、行为、情感、心理等多种障碍，是严重影响儿童生长发育及功能的疾患。脑瘫发生率在发达国家为0.1% ～ 0.4%，我国为0.15% ～ 0.5%。

（二）病因

　　1. 产前　感染（风疹、带状疱疹、病毒性感冒、弓形虫、巨细胞病毒）、放射、化疗药物的侵害及遗传因素等导致胚胎期脑发育异常。

　　2. 产中　新生儿早产、难产、窒息缺氧、产伤和黄疸等。

　　3. 产后　新生儿脑炎、CO_2中毒、颅脑外伤、高热等。在早产儿和低出生体重儿中，脑缺氧缺血和颅内出血的发生率明显升高，出生越早，体重越低，脑瘫的发病率就越高。

（三）诊断

1. 必备条件

　　（1）中枢性运动障碍持续存在：在婴幼儿脑发育早期（不成熟期）发生抬头、翻身、坐、爬、站和走等大运动功能及精细运动功能障碍，或显著发育落后。功能障碍为持久性、非进行性，但并非一成不变，轻症可逐渐缓解，重症可逐渐加重，最后可致肌肉、关节的继发性损伤。

（2）运动和姿势发育异常：包括动态和静态，以及俯卧位、仰卧位、坐位和立位时的姿势异常，应根据不同年龄段的姿势发育而判断。运动时可出现运动模式的异常。

（3）反射发育异常：主要表现为原始反射延缓消失和立直反射（如保护性伸展反射）及平衡反应的延迟出现或不出现，可引出病理反射。

（4）肌张力及肌力异常：大多数脑瘫患儿的肌力是降低的，但痉挛型脑瘫肌张力增强，不随意运动型脑瘫肌张力在兴奋或运动时增强、安静时低下。临床可通过检查腱反射、静止性肌张力、姿势性肌张力和运动性肌张力来判断，主要检查肌肉硬度、手掌屈角、双下肢股角、腘窝角、肢体运动幅度、关节伸展度、足背屈角、围巾征和跟耳试验等。

2.参考条件

（1）有引起脑瘫的病因学依据。

（2）可有头颅影像学佐证。

脑瘫的诊断应当具备上述4项必备条件，参考条件可帮助寻找病因。

（四）临床分型

1.痉挛型四肢瘫（spasticquadriplegia） 以锥体系受损为主，包括皮质运动区损伤。牵张反射亢进是本型的特征。四肢肌张力增强，上肢背伸、内收、内旋，拇指内收，躯干前屈，下肢内收、内旋、交叉，膝关节屈曲，以及剪刀步、尖足、足内外翻、拱背坐、腱反射亢进、踝阵挛、折刀征和锥体束征等。

2.痉挛型双瘫（spasticdiplegia） 症状同痉挛型四肢瘫，主要表现为双下肢痉挛及功能障碍重于双上肢。

3.痉挛型偏瘫（spastichemiplegia） 症状同痉挛型四肢瘫，表现在一侧肢体。

4.不随意运动型（dyskinetic）脑瘫 以锥体外系受损为主，主要包括舞蹈性手足徐动和肌张力障碍。该型最明显特征是非对称性姿势，头部和四肢出现不随意运动，即进行某种动作时常夹杂许多多余动作，四肢、头部不停晃动，难以自我控制。该型肌张力可高可低，可随年龄改变。腱反射正常，锥体外系征TLR（＋）、ATNR（＋）。静止时肌张力低下，随意运动时增强，对刺激敏感，表情奇特，挤眉弄眼，颈部不稳定，构音与发音障碍，流涎、摄食困难，婴儿期多表现为肌张力低下。

5.共济失调型（ataxia）脑瘫 以小脑受损为主，也包括锥体系、锥体外系损伤。其主要特点是由于运动感觉和平衡感觉障碍造成不协调运动，为获得平衡，两脚左右分离较远，步态蹒跚，方向性差；运动笨拙、不协调，可有意向性震颤及眼球震颤；平衡障碍、站立时重心在足跟部，醉汉步态，身体僵硬；肌张力可偏低，运动速度慢，头部活动少，分离动作差；闭目难立征（＋），指鼻试验（＋），腱反射正常。

6.混合型（mixedtypes）脑瘫 具有两型以上的特点。

二、功能障碍特点

1. 运动控制障碍 由于肌痉挛、肌张力过高或过低、反射异常、肌无力等多种因素，导致患者丧失运动的随意控制能力，从而不同程度地限制其日常生活、学习和娱乐活动。

2. 学习和交流障碍 由于智力障碍、感知认知障碍、视力和听力障碍、言语障碍等，不同程度地造成患者理解和表达障碍及学习困难。患者学习注意力不集中，学习动力不强，常闹情绪，学习能力受到影响。7岁以上患者中85%有阅读困难，93%算术欠佳，只有25%学习正常或优异。

3. 生活自理障碍 由于运动、感觉、语言、智力等障碍，从运动和学习两方面妨碍患者日常生活活动，甚至导致基本生活动作的失能，例如不能进食、大小便失控等。

4. 心理行为障碍 多数患者由于严重残疾导致心理和行为障碍，包括多动、情绪不稳、自闭（孤独）倾向、运动受限、智商测定困难、容易受挫折或发怒、易半途而废。

5. 躯体和智力发育障碍 患者身长一般较正常儿童矮，重者更为明显，营养亦差，常有呼吸障碍和易患呼吸道感染疾病，影响健康和体力，阻碍身心发育。另外，咀嚼、吸吮、吞咽障碍和流涎，都给患者带来不利影响，需要对症处置。

6. 视觉异常 55%～60%的患者有视觉障碍。最常见的是斜视，一般在婴儿期出现，随年龄增长斜视逐渐消失。如果6个月以上的婴儿还有斜视，应该去医院诊治。斜视分为麻痹性斜视和共同性斜视。麻痹性斜视两眼球运动无共同性，是由支配眼球运动的神经核、神经及眼外肌本身麻痹所致，有眼球运动的障碍是其典型特点。共同性斜视为两眼球运动有共同性，两眼视轴不互相平行，又不能同时注视一个目标，以致一眼正位时，另一眼位偏斜。即用任何一眼注视时，斜度就集中到另一眼上，但斜视度都是相同的。脑瘫大部分为共同性斜视。内斜视患者最多见，其中因远视而致晶状体调节过度引起的调节性内斜视占半数以上。斜视是痉挛型脑瘫中最常见的眼球位置异常。

7. 听觉障碍 多见于手足徐动型。5%为完全失聪，6%为部分听力丧失。脑瘫患者常有智力低下，语言发育落后，运动障碍，对音响反应不良，其听觉障碍常被忽略。对高危因素明确、怀疑脑瘫的婴儿，应尽早进行专项检查。

8. 言语障碍 发病率为65%～95%，其中四肢瘫发生率较高，往往以吸吮困难、吞咽和咀嚼困难为先导，表现为发音不清、构语困难、语言表达障碍，甚至失语症等。

三、康复评定

小儿脑瘫的康复评定包括：①小儿发育水平测定，主要评定脑瘫患儿的发育水平较正常同龄儿落后的程度；②躯体功能评定，如肌力、肌张力、关节活动度、原始反射或姿势反射、平衡反应、协调能力、站立和步行能力（步态）评定；③心理、智力及行为评定；

④言语功能评定；⑤感、知觉功能评定；⑥日常生活活动能力及功能独立能力的评定。

四、物理因子治疗

不同年龄段脑瘫患者处于生长发育的不同阶段，其运动功能、障碍程度及环境状况亦不尽相同，因此，应针对不同年龄段脑瘫患者制订相应的康复治疗计划。任何单一的治疗都是有限的，应采用综合的康复治疗手段，如运动疗法、作业疗法、言语治疗、药物治疗、手术及物理因子治疗等，结合心理康复、教育康复和社会康复，尽可能最大限度地降低患者残疾程度，提高其生活活动能力。物理因子治疗作为小儿脑瘫康复的综合治疗方法之一，在脑瘫康复中有重要的作用。常用的物理因子治疗方法和作用如下。

（一）功能性电刺激疗法

脑瘫患者由于受肌张力的影响，主动运动功能减弱或消失，严重影响肌肉营养状况，引起肌肉血液循环不良，可通过功能性电刺激疗法调节肌肉组织的生物化学特性，辅助康复治疗。对于因上肢肌肉痉挛而影响上肢运动的患者，可用控制腕背伸的痉挛仪，刺激桡神经或肌肉，从而达到恢复手指运动功能的目的。电刺激疗法主要是缓解脑瘫患者肢体和躯干肌肉痉挛，进而改善运动异常及姿势异常。在康复治疗中，功能性电刺激疗法可被用于重复训练。

（二）生物反馈疗法

生物反馈疗法目前已被广泛应用于各种类型脑瘫的康复治疗，其疗效也逐渐被证实。临床可根据反馈信息对患者的骨骼肌进行放松训练或对瘫痪肌群进行运动功能训练。该疗法可增强肌力，降低肌张力，加强肌肉的协调性，加强感觉反馈，促进脑功能重组，辅助肢体功能恢复。

（三）重复经颅磁刺激技术

重复经颅磁刺激技术（rTMS）作为脑瘫患者康复治疗的一项辅助手段，其有效性已被证实。研究表明，rTMS治疗脑瘫患者的主要机制可能是：rTMS通过影响一系列大脑神经电活动和代谢活动增强神经可塑性，改善局部血液循环；rTMS作用于大脑皮质运动区，可以通过皮质脊髓束抑制脊髓水平的兴奋性，降低 α 和 γ 运动神经元的兴奋性，从而降低肢体肌张力，缓解痉挛。

（四）水疗法

对于脑瘫患者，水疗法既是一种运动疗法，也是一种物理因子疗法。通过水的温度刺激、机械刺激和化学刺激来缓解肌肉痉挛，改善循环，调节呼吸频率，增加关节活动度，增强肌力，改善协调性，提高平衡能力，纠正步态等。水疗法可提高患者训练的兴趣，使其树立自信心，改善情绪，积极参与娱乐活动，对患者智力、语言、个性的发展都有极大的好处。水疗法适宜安排在物理疗法（PT）、作业疗法（OT）、言语疗法（ST）训练前进行，既有利于提高 PT、OT 等训练的效果，也可防止患者过度疲劳。

（五）石蜡疗法

石蜡具有良好持久的温热效应，使局部皮肤毛细血管扩张，促进肢体血液循环，改善肌肉营养，减少肌肉中的蛋白质消耗，松解粘连，使挛缩的肌腱软化、松解；同时石蜡在冷却过程中体积逐渐缩小，对皮下组织起局部机械压迫作用，可松弛患者关节韧带、肌肉、肌腱，从而扩大关节活动度，降低肌张力，建立正常的运动模式，提高脑瘫患者的生活质量。此外，石蜡与皮肤紧密接触，对肢体产生柔和的机械性压迫和挤压作用，使温热向深部组织传递，不仅有利于药物吸收，而且利于功能训练、按摩手法的实施，增强疗效。

（六）光疗法

医用光疗法所采用的红外线疗法与可见光中的红光疗法通过降低骨骼肌肌梭中 γ 传出神经纤维兴奋性，使牵张反射降低，肌张力下降，肌肉松弛，并可改善血液循环和组织营养，从而起到消炎、镇痛、缓解肌肉痉挛的作用。

项目五　周围神经损伤的物理因子治疗

案例导入

患者，男，35 岁。因车祸致全身多处肿痛伴右上肢活动受限 2 小时由急诊收入当地医院。查体：右前臂肿胀、畸形、压痛，右手垂腕、垂指、垂拇畸形，虎口区皮肤麻木。辅助检查：X 线示右肱骨中段斜行粉碎性骨折。诊断为右肱骨中段斜行粉碎性骨折、右侧桡神经损伤。随后给予手术治疗。术后给予常规治疗，现已拆线出院，仍遗留右手活动受限，为寻求进一步恢复，转入康复医学科拟康复治疗。康复评定：右手腕下垂，腕关节不能背伸；拇指不能外展；掌指关节不能伸直；虎口区皮肤麻木，右拇指、食指麻木；右腕关节及右掌指关节活动度可。

问题：针对患者病情，应选用何种物理因子治疗？

一、概述

周围神经损伤（peripheral nerve injuries，PNI）是指周围神经干或其分支受到外界直接或间接力量作用而发生的损伤。周围神经多为混合神经，包括运动神经、感觉神经和自主神经。损伤后的典型表现为运动障碍、感觉障碍和自主神经功能障碍。

（一）损伤原因

1. 挤压伤　其损伤程度与挤压力的大小、速度和神经受压范围等因素有关。轻者可导致神经失用，重者可压断神经。根据挤压因素不同，分为外源性与内源性两种。前者是体外挤压因素致伤，如：腋杖过高，压伤腋神经；头枕在手臂上睡觉，压伤桡神经和尺神经；下肢石膏固定过紧，压伤腓总神经等。后者是被体内组织压伤，如肱骨骨折的骨痂压迫临近的桡神经等。

2. 牵拉伤　轻者可拉断神经干内的神经束和血管，使神经干内出血，最后瘢痕化。重者可完全撕断神经干或从神经根部撕脱，治疗比较困难。牵拉伤多见于臂丛神经，常由交通和工伤事故引起。肩关节脱位、锁骨骨折及分娩，均可伤及臂丛神经。另外，肱骨外上髁骨折引起的肘外翻，可使尺神经常年受反复牵拉，引起迟发性尺神经麻痹。

3. 切割伤　神经可单独或与周围组织如肌腱、血管等被同时切断。常见于腕部和骨折部位，损伤范围比较局限，手术治疗预后较好。

4. 注射伤　如臀部注射伤及坐骨神经、腓总神经；上肢注射伤及桡神经等。

5. 手术误伤　多见于神经鞘瘤剥离术及骨折内固定术等。

（二）损伤分类

1. 神经失用　由于挫伤或压迫使神经的传导功能暂时丧失，称为神经失用。此时神经纤维无明显的解剖和形态学改变，连续性保持完整，远端神经纤维无沃勒变性。表现为肌肉瘫痪，但无萎缩；痛觉迟钝，但不消失；通常无自主神经功能丧失。刺激损伤区近端，远端肌肉无反应；但刺激损伤区远端，肌肉仍有正常收缩。电刺激反应类似正常。无需手术治疗，病因去除，短期（3个月内）即可痊愈。

2. 轴突断裂　神经轴突断裂，失去连续性，但神经髓鞘及内膜的连续性没有被破坏，称为轴突断裂。有髓和无髓纤维均可受累，损伤远端发生沃勒变性。表现为肌肉瘫痪，肌肉萎缩，感觉丧失，自主神经功能亦有不同程度的丧失。电检查出现变性反应。因施万细胞基层和内膜保持完整，神经轴突可在原有的未被破坏的结缔组织管内高度精确地再生，故损伤后肢体功能大多可以完全恢复，适于保守治疗。痊愈时间取决于特定的神经和损伤的部位，因神经再生速度一般是 1～8mm/d，故损伤恢复较慢，需数月甚至超过 1 年。

3. 神经断裂　神经纤维（包括轴突、髓鞘及内膜）完全断裂，称为神经断裂。损伤远端发生沃勒变性，表现同轴突断裂。神经断裂有三种情况：一是神经束膜完整，有自行恢复的可能性，但由于神经内膜瘢痕化，恢复常不完全；二是神经束遭到严重破坏或断裂，但神经干通过神经外膜组织保持连续，很少能自行恢复，需手术修复；三是整个神经干完全断裂，必须手术修复，切除因局部出血而形成的瘢痕组织。如不及时手术吻合，其远端神经纤维即发生沃勒变性。

二、功能障碍特点

1. 运动障碍　表现为受损神经所支配的肌肉主动运动消失，呈弛缓性瘫痪，肌张力降低或消失，肌肉萎缩，关节挛缩和畸形。

2. 感觉障碍　感觉障碍因神经损伤的部位和程度不同而表现不同，如局部麻木、刺痛、灼痛、感觉过敏、感觉减退、感觉消失或实体感消失等。

3. 反射性交感性营养不良　是一个牵涉交感神经系统功能障碍的综合征，常伴发于周围神经损伤，特别是神经撕裂伤。其包括疼痛、水肿、僵直、骨质疏松、皮肤营养变化、血管舒缩和出汗功能改变。患者常表现出情感不稳，痛阈低，恐惧，敌意，依赖个性，歇斯底里。

4. 心理问题　主要表现为急躁、焦虑、忧郁、躁狂等。如患者担心神经损伤后不能恢复，承受不了长期就诊的医疗费用。心理问题会影响患者与他人的正常交往，严重时可产生家庭和工作等方面的问题。

5. 日常生活　日常生活活动能力、职业能力和社会生活能力下降。

6. 肿胀　周围神经损伤后肢体肿胀的原因：伤及血管周围的交感神经，血管张力丧失；肌肉瘫痪，肌肉对内部及附近血管的交替挤压与放松停止，"肌肉泵"的作用消失，静脉与淋巴回流受阻；广泛瘢痕形成及挛缩压迫静脉血管及淋巴管等。其后果是加重关节挛缩和组织粘连。

7. 挛缩　周围神经损伤后由于肿胀、疼痛、不良肢位、受累肌与拮抗肌之间失去平衡等因素的影响，常易出现肌肉、肌腱挛缩。其结果是影响运动，助长畸形发展。

8. 继发性外伤　周围神经损伤后患者常有受损神经分布区感觉障碍和受损神经所支配的肌肉运动功能障碍，无疼痛保护机制，无力躲避外界刺激。其结果是造成新的创伤，且难以愈合。

三、康复评定

通过详细的病史采集和体格检查，可以初步判断神经受损的部位和程度。为了进一步确定神经受损的性质、做出预后判断、确定康复目标、制订康复计划、评价康复和物理因子治疗的疗效，需要对患者患肢功能进行一系列评定。

（一）运动功能评定

1. 肌力评定。

2. 关节活动度测定。

3. 患肢周径的测量：用尺测量或容积仪测量受累肢体周径并与相对应健侧肢体比较。

4. 运动功能恢复等级评定：由英国医学研究会提出，将神经损伤后的运动功能恢复情况分为 6 级，简单易行，是评定运动功能恢复最常用的方法（表 16-12）。

表 16-12　运动功能恢复等级评定表

恢复等级	评定标准
0 级（M0）	肌肉无收缩
1 级（M1）	近端肌肉可见收缩
2 级（M2）	近、远端肌肉均可见收缩
3 级（M3）	所有重要肌肉能抗阻力收缩
4 级（M4）	能进行所有运动，包括独立的或协同的
5 级（M5）	完全正常

（二）感觉功能评定

周围神经损伤后感觉消失区往往较实际损伤小，且感觉消失区边缘存在感觉减退区。感觉功能的评定可参考英国医学研究会的感觉功能恢复分级评定表（表 16-13）。

表 16-13　感觉功能恢复分级评定表

恢复等级	评定标准
0 级（S0）	感觉无恢复
1 级（S1）	支配区皮肤深感觉恢复
2 级（S2）	支配区皮肤浅感觉和触觉部分恢复
3 级（S3）	皮肤痛觉和触觉恢复，且感觉过敏消失
4 级（S4）	感觉达到 S3 水平外，两点分辨觉部分恢复
5 级（S5）	完全恢复

（三）电生理评定

对于周围神经损伤，电生理学检查具有重要的意义，可以帮助判断损伤的部位、范围、性质、程度及预后等。常用以下方法。

1. **直流感应电检查**　对周围神经损伤的诊断有重要意义。它能正确反映神经损伤程度，为确定治疗方案提供重要依据；应用间断直流电和感应电刺激神经、肌肉，根据兴奋阈值、收缩形态和极性反应来判断神经肌肉的功能状态。

2. **强度 - 时间曲线**　是一种测定神经肌肉兴奋性的电诊断方法，能比较精确、定量地测定组织的兴奋性，在神经受损 3 天后即可获得阳性结果，以此来判断肌肉为完全失神经支配、部分失神经支配及正常神经支配，并可反映神经有否再生。

3. **肌电图检查**　可判断失神经的范围与程度，以及神经再生的情况。周围神经完全损伤早期，其所支配肌肉可完全没有电位活动，2 ～ 4 周后，可以出现失神经的纤颤电位和正向电位。由于神经损伤后的变性、坏死需经过一定时间，失神经表现往往在伤后 3 周左右才出现，故最好在伤后 3 周进行肌电图检查。神经再生后，纤颤电位和正向电位逐渐消失，出现新生电位，最后恢复运动相甚至干扰相。

4. 神经传导速度测定　可以确定传导速度、动作电位幅度和末梢潜伏时，判断神经损伤的部位、神经再生及恢复的情况。神经损伤时，传导速度减慢；神经完全断裂时，神经传导速度为 0。

5. 体感诱发电位　对常规肌电图难以查出的病变可做出诊断，灵敏度高，定量估计病变、定位测定传导通路，重复性好。

6. 其他　如反射检查、自主神经检查、ADL 评定等。

四、物理因子治疗

周围神经损伤后康复和物理因子治疗的目的是防治合并症，预防与解除肌肉、肌腱挛缩，关节僵硬，防止肌肉萎缩，增强肌力，恢复运动与感觉功能，最终恢复患者的生活和工作能力。物理因子治疗在周围神经损伤后的康复发挥着重要的作用。

（一）早期康复

1. 治疗目的　主要针对致病因素除去病因，消除炎症、水肿，减少其对神经的损害，预防关节挛缩的发生。

2. 治疗方法

（1）温热疗法：早期应用短波疗法、微波透热疗法（无热或微热量，每日 1 ～ 2 次），可以消除炎症，促进水肿吸收，有利于神经再生。应用热敷、石蜡、红外线照射等疗法，可改善局部血液循环，缓解疼痛，松解粘连，促进水肿吸收。治疗时要注意温度适宜，尤其是有感觉障碍和局部血液循环障碍时，容易发生烫伤。若患者感觉丧失，或治疗部位体内有金属固定物时，应选择脉冲短波或脉冲微波疗法。

（2）激光疗法：常用氦－氖激光（10 ～ 20mW）或半导体激光（200 ～ 300mW）照射损伤部位或沿神经走向选取穴位照射，每部位照射 5 ～ 10 分钟，有消炎、促进神经再生的作用。

（3）水疗法：温水浸浴、旋涡浴可以缓解肌肉紧张，促进局部血液循环，松解粘连。在水中进行被动运动和主动运动，可防止肌肉挛缩。水的浮力有助于瘫痪肌肉的运动，水的阻力可以减缓在水中运动的速度，防止运动损伤的发生。

（二）恢复期康复

1. 治疗目的　促进受损神经再生，促进运动功能和感觉功能的恢复，进一步防止肢体发生挛缩畸形，改善患者日常生活活动能力。

2. 治疗方法

（1）促进受损神经再生：电疗法可改善局部血液循环，使神经膜细胞和成纤维细胞活力增加，促进胶原的形成与定向，使损伤神经缝合区以下或导管内再生轴突数量增加，特别是运动神经轴突的数目增加，轴突再生速度加快，并与肌肉建立相应的联系，神经传导速度加快。常用的电疗法有脉冲磁疗法、直流电疗法、低强度超声波疗法等。

（2）促进感觉功能恢复：对感觉过敏者，可采用脱敏疗法。脱敏的第一步是指导患者保护过敏的伤处，进而对皮肤或瘢痕处给予适量的刺激，逐渐使患者能够适应和接受该刺激。常用经皮电刺激神经疗法或超声波疗法等。

（3）延缓肌肉萎缩：失神经支配后第1个月，肌肉萎缩最快，宜及早进行神经肌肉电刺激，可持续数月。通常选用三角形电流进行电刺激，还可选用功能性电刺激（FES）、直流电、调制中频电流、温热等疗法。

（4）增强肌力，促进运动功能的恢复：肌力0～1级时，采用电刺激、肌电反馈训练、肌电反馈电刺激等方法，以防止或延缓失神经肌肉的萎缩；肌力2～3级时，采用肌电反馈训练、肌电反馈电刺激、水疗等方法。

五、常见并发症的物理因子治疗

1. 肢体肿胀　可选用热敷、温水浴、蜡疗、红外线、电光浴、超短波、短波、微波等疗法来改善局部血液循环和营养状况，促进组织水肿和积液的吸收。

2. 继发性外伤　对患者无感觉的部位和对无感觉的手足，慎用温热疗法，避免烫伤；慎用支具，避免压疮。常用超短波、微波、红外线、紫外线、激光等疗法。

3. 关节挛缩　选用温热疗法、超声波疗法、音频电疗法、直流电碘离子导入或透明质酸酶导入疗法、水疗法等治疗。

学习小结

本模块的内容是神经系统常见疾病的物理因子治疗，主要包括脑卒中、颅脑损伤、脊髓损伤、小儿脑性瘫痪、周围神经损伤5种疾病的概述（概念、发病情况、分型分类等）、功能障碍特点、康复评定和物理因子治疗。重点掌握物理因子治疗在各种疾病康复治疗中的应用。通过本模块的学习，熟悉5种疾病的概念、特点和康复评定，为下一步学习临床康复课程奠定基础。这些疾病病情复杂、功能障碍特点各异，治疗时需要多种康复疗法综合运用。

复习思考

一、以下每一道考题有 A、B、C、D、E 五个备选答案，请从中选择一个最佳答案

1. Lovett 徒手肌力评定共分（　　）级

    A. 3 级　　　　　　　　　B. 4 级　　　　　　　　　C. 5 级

    D. 6 级　　　　　　　　　E. 7 级

2. 脑卒中急性期的康复主要是（　　）

    A. 预防压疮、呼吸道感染、泌尿系感染及预防关节挛缩和变形

    B. 支具的制作及应用

    C. 认知功能康复

    D. 心理康复

    E. 日常生活活动能力训练

3. 患者，男，35 岁，低热及全身不适 1 天收入院。入院后患者感两足麻木无力，逐渐加重，3 天内两下肢完全瘫痪，不能活动，大、小便失禁。临床诊断为急性脊髓炎。查体：双下肢完全瘫痪，肌张力低下，双侧病理征阴性。乳头水平以下痛触觉均消失且无汗。该患者脊髓损伤水平定位正确的是（　　）

    A. C_6　　　　　　　　　B. L_1　　　　　　　　　C. T_4

    D. T_5　　　　　　　　　E. T_6

4. 一患者肌张力轻微增加，被动屈伸时，在关节活动末出现最小阻力，用改良 Ashworth 评定为（　　）

    A. 1 级　　　　　　　　　B. 1+ 级　　　　　　　　C. 2 级

    D. 3 级　　　　　　　　　E. 4 级

5. 偏瘫手指可侧捏及松开拇指，手指能伴随意小范围的伸展，此 Brunnstrom 分级处于（　　）

    A. 1 期　　　　　　　　　B. 2 期　　　　　　　　　C. 3 期

    D. 4 期　　　　　　　　　E. 5 期

6. 脊髓损伤程度的 ASIL 损伤分级中 $S_4 \sim S_5$ 无感觉，运动功能亦无骶残留属于（　　）

    A. A 级　　　　　　　　　B. B 级　　　　　　　　　C. C 级

    D. D 级　　　　　　　　　E. E 级

7. 脑损伤患者疼痛刺激甲床后可睁眼，有逃避反射或运动，完全不出声，该患者的 Glasgow 评分为（　　）

    A. 5 分　　　　　　　　　B. 6 分　　　　　　　　　C. 7 分

    D. 8 分　　　　　　　　　E. 4 分

8. 脑卒中典型的痉挛模式特点为（   ）

    A. 上肢屈肌模式，下肢伸肌模式

    B. 上肢屈肌模式，下肢屈肌模式

    C. 上肢伸肌模式，下肢屈肌模式

    D. 上肢伸肌模式，下肢伸肌模式

9. 关于脊髓损伤感觉平面关键点的说法正确的是（   ）

    A. C_5：肱二头肌   B. L_4：内踝   C. T_1：腋窝

    D. C_6：中指   E. L_2：股内踝

10. 脑瘫最常见的临床类型是（   ）

    A. 手足徐动型   B. 肌张力低下型   C. 混合型

    D. 共济失调型   E. 痉挛型

11. 下列关于周围神经损伤的康复治疗，不正确的是（   ）

    A. 早期应用红光疗法、石蜡疗法等可改善循环，促进水肿吸收，缓解疼痛

    B. 激光治疗有消炎、促进神经再生的作用

    C. 早期应用短波、微波透热疗法，可以消除炎症，促进水肿吸收，利于神经再生

    D. 用温水浸浴、旋涡浴，可以缓解肌肉紧张，促进局部循环，松解粘连

    E. 早期应用夹板将关节固定于功能位，可防止挛缩等畸形发生

12. 当肌力为 $0 \sim 1$ 级时，应选用的肌力训练方法主要是（   ）

    A. 被动运动训练   B. 肌肉电刺激疗法   C. 主动运动训练

    D. 主动抗阻训练   E. 主动抗重力训练

13. 脑瘫定义，正确的叙述（   ）

    A. 主要表现为中枢性运动障碍及姿势异常

    B. 通常不伴有癫痫、行为异常等并发损害

    C. 一种独立的疾病

    D. 三要素为发育性、成熟性、永久性

    E. 主要表现为智力障碍

14. 脑卒中偏瘫患者弛缓期运用低中频电疗法、超短波疗法等，其治疗作用描述不正确的是（   ）

    A. 诱发肌肉收缩   B. 延缓和防止肌肉萎缩

    C. 改善瘫痪肢体的血液循环   D. 促进患肢功能的恢复

    E. 诱发肌肉痉挛

15. 脑卒中偏瘫患者弛缓期运用重复经颅磁刺激疗法治疗的主要目的是（   ）

    A. 促进神经再通

B. 延缓和防止肌肉萎缩

C. 改善瘫痪肢体的血液循环

D. 提高患肢肌张力，改善患肢的功能

E. 缓解疼痛

16. 某颅脑损伤患者运用能独立性评定法（FIM）量表评定得分 69 分，其功能状态为（　　　）

A. 基本独立　　　　　　　　B. 完全依赖　　　　　　　C. 轻度依赖

D. 中度依赖　　　　　　　　E. 重度依赖

17. 下述哪项不是脑瘫常见的临床表现（　　　）

A. 运动障碍，肌张力增高　　B. 姿势异常　　　　　　　C. 语言障碍

D. 行为异常　　　　　　　　E. 感觉异常

18. 对于神经肌肉电刺激疗法，下列说法错误的是（　　　）

A. 失神经支配后数月做电刺激疗效已不肯定，故没有必要做

B. 电刺激使肌肉被动地节律性收缩，改善肌肉的血液循环

C. 电刺激使肌肉增重和肌力增强

D. 电刺激可以防止肌内结缔组织变厚、变短和硬化

E. 电刺激可延迟病变肌肉的萎缩

19. 脊髓损伤水平定位在 L_3 平面的关键肌为（　　　）

A. 踝跖屈肌　　　　　　　　B. 长伸跗肌　　　　　　　C. 踝背伸肌

D. 伸膝肌　　　　　　　　　E. 屈髋肌

20. 某中年脑卒中患者右上肢屈肘痉挛，可以采用的治疗不包括（　　　）

A. 训练肱三头肌的主动和抗阻收缩　　　　　　　　B. 被动牵张肱三头肌

C. 上肢矫形器　　　　　　　D. 巴氯芬　　　　　　　　E. 温热疗法

二、多选题

1. 脑卒中运动功能评定常用的有（　　　）

A. 肌力评定　　　　　　　　B. 肌张力评定　　　　　　C. 关节活动度评定

D. 平衡功能评定　　　　　　E. 格拉斯哥昏迷量表

2. 脑卒中的功能障碍特点有（　　　）

A. 运动功能障碍　　　　　　B. 感觉障碍　　　　　　　C. 认知障碍

D. 认知障碍　　　　　　　　E. 心理障碍

3. 常用格拉斯哥昏迷量表积分情况来判断脑卒中患者病情轻重，积分选取的检查指标有（　　　）

A. 睁眼反应　　　　　　　　B. 言语反应　　　　　　　C. 运动反应

D. 饮食多少　　　　　　　　E. 二便情况

4. 脑卒中偏瘫患者痉挛期常用的物理因子治疗方法有（　　　）

    A. 冷疗法   B. 温热疗法   C. 电刺激疗法

    D. 超声波疗法   E. 重复经颅磁刺激疗法

5. 颅脑损伤按损伤性质分为（　　　）

    A. 脑震荡   B. 颅内血肿   C. 脑裂伤

    D. 脑挫伤   E. 弥漫性脑损伤

6. 周围神经损伤恢复期的物理因子治疗方法和措施有（　　　）

    A. 促进受损神经再生

    B. 促进感觉功能恢复

    C. 延缓肌肉萎缩

    D. 增强肌力，促进运动功能的恢复

    E. 水疗法

7. 痉挛的综合性治疗包括（　　　）

    A. 预防伤害性刺激   B. 早期预防体位

    C. 运动治疗及其他物理疗法   D. 药物、神经阻滞

    E. 手术

8. 功能性电刺激疗法的适应证是（　　　）

    A. 脑卒中

    B. 脊髓损伤

    C. 脑瘫后的下肢、上肢运动功能障碍

    D. 下运动神经元受损

    E. 马尾或脊髓损伤后的排尿功能障碍等

9. 美国脊髓损伤学会脊椎损伤分级中的 C 级代表（　　　）

    A. 不完全损伤

    B. 在损伤水平以下

    C. 大多数的关键肌群肌力大于或等于 3 级

    D. 大多数的关键肌群肌力低于 3 级

    E. 有感觉功能但无运动功能

10. 小儿脑瘫功能评定中，重要的方面（　　　）

    A. 关节活动范围   B. 肌力检查   C. 日常生活活动能力评定

    D. 智力评定   E. 言语功能评定

11. 患者，男，50 岁，左侧肢体无力 2 个月入院，既往高血压病史，临床诊断脑出血恢复期收入院。查体：患者神志清楚，左侧肢体瘫痪，Brunnstrom 法分级Ⅲ级。下列康复

治疗不正确的是（　　　）

    A. 控制肌痉挛和异常运动模式，促进分离运动的出现

    B. 增强左侧肢体肌力，耐力训练

    C. 增强右侧肢体平衡和协调性训练

    D. 增强右侧肢体肌力、耐力训练

    E. 提高左侧肢体肌张力，增强左侧肢体肌力训练

12. 脑外伤患者康复治疗方案包括（　　　）

    A. 认知障碍康复训练

    B. 物理因子对症治疗，轮椅训练，辅助器具的应用

    C. 神经肌肉促进技术

    D. 语言、吞咽功能训练康复治疗

    E. 疾病诊断

13. 处于软瘫期的脑卒中患者为了促进肌张力和主动活动的出现，可采用的是（　　　）

    A. 关节被动活动　　　　　　　B. 患侧肢体按摩　　　　　C. 神经肌肉电刺激

    D. 缓慢持续牵拉瘫痪肌肉　　　E. 快速轻拍和刷擦肌肉

14. 脑卒中偏瘫患者弛缓期常用的物理因子治疗方法有（　　　）

    A. 低中频电疗法　　　　　　　B. 超短波疗法　　　　　　C. 电生物反馈疗法

    D. 局部气压治疗　　　　　　　E. 重复经颅磁刺激疗法

15. 脊髓损伤产生多种并发症，下列说法正确的是（　　　）

    A. 压疮

    B. 骨关节长期不运动引起的挛缩、固定、肌肉萎缩

    C. 异位骨化

    D. 下肢静脉血栓

    E. 上述说法均不正确

16. 下列关于脊髓损伤临床特征的叙述，正确的是（　　　）

    A. 四肢瘫、截瘫

    B. 完全性损伤平面以下全瘫，大小便控制功能保留

    C. 不完全损伤后表现为不完全瘫痪

    D. 截瘫患者可有骶残留表现

    E. 损伤平面以下出现腱反射表示脊髓休克结束

17. 下列关于周围神经损伤的康复治疗，正确的是（　　　）

    A. 早期应用红光疗法、石蜡疗法等可改善循环，促进水肿吸收，缓解疼痛

    B. 激光治疗有消炎、促进神经再生的作用

C. 早期应用短波、微波透热疗法，可以消除炎症，促进水肿吸收，利于神经再生

D. 用温水浸浴、旋涡浴，可以缓解肌肉紧张，促进局部循环，松解粘连

E. 早期应用夹板将关节固定于功能位，可防止挛缩等畸形发生

18. FIM 量表中包含的评估项目是（　　　）

A. 自我照料　　　　　　B. 括约肌管理　　　　　C. 转移

D. 社会认知　　　　　　E. 学习能力

19. 下列关于周围神经损伤的康复，正确的是（　　　）

A. 周围神经损伤的康复评定，不包括 ADL 评定

B. 周围神经损伤的电诊断检查包括直流感应电检查、强度－时间曲线、肌电图检查、神经传导速度的测定

C. 周围神经损伤康复治疗的目的是早期限制受损神经发生沃勒变性

D. 周围神经损伤康复治疗早期应用神经肌肉电刺激，促进受损神经运动和感觉功能恢复

E. 周围神经损伤的康复评定包括运动、复合感觉、感觉功能评定

20. 脊髓不完全损伤的病理生理改变，下列描述正确的是（　　　）

A. 最早的组织学改变是中央灰质出现点状出血

B. 6 小时后灰质遍布出血灶，白质出现水肿

C. 12 小时后白质中发现出血灶，神经轴突开始退变，灰质中神经元退变坏死

D. 24 小时以后，灰质中神经元几乎不能找到，白质中不少神经轴突退变

E. 6 小时以内灰质与白质均无明显改变

三、简答题

1. 试述脑卒中弛缓期常用的物理因子治疗方法及作用。

2. 颅脑损伤患者早期康复常选用哪些物理因子治疗方法和手段？

3. 常用于减少肌肉痉挛的物理因子治疗有哪些？

4. 试述小儿脑瘫的临床分型。

5. 周围神经损伤出现并发症后常用的物理因子治疗方法有哪些？

模 块 十 七

骨骼肌肉系统常见疾病的物理因子治疗

扫一扫，看课件

【学习目标】
  掌握骨骼肌肉系统常见疾病的功能障碍特点及物理因子治疗方法。
  熟悉骨骼肌肉系统常见疾病的概念。
  了解骨骼肌肉系统常见疾病的康复评定。

项目一 骨折的物理因子治疗

一、概述

  骨折是指骨的连续性中断，多见于儿童及老年人，中青年人也时有发生。患者常为一个部位骨折，少数为多发性骨折。经及时恰当处理，多数患者能恢复原来的功能，少数患者可遗留不同程度的后遗症。

  发生骨折的病因主要有三种：直接暴力、间接暴力和积累性劳损。

二、功能障碍特点

（一）临床表现

  1.疼痛和肿胀 骨折后因出血出现肢体的肿胀、瘀斑、局部隆起，也有不同程度的疼痛。

  2.关节活动障碍 因肢体疼痛或肿胀，常有关节活动障碍，甚至出现关节的反常活动。

  3.关节畸形 骨折后，肢体可出现明显畸形。如肩关节脱位有"方肩畸形"、上肢骨折合并桡神损伤可见"垂腕征"、下肢骨折合并腓总神经损伤可见足下垂。

4. 骨擦音和骨擦感　骨折断端相互摩擦时，可听到骨擦音或有骨擦感。

（二）主要功能受限

1. 生理功能受限　主要包括运动功能受限、感觉功能受限、循环功能受限和心理功能障碍。

2. 个体活动受限　主要指日常生活活动能力受限。根据骨折部位和程度不同，主要表现为不同部位、不同程度的日常生活活动能力受限。如上肢骨折主要是对进食活动的影响、下肢骨折主要是对行走和如厕的影响等。

3. 社会参与受限　包括家务、社会交往、社区活动、休闲及职业的参与能力受限。主要表现为家务、社会交往、社区活动及休闲的参与受到部分或全部限制，职业能力受到近期或远期限制，甚至终身限制。

三、康复评定

骨折后疼痛、关节活动受限、畸形等为常见症状，随着手术处理及病程进展可出现肢体肿胀、肌肉萎缩、肌无力等情况，并影响日常生活，出现生活功能障碍。临床康复评定中包括疼痛、关节活动度、肌力、肢体维度、关节周径、精神状态、日常生活活动能力及生活质量等多方面评定。

四、物理因子治疗

（一）治疗原则、临床愈合标准及康复的分期与方法

1. 治疗原则　包括复位、固定和功能锻炼3个方面。

（1）复位：包括恢复骨折断端至正常解剖关系（解剖复位）和功能满意的解剖关系（功能复位）。

（2）固定：维持复位后位置，待其坚固愈合。

（3）功能锻炼：即在复位和固定的基础上，锻炼伤肢和全身，以达到促进骨折愈合和恢复肢体功能与全身健康的目的。

2. 临床愈合标准　骨折临床愈合需要满足以下条件：局部无压痛及纵向叩击痛；局部无异常活动；X线片显示骨折线模糊；有连续性骨痂通过骨折线。在外固定解除后伤肢满足以下要求：上肢能向前平举1kg重量达1分钟；下肢不扶拐在平地上能连续步行3分钟，不少于30步；连续观察两周，骨折处不变形。

3. 康复的分期与方法　骨折愈合过程分为三个阶段。骨折早期为创伤发生后1～2周，以炎症反应为主，称为外伤炎症期；中期为骨痂形成期，骨痂逐渐形成，骨折逐渐达到临床愈合标准；后期为骨痂成熟期，原始骨痂进行吸收和重建，使其排列及外部轮廓更接近正常，强度进一步提高。

骨折后功能康复治疗分为三期，即一期康复（包括骨折后外伤炎症期和骨痂形成期）、二期康复（骨痂成熟期）和三期康复（后期康复）。每一期康复方法不同，主要包括物理因子治疗、运动疗法、作业治疗和假肢矫形等。应根据不同分期选择具体方法：一期康复以减轻肿胀、缓解疼痛、减轻炎症、促进骨痂形成和促进骨折愈合为主要目的；二期康复重点是解决关节僵硬，改善关节活动范围，解决肌肉萎缩后的肌无力，促进运动功能的恢复，提高患者日常生活活动能力；三期康复的目的主要是尽快恢复肢体关节功能和能力。

（二）治疗方法

1. 冷疗法　冷疗法是骨折后控制肢体肿胀和疼痛的重要手段，也是后期康复训练后预防肿痛的重要手段。常用冰袋或装有冰水混合物的口袋置损伤处，可在患处加压包扎，每次 15 ～ 30 分钟，每日 1 ～ 2 次，至关节肿痛减轻。对于骨折伴有神经损伤、感觉功能减退的患者，应防止冻伤。

2. 直流电药物离子导入疗法　应用直流电导入各种药物治疗骨折具有一定疗效，多在伤口愈合后使用直流电碘离子导入，起到软化瘢痕、松解粘连的作用。操作时使电极充分接触患者皮肤表面，电流密度为 0.08 ～ 0.1mA/cm^2，每次 15 ～ 20 分钟，1 次/日，7 ～ 10 次为 1 个疗程。如有金属内固定物，电极的放置应尽量远离局部金属内固定物区域。

3. 低频电疗法　该疗法具有兴奋神经组织、镇痛、防止肌肉萎缩和骨量丢失、促进骨痂形成和骨折愈合的作用。临床常选择经皮电刺激神经（TENS）和神经肌肉电刺激（NMES）疗法。操作时，将电极并置或对置在治疗区域，刺激强度以患者耐受为宜，每次 30 分钟，1 次/日，7 ～ 10 次为 1 个疗程。如有金属内固定物，电极的放置应尽量远离局部金属内固定物区域。

4. 中频电疗法　临床常用等幅中频电疗法（音频）和干扰电疗法。等幅中频电疗法主要是软化瘢痕和松解粘连，术后早期应用有预防瘢痕增生的作用。干扰电疗法具有镇痛、促进局部血液循环、调节自主神经功能、防止肌肉萎缩和促进骨折愈合等作用。操作时应将病变部位置于电极交叉中心，刺激强度以患者耐受为宜，每次 30 分钟，1 次/日，7 ～ 10 次为 1 个疗程。如局部有较大金属内固定物，应慎用中频电疗法。

5. 高频电疗法　对于无金属内固定物的骨折可选用短波、超短波和微波疗法进行治疗。通过高频电流的"热效应"和"非热效应"起到深部透热作用，改善骨折周围组织的血液循环，促进组织新陈代谢，消炎止痛，促进功能恢复。用短波和超短波治疗时，将电极置于损伤部位，急性期选择无热量，恢复期选择微热量，每次 10 ～ 15 分钟，1 次/日，7 ～ 10 次为 1 个疗程。用微波治疗时，将辐射器置于损伤部照射，急性期选择无热量，恢复期选择微热量，每次 20 ～ 30 分钟，1 次/日，7 ～ 10 次为 1 个疗程。

6. 超声波疗法　该疗法具有促进骨痂生长、松解粘连、软化组织瘢痕的作用。常使用接触移动法。在无金属内固定物时，功率采用 0.1 ～ 0.4W/cm^2，在骨折区域和周围小范围缓慢移动；当局部有金属固定物时，应选择专用的低强度脉冲超声波治疗仪进行治疗，其功率为 0.03 ～ 0.1W。每次 5 ～ 10 分钟，1 次 / 日，7 ～ 10 次为 1 个疗程。急性期疼痛肿胀明显时可利用超声波进行药物透入，常用药物有扶他林和酮洛芬。

7. 石蜡疗法　利用石蜡的温热效应和机械压迫作用使局部血管扩张，促进血液循环，有利于局部营养物质的交换，促进水肿消散，消炎止痛，缓解肌肉痉挛，软化瘢痕。在骨折后期功能恢复阶段常选用该疗法，操作时将蜡饼置于损伤部，每次 20 ～ 30 分钟，1 次 / 日，7 ～ 10 次为 1 个疗程。对于骨折伴有神经损伤、感觉功能减退的患者，应防止烫伤。

8. 光疗法　主要包括红外线和紫外线疗法。紫外线疗法具有预防感染的作用，进行术后伤口局部照射，中心区域 10 ～ 20MED，周围 5 ～ 10cm 范围内 3 ～ 5MED。红外线疗法主要通过热效应进行治疗。损伤急性期禁用温热疗法，但在恢复期可利用红外线的热效应促进血液循环、消炎、消肿、镇痛、加快组织修复及愈合、缓解肌肉和韧带痉挛作用。操作时将红外线灯置于损伤部位照射，照射距离 30 ～ 40cm，选择温热量，每次 20 ～ 30 分钟，1 次 / 日，7 ～ 10 次为 1 个疗程。对于骨折伴有神经损伤、感觉功能减退的患者，应防止烫伤。

9. 磁疗法　通过磁场作用促进血液循环，改善组织营养，消炎消肿，以达到防止瘢痕形成、软化瘢痕、促进骨折愈合、止痛、镇静的目的。

项目二　骨关节炎的物理因子治疗

一、概述

(一)概念

骨关节炎（osteoarthritis，OA）又称骨关节病、退行性骨关节炎、增生性骨关节炎、肥大性骨关节炎、老年性骨关节炎等，是一种常见的、发病率随年龄增长而升高的以关节软骨进行性丢失和软骨下骨改建，伴随关节边缘骨质增生、关节边缘骨赘形成、软骨下骨骨质疏松和空腔样变及软骨下骨骨板处的硬化为特点的疾病。

(二)病因

骨关节炎的诱发因素很多，目前认为 OA 是一种由多因素引起的疾病，包括一般性因素、遗传因素、机械损伤因素和免疫学因素。一般性因素包括年龄、性别、肥胖及营养等。遗传因素主要涉及常染色体单基因异常。机械损伤因素包括关节损伤和机械损伤。近年来研究发现，糖尿病及骨质疏松与骨关节炎的发生呈正相关，其中糖尿病人群的骨关节炎发病风险是正常人群的 1.35 倍。

二、功能障碍特点

（一）临床表现

1. 关节疼痛　疼痛是 OA 的首发症状，通常局限于受累关节，多为定位不明确的深部疼痛，呈钝性、弥散性或关节酸胀痛。早期在过度劳累后出现关节疼痛，休息后缓解或减轻。但随病情的进展，休息时也会加重疼痛。

2. 关节僵硬　关节僵硬多发生于晨起或关节较长时间处于静息状态后，程度一般较轻，可在逐渐活动关节 15 分钟左右缓解。

3. 关节膨大、畸形　随着病情加重，患者关节常出现变形，其中关节膨大较常见。同时因关节膨大、屈曲挛缩、对线不良和半脱位等导致畸形。

4. 关节活动响　病程较长者，关节面受损，变得粗糙不规则，甚至关节面破裂，以及增生的骨赘破碎，在关节腔内形成游离体，关节活动时可触及摩擦感，故关节活动时可听到响声。

5. 肌无力、关节活动障碍　骨性关节炎晚期可出现肌无力、关节活动障碍。

（二）检查与诊断

1. 实验室检查　OA 无特异性实验室指标，血常规、血沉多正常，C 反应蛋白不高。伴有滑膜炎患者可出现 C 反应蛋白和血沉轻度升高。类风湿因子和自身抗体阴性。关节滑液呈黄色或草黄色，黏度正常，凝固实验正常。滑液中白细胞可轻度升高，偶见红细胞。

2. 影像学检查　X 线片的典型表现为受累关节间隙狭窄，软骨下骨骨质硬化及囊性变，关节边缘骨赘形成，可见关节内游离体。严重者关节面萎陷、变形和半脱位。CT 检查可显示 X 线检查不能显示的一些重叠结构。MRI 检查可显示早期软骨病变，半月板、韧带等关节结构异常，有利于 OA 诊断。

3. 诊断　常根据患者的症状、体征、实验室与影像学检查进行诊断，但诊断原发性 OA 必须排除各种继发性 OA。通常把具有临床表现的患者诊断为 OA，而无临床表现仅有影像改变者，诊断为影像学 OA。

（三）鉴别诊断

1. 风湿性关节炎　患者有链球菌感染史，并常因链球菌感染后复发。疼痛表现为游走性，活动期血沉加快，抗 "O" 阳性。X 线检查多无异常发现。

2. 类风湿关节炎　可发病于任何年龄，女性多于男性。受累关节剧烈疼痛，伴游走性，多有肌萎缩，有明显晨僵，至少 1 小时，好发于四肢小关节。活动期血沉加快，类风湿因子多为阳性，滑液呈黄或绿色混浊、黏度低，白细胞计数可轻度升高。X 线片可见骨质疏松及不同程度的骨质破坏。

3.痛风性关节炎 具有 1 次以上的急性关节炎发作史；可扪及皮温明显升高，患病关节皮肤呈暗红色，炎症表现在 1 天内达到高峰；多为单关节炎发作，临床常见第 1 跖趾关节疼痛或肿胀，有高尿酸血症。

4.化脓性关节炎与创伤性关节炎 痛风急性发作时与化脓性关节炎、创伤性关节炎表现相似。但后两者血中尿酸盐不高，滑液检查无尿酸盐结晶。创伤性关节炎常有典型受伤史；化脓性关节炎滑液内含有大量白细胞，培养可发现致病菌。

三、康复评定

骨关节炎发病后疼痛是常见症状，随着病程进展可出现肌肉萎缩、肌无力、关节活动受限和关节畸形，并影响日常生活，出现日常生活活动能力受限。临床评定中包括疼痛、关节活动度、肌力、肢体维度、关节周径、关节功能、日常生活活动能力及生活质量等多方面评定。

（一）疼痛评定

疼痛是骨关节炎常见症状，临床常用评定方法有：①视觉模拟评分法（VAS）；②数字疼痛评分法；③口述分级评分法；④麦吉尔（McGill）疼痛调查表。

（二）关节活动度评定

关节活动度评定目的是了解受累关节活动受限程度，进而判断是否对日常生活活动产生影响。常用量角器进行测评。

（三）肌力评定

临床常采用徒手肌力评定法对患肢和受累关节周围肌群的肌力进行评定。膝关节主要测评股四头肌和腘绳肌肌力。髋关节主要测评屈伸、外展、内收、内外旋转肌群肌力。手指关节主要测评与掌指关节、近端指间关节、远端指间关节屈伸有关肌肉的肌力，以及手指内收、外展肌群肌力，也可利用握力计测试手指关节的握力。脊柱主要测定颈椎和腰椎屈伸活动节段肌群的肌力。

（四）关节功能评定

关节功能评定有利于判断受累关节的病变程度及其对日常生活的影响。不同关节的功能评定有所不同：髋关节功能评定可采用 Harris 关节功能评定标准，即髋关节 Harris 评分表（表 17-1）；膝关节功能评定可以采用 HSS 膝关节评定标准（表 17-2），也可以采用西安大略麦马斯特大学骨性关节炎指数可视化量表（WOMAC）（表 17-3）。

表 17-1　髋关节 Harris 评分表

项目			分级	评分
Ⅰ.疼痛（44分）			无痛 / 不明显	44
			轻度疼痛，偶然疼痛，活动中出现	40
			中度疼痛，一般活动时疼痛不明显，活动过度后出现，需服一般的镇痛药	30
			明显疼痛，能忍受，影响活动，需服可待因镇痛	20
			十分明显疼痛，并限制活动	10
			完全不能活动	0
Ⅱ.功能	步态	跛行（11分）	无	11
			轻度	8
			中度	5
			不能行走	0
		助行器（11分）	无需	11
			长途行走时需要手杖	7
			行走时需要手杖	5
			需单拐	3
			双侧手杖	2
			双侧腋拐	0
			不能行走	0
		行走距离（11分）	无限制	11
			6 个街区，约 600m	8
			2 ～ 3 街区，200 ～ 300m	5
			只能在室内活动	2
			只能在床上活动	0
	功能活动	上 楼（4分）	正常	4
			需要扶手	2
			通过其他方式上楼	1
			根本不能上楼	0
		穿脱袜 / 鞋（4分）	容易	4
			有些困难	2
			不能完成	0

项目		分级	评分
	坐（5分）	随便什么椅子，可持续坐1小时	5
		坐高椅能持续1小时	3
		根本不能坐	0
	乘公交/出租车（1分）	能乘坐	1
		不能乘坐	0
Ⅲ.畸形	没有畸形，并符合以下情况给4分，否则为0分	固定屈曲畸形＜30	
		固定内收畸形＜10°	
		固定内旋畸形＜10°	
		肢体短缩＜3.2cm	
Ⅳ.活动度	活动范围（5分）	前屈	0°～45°×1.0
			45°～90°×0.6
			90°～110°×0.3
		外展	0°～15°×0.8
			15°～20°×0.3
			＞20°×0
		伸展外旋	0°～15°×0.4
			＞15°×0
		伸展内旋	任何活动×0
		内收	0°～15°×0.2
		活动范围的总分为数值的和乘0.05	

评价效果：满分为100分；优为大于等于90分；良为80～89分；可为70～79分；差为小于70分。

表 17-2 HSS 膝关节评分标准

项目	分级	评分
疼痛（30 分）	任何时候均无疼痛	30
	行走时无疼痛	15
	行走时轻微疼痛	10
	行走时中度疼痛	5
	行走时重度疼痛	0
	休息时无疼痛	15
	休息时轻微疼痛	10
	休息时中度疼痛	5
	休息时严重疼痛	0
功能（22 分）	行走和站立无限制	12
	行走 2～5km 和站立半小时以下	10
	行走 0.5～2.5km 和站立可达半小时及以上	8
	行走少于 500m	4
	不能行走	0
	屋内行走，无需支具	5
	屋内行走，需要支具	2
	能上楼梯	5
	能上楼梯，但需支具	2
活动度（18 分）	每活动 8° 得 1 分	
	最高 18 分	18
肌力（10 分）	优：完全能对抗阻力	10
	良：部分对抗阻力	8
	可：能带动关节活动	4
	差：不能带动关节活动	0
屈曲畸形（10 分）	无畸形	10
	＜ 5°	8
	5°～ 10°	5
	＞ 10°	0

项目	分级	评分
不稳定（10分）	无	10
	轻度：0°～5°	8
	中度：5°～15°	5
	重度：> 15°	0
减分项目	单手杖	1
	单拐杖	2
	双拐杖	3
	伸直滞缺 5°	2
	伸直滞缺 10°	3
	伸直滞缺 15°	5
	踇外翻 5°	1
	踇内翻 5°	1

表 17-3　西安大略麦马斯特大学骨性关节炎指数可视化量表（WOMAC）

项目	分级	评分				
		没有	轻微	中等	严重	非常严重
疼痛	在平地行走的时候	0	1	2	3	4
	上下楼梯的时候	0	1	2	3	4
	晚上在床上睡觉的时候	0	1	2	3	4
	坐着或者躺着的时候	0	1	2	3	4
	站立的时候	0	1	2	3	4
僵硬	在您早晨刚醒的时候，膝关节的僵硬程度如何	0	1	2	3	4
	白天，在您坐着、躺着或者休息以后，您关节的僵硬程度如何	0	1	2	3	4
各种情况下的困难程度	下楼梯	0	1	2	3	4
	上楼梯	0	1	2	3	4
	从椅子上站起来的时候	0	1	2	3	4
	站立	0	1	2	3	4
	弯腰	0	1	2	3	4
	在平地行走	0	1	2	3	4
	上、下汽车	0	1	2	3	4

续表

项目	分级	评分				
		没有	轻微	中等	严重	非常严重
	购物	0	1	2	3	4
	穿鞋、袜	0	1	2	3	4
	起床	0	1	2	3	4
	脱鞋、袜	0	1	2	3	4
	上床躺下的时候	0	1	2	3	4
	进、出浴缸的时候	0	1	2	3	4
	坐着	0	1	2	3	4
	坐马桶或者站起的时候	0	1	2	3	4
	干比较重的家务活	0	1	2	3	4
	干比较轻的家务活	0	1	2	3	4

四、物理因子治疗

（一）治疗原则

1.**急性期**　主要以控制疼痛和肿胀为主，具体方法包括：减少活动，局部制动，使用甾体类和非甾体消炎药，使用硫酸软骨素和注射透明质酸等保护软骨的药物，推拿针灸，物理因子疗法，佩戴和使用支具，关节松动，以及不加重疼痛为度的运动疗法。

2.**恢复期**　可继续采用急性期的治疗方案。本期的治疗重点是改善关节活动，恢复日常生活所需功能。其中运动疗法、医疗体操及关节松动是主要治疗方案，如膝关节骨关节炎强调股四头肌力量训练。对于非手术治疗无效的骨关节炎可选择关节清理术、截骨矫形术、关节切除术、关节融合术和关节成形术等手术治疗。

（二）治疗方法

1.**低频电疗法**　低频电疗法具有兴奋神经组织、镇痛和促进局部血液循环的作用。在骨关节炎的治疗中，常选择经皮电刺激神经（TENS）疗法，该疗法的机制目前主要为闸门控制学说及中枢释放镇痛物质学说。具体操作时，将电极并置或对置在治疗区域，刺激强度以患者耐受为宜，每次 30 分钟，1 次 / 日，7 ～ 10 次为 1 个疗程。

2.**中频电疗法**　临床常用干扰电疗法，具有镇痛、促进局部血液循环和骨骼肌收缩作用、调节自主神经功能和促进骨折愈合等作用。操作时应将病变部位置于电极交叉中心，刺激强度以患者耐受为宜，每次 30 分钟，1 次 / 日，7 ～ 10 次为 1 个疗程。

3.**高频电疗法**　用短波和超短波治疗时，将电极置于关节两侧，选择微热量，每次

10～15 分钟，1 次 / 日，7～10 次为 1 个疗程。用微波治疗时，将辐射器置于关节病变处照射，每次 20～30 分钟，1 次 / 日，7～10 次为 1 个疗程。

4.超声波疗法　可改善退变肌肉、肌腱等结缔组织的含水量，增加组织伸展性，使挛缩的结缔组织延长变软、粘连松解；超声波可对局部组织进行微细按摩，改善营养，增强新陈代谢，促进组织修复，降低肌张力。常使用接触移动法，电流密度为 0.5～1W/cm²，压痛点局部固定和周围小范围缓慢移动。每次 5～10 分钟，1 次 / 日，7～10 次为 1 个疗程。疼痛期可利用超声波进行药物透入，常用非甾体类药物如酮洛芬和扶他林等。

5.石蜡疗法　在肩周炎治疗中常采用蜡饼法，将蜡饼置于颈部或肩背部，每次 20～30 分钟，1 次 / 日，7～10 次为 1 个疗程。

6.磁疗法　主要作用有镇痛、镇静、消肿和消炎等。对于骨关节炎，一般针对局部疼痛区进行磁疗法，也可用穴位法进行敷贴磁片，选用 0.05～0.30T 的磁场强度。

7.红外线疗法　主要通过热效应进行治疗，具有促进血液循环、消炎、消肿、镇痛、加快组织修复及愈合、缓解肌肉和韧带痉挛的作用。将红外线灯置于局部照射，照射距离 30～40cm，选择温热量，每次 20～30 分钟，1 次 / 日，7～10 次为 1 个疗程。

项目三　人工关节置换术的物理因子治疗

一、概述

人工关节置换术是指将人工材料制作的关节植入人体以替代病损的自体关节，从而获得关节功能的手术。目前临床开展较多的是人工全髋关节置换术、人工全膝关节置换术和肩关节置换术，其中人工全髋关节、全膝关节置换术被认为是治疗终末期严重关节炎最有效、最成功的手术。

二、功能障碍特点

1.术后人工假体脱位　术后人工假体脱位的原因包括：①同一关节有既往手术史；②手术部位肌肉瘫痪，神经支配功能丧失；③假体之间撞击；④手术入路、假体放置不当；⑤关节周围软组织张力差；⑥术后康复治疗或活动时肢体体位不当。

2.下肢深静脉血栓　深静脉血栓是下肢手术术后常见的并发症，可继发肺栓塞，甚至危及生命。特别是人工全髋关节置换术后，若没有预防性治疗，40%～60% 的患者可发生下肢深静脉血栓。

3.疼痛　虽然手术能明显缓解前期因关节退变或损失引起的疼痛，但在术后几个月也常并发疼痛。

4.假体松动　假体松动是骨与假体表面之间存在超出由于弹性模量差异引起的位移活动。

5.异位骨化　人工全髋关节置换术后异位骨化发生率为 5% ～ 81%；肩关节置换术后也常并发异位骨化。

6.关节不稳　人工关节置换术会改变和影响关节表面的对合性，加之肌肉、韧带和关节囊的功能弱化，容易导致关节不稳，在肩关节置换术后常见。

三、康复评定

人工关节置换术后常并发疼痛、关节功能障碍等。临床康复评定包括疼痛、关节活动度、肌力、肢体维度、关节周径、关节功能、日常生活活动能力及生活质量等多方面评定。

1.疼痛评定　临床常用评定方法有：①视觉模拟评分法（VAS）；②数字疼痛评分法；③口述分级评分法；④麦吉尔（McGill）疼痛调查表。

2.关节活动度评定　目的是了解关节活动受限程度，进而判断是否对日常生活活动产生影响。常用量角器进行测评。

3.肌力评定　常采用徒手肌力病患关节周围肌力进行评定。膝关节主要测评股四头肌和腘绳肌肌力。髋关节主要测评屈伸、外展、内收、内外旋肌肌群肌力。肩关节主要测评屈伸、外展、内外旋肌肌群肌力。

4.关节功能评定　关节功能评定有利于判断人工关节置换术对日常生活的影响，评判康复效果。不同关节的功能评定有所不同，如髋关节功能评定常采用 Harris 关节功能评定标准、膝关节功能评定可以采用 HSS 膝关节评定标准、肩关节功能评定可以采用美国加州大学肩关节评分系统（UCLA）进行评定。

四、物理因子治疗

（一）治疗原则

1.急性期　人工关节置换术后炎症急性期，主要以控制疼痛和肿胀为主，保护创伤部位，防止下肢深静脉血栓和关节粘连，维持关节活动度。具体方法包括使用止痛药物、抬高患肢、冷疗法、良肢位摆放、早期运动等。

2.恢复期　本期可继续采用急性期的治疗方案，但治疗重点是改善关节活动度，减轻水肿和疼痛，恢复日常生活所需功能。具体方法包括肌力训练、关节活动度训练、本体感觉训练、下肢步态训练等。

（二）治疗方法

1.冷疗法　冷疗法是人工关节置换术后控制肢体肿胀和疼痛的重要手段，在术后恢复进行康复训练后常用冷疗法防止因训练导致的疼痛和肿胀。临床常用冰袋或装有冰水混合物的口袋置于置换关节处，每次 15 ～ 30 分钟，每日 1 ～ 2 次，术后可每小时做 1 次，直至关节肿痛减轻。但长时间行冷疗法容易导致冻伤，特别是术后短期内麻醉作用未消失，易导致局部冻伤或神经损伤。故应严格注意冷敷时间和温度，在冷敷期间严密观察患肢末梢感觉、运动、皮温及血运情况。

冷疗时还应注意冷过敏现象，如荨麻疹。心血管疾病患者、雷诺病患者、对寒冷刺激过敏者及长期慢性病患者禁忌使用冷疗法。

2. 电疗法　人工关节置换术后常用的电疗法包括低频电疗法、中频电疗法和毫米波疗法。低、中频电疗法具有兴奋神经组织、镇痛和促进局部血液循环的作用，达到镇痛、防止肌肉萎缩的目的。镇痛时常选择经皮电神经刺激（TENS）疗法。具体操作时，电极常远离假体放置，多置于相关肌肉起止点或肌腹，刺激强度以患者耐受为宜，每次 20 分钟，每日 1 ～ 2 次。高频电疗法常采用毫米波进行治疗，剂量为 40mW，手术部位照射，每次 20 分钟，每日 1 ～ 2 次。

3. 超声波疗法　常使用接触移动法，0.5 ～ 1W/cm²，压痛点局部固定和周围小范围缓慢移动。每次 5 ～ 10 分钟，1 次 / 日，7 ～ 10 次为 1 个疗程。疼痛期可利用超声波进行药物透入，常用非甾体类药物如酮洛芬和扶他林等。

4. 石蜡疗法　采用蜡饼法，将蜡饼置于置换关节周围，每次 20 ～ 30 分钟，1 次 / 日，7 ～ 10 次为 1 个疗程。

5. 光疗法　将红外线灯置于局部照射，照射距离 30 ～ 40cm，选择温热量，每次 20 ～ 30 分钟，1 次 / 日，7 ～ 10 次为 1 个疗程。行光疗法时可在照射区域涂抹扶他林或止痛中药以加强疗效。局部照射紫外线可消炎止痛，促进伤口愈合。

项目四　颈椎病的物理因子治疗

一、概述

（一）概念

颈椎病（cervical spondylosis）是由于颈椎间盘退行性改变及由此继发的颈椎组织病变累及周围神经根、脊髓、动脉、交感神经等组织结构而引起的一系列临床症状和体征，又称颈椎综合征。颈椎病常表现为颈、肩、背部疼痛，头晕、头痛，颈部僵硬、活动受限，上肢放射性疼痛、麻木等多种临床表现。

颈椎病是一种常见疾病和多发病，患病率为 3.8% ～ 17.6%，男女之间无差别，高发年龄为 30 ～ 50 岁。患者多有慢性劳损或外伤史，多发生于长期低头伏案工作者。近年来，随着经济的发展、人们工作和生活方式的改变，颈椎病发病率正不断上升，且发病年龄有逐渐年轻化趋势。

（二）病因

颈椎病的发病因素很多，可分为内因、外因和继发因素。内因包括颈部先天性发育不良、椎管狭窄、糖尿病和肥胖等；外因包括颈部急慢性损伤、风寒侵袭、环境潮湿、姿势不良等；继发因素有颈椎骨关节退变、椎间盘突出、关节囊和韧带变性等。

颈椎位于头颅和胸椎之间，在承重的同时既要活动又要保持头部平衡。颈椎椎体在脊柱中体积最小，但活动度最大，容易产生劳损。其中 $C_4 \sim C_5$ 椎间和第 $C_5 \sim C_6$ 椎间活动度最大，应力集中，最容易发生退行性改变。颈椎退行性改变发生时，椎间盘的纤维环变性、肿胀、断裂，最终导致椎间盘膨出或突出，椎间隙狭窄。这些改变将进一步使椎体上下缘韧带附着处产生牵拉性骨赘，钩椎关节及关节突关节发生退变。突出的椎间盘、骨赘、退变的关节突关节和钩椎关节可刺激或压迫神经根、脊髓、椎动脉，严重者导致脊髓或神经根损害，出现相应的临床体征和症状。因生物力学特点，颈椎病常见于 $C_4 \sim C_5$ 和 $C_5 \sim C_6$，其次为 $C_6 \sim C_7$。

二、功能障碍特点

（一）分型

颈椎病的临床表现依病变部位、受压组织及压迫轻重的不同而有所不同。根据受累组织结构与临床表现的不同，颈椎病分为颈型、神经根型、脊髓型、椎动脉型及交感型。如同时出现两种以上症状，称为混合型颈椎病。

1. 颈型　颈型颈椎病常见于年轻人，是颈椎病的早期表现。该型主要表现为颈项部僵直、疼痛，颈部活动受限或强迫体位。少数患者可出现手臂疼痛、胀麻。颈部活动时可闻及关节响声。查体可见颈椎活动受限，颈椎旁、肩部及胸背部肌肉可有压痛。X线正常体位（正、侧位片）检查一般无异常，或有颈椎曲度改变，功能位（过屈、过伸位片）可见椎体节段性不稳。

2. 神经根型　神经根型颈椎病在各型中发病率最高，占 60% ~ 70%，是临床常见类型，好发于 $C_5 \sim C_6$ 和 $C_6 \sim C_7$ 间隙。主要是椎间盘突出、关节突增生、骨质增生或骨赘形成等原因在椎管内或椎间孔处刺激和压迫颈神经根所致。临床表现以颈痛和颈部僵硬为早期症状，上肢出现放射性疼痛和麻木是本型颈椎病的主要特点，患肢也可出现握力下降、感觉减退，甚至出现肌肉萎缩。疼痛和麻木沿着受累神经根的走向和支配区放射，具有特征性，因此被称为根性疼痛。疼痛和麻木可因某些姿势加重或减退，如咳嗽、打喷嚏和用力呼吸等可加重症状。查体可见颈部僵直、活动受限。颈部两侧肌肉紧张、棘突、棘突旁、肩胛骨内侧缘及受累神经根所支配的肌肉压痛，受累神经根所支配区域出现感觉改变，腱反射减弱或消失。如 C_5 神经根受累时，前臂外侧感觉减退，三角肌肌力减弱；C_6 神经根受累时，拇指痛觉减退，肱二头肌肌力减弱，肱二头肌腱反射减弱或消失；C_7 或 C_8 神经根受累时，中指、小指痛觉减退，肱三头肌肌力减弱，手部肌肉萎缩，握力下降，肱三头肌腱反射消失。椎间孔挤压试验及臂丛神经牵拉试验常为阳性。X 线片可出现颈椎生理曲度改变、椎间孔狭窄和钩椎关节增生等。

3. **脊髓型** 脊髓型颈椎病主要由于脊髓受压或刺激引起感觉、运动和反射障碍，特别是出现双下肢肌力减弱是诊断本型颈椎病的重要依据。由于脊髓型颈椎病可造成单瘫、截瘫或四肢瘫，因而致残率高，以 40～60 岁的中年人常见。临床表现为下肢无力、发紧、步态不稳，出现一侧或双侧肢体麻木、疼痛、不灵活，躯干出现感觉异常，胸腹部或下肢有"束带感"，下肢可有烧灼感、冰凉感；后期可出现直肠和膀胱功能障碍。查体可见上肢或躯干出现节段性分布的浅感觉障碍区，深感觉多正常，肌力下降，双手握力下降；四肢肌张力增高，可有折刀感；反射障碍，肱二头肌腱反射、肱三头肌腱反射和桡反射、下肢的膝跳反射和跟腱反射早期活跃，后期减弱或消失。髌阵挛和踝阵挛阳性。病理反射阳性，以 Hoffmann 反射阳性率高，其次为髌阵挛、踝阵挛和 Babinski 征。屈颈试验阳性。X 线检查可见椎管有效直径减小、椎体后缘明显骨赘形成、后纵韧带骨化等征象。CT 和 MRI 检查显示椎管变窄，椎体后缘增生或椎间盘压迫脊髓。

4. **椎动脉型** 椎动脉型颈椎病主要由于各种机械性与动力性因素使椎动脉遭受刺激或压迫，以致血管狭窄、折曲造成以椎－基底动脉供血不足为主要症候群的一类疾病。临床表现：①发作性眩晕，复视伴有眼震颤，有时伴有恶心、呕吐、耳鸣或听力下降。这些症状与颈部位置改变有关。②下肢突然无力，猝倒，但意识清醒，多在头颈处于某一位置时发生。③偏头痛常因头颈部突然旋转而诱发，以颞部为剧，多呈跳痛或刺痛，一般为单侧。④偶有肢体麻木、感觉异常。可有一过性瘫痪，发作性昏迷。查体可见患者头部转向健侧时头晕或耳鸣加重，严重者可出现猝倒。X 线检查显示横突间距变小，钩椎关节增生；CT 检查显示横突孔大小不对称；经颅彩色多普勒（TCD）检查显示椎－基底动脉供血不足。

5. **交感型** 交感型颈椎病是由于椎间盘退变或外力作用导致颈椎出现节段性不稳，从而对颈部的交感神经节及颈椎周围的交感神经末梢造成刺激，产生交感神经功能紊乱。本型临床表现繁多，多数表现为交感神经兴奋症状，少数为交感神经抑制症状。由于椎动脉表面富含交感神经纤维，当交感神经功能紊乱时，常常累及椎动脉，导致椎动脉的舒缩功能异常。因此，交感型颈椎病在出现全身多个系统症状的同时，常常伴有椎－基底动脉供血不足的表现。临床表现有头晕或眩晕、头痛或偏头痛、头沉、睡眠差、记忆力欠佳等头部症状；眼胀、干涩、视力变化、视物不清等眼部症状；耳鸣、听力下降、鼻塞、咽部异物感、口干、声带疲劳等耳鼻喉部症状；恶心、呕吐、腹胀、腹泻及消化不良等腹部症状；心悸、胸闷、心率变化及心律失常等心血管症状；面部或肢体一侧多汗、无汗、畏寒或发热，有时感觉疼痛、麻木但不按神经节段或分布走行。以上症状往往与颈部活动有明显关系，坐位或站立时加重，卧位时减轻。颈部活动多、长时间低头时明显加重，休息后好转。查体颈部活动多正常，有棘突位移征、椎间棘突旁周围组织压痛、腱反射活跃等。

6.混合型 临床常以某一类型为主，其他类型症状不同程度合并出现。

（二）鉴别诊断

1.神经根型颈椎病的鉴别诊断

（1）颈部软组织损伤：颈部的急、慢性软组织损伤均无典型神经根受累的症状，以局部症状为主。

（2）胸廓出口综合征：该征常见尺神经症状和桡动脉改变，其症状常与肩关节活动有关，按压病变部位可使上肢症状加重。X线片可见颈肋部异常表现。

（3）肩关节周围炎：临床症状以肩部疼痛、功能受限为主，无神经根刺激或压迫出现的腱反射和皮肤感觉改变。如为颈椎病继发的肩关节周围炎则有发病先后及颈椎病的症状和体征。

2.脊髓型颈椎病的鉴别诊断

（1）脊髓肿瘤：症状多逐渐加重，而颈椎病症状多呈间歇性。X线片、脊髓造影、MRI检查可鉴别。

（2）脊髓空洞症：有感觉异常和锥体束损害症状，以痛、温觉减退或消失而深感觉正常为特点。颈部X片检查多为正常，肌电图及MRI检查有重要意义。

（3）脊髓侧索硬化症：一般先出现两手明显萎缩，逐渐出现不能屈肘、抬肩，以及舌肌萎缩，无感觉障碍，神经纤维传导速度也正常。病情发展快，几年内可因肺炎或中枢神经麻痹而死亡。

3.椎动脉型颈椎病的鉴别诊断 应与梅尼埃病鉴别。该病眩晕发作有规律，以交感神经过度兴奋为特征，与颈部活动无关，神经系统检查无异常，而前庭功能试验有异常改变。

4.交感神经型颈椎病的鉴别诊断

（1）冠心病：该病除心前区剧痛伴胸闷气短、上肢内侧痛外，无颈部和神经根刺激体征。心电图检查有改变。服用硝酸甘油等药物可缓解症状。

（2）神经官能症：该病无颈椎病的X线改变，以及神经根、脊髓等刺激或受压的症状和体征。

（三）影像学及其他辅助检查

1.X线检查 X线检查是诊断颈椎病损伤的重要手段。常用检查有拍摄全颈椎正、侧位片，颈椎屈伸动态侧位片、斜位片，必要时可拍摄$C_1 \sim C_2$开口位片和断层片。正位片可见钩椎关节变尖或横向增生、椎间隙狭窄；侧位片可见颈椎序列改变、反曲，椎间隙狭窄，椎体前后缘骨赘形成，椎体上下缘骨质硬化，发育性颈椎管狭窄；过屈及过伸位片可见节段性不稳；左、右斜位片可见椎间孔缩小、变形，并可分析椎间孔变形狭窄的原因是椎体缘增生还是关节突移位所致。有时还可以见到椎体后缘有高密度的条状阴影，即颈椎后纵韧带骨化。

2. CT检查　CT检查可以显示椎间盘突出的位置、大小，椎管的有效矢状直径，关节突增生的程度，神经根压迫的情况，后纵韧带、黄韧带肥厚或骨化对椎管的侵占程度。脊髓造影配合CT检查可显示硬膜囊、脊髓和神经根受压的情况。

3. MRI检查　颈部MRI检查可清晰显示椎管内、脊髓内部的改变，脊髓受压迫的部位及形态改变，对颈椎损伤、颈椎病及肿瘤的诊断具有重要价值。当颈椎间盘退变后，其信号强度降低，在矢状面或横断面都能诊断出椎间盘突出。MRI检查还可以明确椎间盘突出压迫硬脊膜囊的范围和程度，也可反映脊髓损伤后的病理变化。如脊髓内出血或实质性损害一般在 T_2 加权图像上表现为暗淡或灰暗影，而脊髓水肿常以密度均匀的条索状或梭形信号出现。

4. 其他检查　经颅彩色多普勒（TCD）、DSA、MRA检查可探查基底动脉血流、椎动脉颅内血流，推测椎动脉缺血情况，是检查椎－基底动脉供血不足的有效手段，也是临床诊断椎动脉型颈椎病常用的检查手段。椎动脉造影和椎动脉B超对诊断也有一定帮助。

三、康复评定

虽然不同类型颈椎病康复评定的指标不同，但疼痛和运动障碍是颈椎病最常见的症状和体征。临床康复评定包括疼痛评定、关节活动度评定、日常生活活动能力评定、肌力评定、焦虑评定等。

（一）疼痛评定

疼痛是常见症状，疼痛的部位与病变的类型和部位有关，常见疼痛区域位于颈椎后部和肩部。当神经根受到压迫和刺激时，疼痛可放射到患侧上肢及手部。颈部肌肉紧张或上颈椎关节突综合征可引发头痛，头半棘肌痉挛可刺激枕大神经，而引起偏头痛。常用评定方法有：①视觉模拟评分法（VAS）；②数字疼痛评分法；③口述分级评分法；④麦吉尔（McGill）疼痛调查表。

（二）关节活动度评定

颈椎关节活动度评定是颈椎病康复评定的重要内容。颈椎前屈活动度为 $0 \sim 45°$，后伸为 $0 \sim 45°$，侧屈为 $0 \sim 45°$，旋转为 $0 \sim 60°$。

（三）肌力评定

1. 徒手肌力评定　对受累侧的肌肉进行肌力评定，与健侧对比。常用肌力评定见表17-4。

表 17-4　颈椎病常用肌力评定

肌肉	神经支配	作用
冈上肌	冈上神经 C_3	外展、外旋肩关节
三角肌	腋神经 $C_5 \sim C_6$	屈曲、外展、外旋、后伸、外旋、内旋肩关节
胸大肌	胸内、外神经 $C_5 \sim T_1$	屈曲、内收、内旋肩关节
肱二头肌	肌皮神经 $C_5 \sim C_6$	肘关节屈曲、前臂旋后
肱三头肌	桡神经 $C_5 \sim C_6$	伸肘
伸腕肌	肌皮神经 $C_6 \sim C_7$	腕关节伸展
骨间肌	尺神经 $C_8 \sim T_1$	手指内收、外展

2.握力测定　使用握力计进行测定，测定姿势为上肢在体侧下垂，用力握 $2 \sim 3$ 次，取最大值。握力测定可反映屈指肌肌力。正常值为体重的 50%。

四、物理因子治疗

(一)治疗原则

颈椎病的治疗方法很多，可分为非手术和手术治疗。我国多采用中西医结合综合疗法治疗颈椎病，大多数患者经非手术治疗可取得较好的疗效，只有极少数病例，如神经、血管和脊髓受压症状进行性加重，或反复发作，严重影响工作和生活，才需手术治疗。非手术治疗包括药物治疗、手法治疗、颈椎牵引、局部封闭、物理因子治疗、针灸治疗和功能锻炼等；手术治疗包括前路椎间切除术、后路椎板切除减压术、椎体间骨移植术和骨赘切除术等方式。

1.颈型　以非手术治疗为主。常用方法有颈椎牵引、手法治疗、物理因子治疗、针灸治疗、肌肉牵伸。

2.神经根型　常用方法有颈椎牵引、手法治疗、物理因子治疗、针灸治疗、肌肉牵伸。其中颈椎牵引效果较明显；手法治疗应切忌粗暴；可配合药物治疗，如非甾体消炎药。

3.脊髓型　可先行非手术治疗，如治疗无效应尽早手术治疗。非手术治疗时，可采用多种物理因子治疗、针灸及药物治疗等。但牵引治疗应慎重，多禁忌用手术治疗。

4.椎动脉型　多以非手术治疗为主，但有以下情况者，可以考虑手法治疗：有明显的颈性眩晕或猝倒发作；经非手术治疗无效者；经动脉造影证实者。

5.混合型　多以非手术治疗为主，但主要表现为严重脊髓受压的患者宜采用手术治疗。

(二)治疗方法

1.直流电药物离子导入疗法　应用直流电导入各种药物治疗颈椎病，具有一定疗效，如导入中药制剂、维生素类药物、镇痛药、碘离子等。作用极置于颈后部，非作用极置于患侧上肢或腰骶部，电流密度为 0.08～0.1mA/cm²，每次 20 分钟，1 次／日，7～10 次为 1 个疗程。

2. 低频电疗法　常选择经皮电神经刺激（TENS）疗法。操作时，将电极并置或对置在治疗区域，刺激强度以患者耐受为宜，每次 30 分钟，1 次／日，7～10 次为 1 个疗程。

3. 中频电疗法　临床常用干扰电疗法，具有镇痛、促进局部血液循环、调节自主神经功能和促进骨折愈合等作用。操作时应将病变部位置于电极交叉中心，刺激强度以患者耐受为宜，每次 30 分钟，1 次／日，7～10 次为 1 个疗程。

4. 高频电疗法　用短波和超短波治疗时，将电极置于颈部或肩背部两侧，选择微热量，每次 10～15 分钟，1 次／日，7～10 次为 1 个疗程。用微波治疗时，将辐射器置于颈部或肩背部照射，每次 20～30 分钟，1 次／日，7～10 次为 1 个疗程。

5. 超声波疗法　作用于颈部及肩背部，常使用接触移动法，0.8～1.0W/cm²，每次 5～10 分钟，1 次／日，7～10 次为 1 个疗程。也可利用超声波进行药物透入，常用药物有扶他林、B 族维生素及氢化可的松。

6. 磁疗法　常将脉冲电磁疗、磁圈放置于颈部和（或）患侧肢体，每次 20 分钟，1 次／日，7～10 次为 1 个疗程。

7. 红外线疗法　将红外线灯置于颈后照射，照射距离为 30～40cm，选择温热量，每次 20～30 分钟，1 次／日，7～10 次为 1 个疗程。

8. 石蜡疗法　在颈椎病治疗中常采用蜡饼法，将蜡饼置于颈部或肩背部，每次 20～30 分钟，1 次／日，7～10 次为 1 个疗程。

项目五　肩周炎的物理因子治疗

一、概述

（一）概念

肩周炎（frozen shoulder），又称肩关节周围炎，指肩关节周围肌肉、肌腱、滑囊及关节囊的慢性损伤性炎症。因关节周围组织粘连，导致活动时疼痛、关节功能受限。

（二）病因

肩周炎发病因素较多，主要有以下几点：①常见于 50 岁以上中老年人，软组织退变后，对各种外力的承受能力减弱是基本因素；②长期劳损是主要致病因素；③上肢损伤后肩部长期固定，肩周组织继发损伤和粘连；⑤肩部急性损伤后处理不当；⑤因颈椎病及内科疾病导致的肩部牵涉痛，并持续引发肩部肌肉的损伤，导致肩周炎。其病理学表现主要体现在盂肱关节周围，即肌腱、关节周围滑囊及关节囊慢性损伤，出现增生、粗糙及组织粘连。

二、功能障碍特点

（一）临床表现

1.本病常见于 40 ～ 70 岁中老年人，其中以 50 岁左右为高发年龄段。女性多于男性，左右两侧发病率未见明显差异，一侧发病后对侧发病的概率约为 10%，同侧复发的患者罕见。

2.肩周炎患者的主要临床表现为疼痛，常呈渐进性加重，夜间明显。疼痛部位常位于肩部深处且涉及三角肌的止点，并向肩胛、手、颈等部位放射，上肢外展、外旋时疼痛可加剧，患者多不能指出具体的疼痛部位。查体时压痛点多位于肩关节、大结节、肩峰下等处。肩周炎疼痛以急性期最为严重，并进行性加重，可持续数月至一年。急性期后疼痛可逐渐缓解，但多数患者会长期遗留不同程度的疼痛。

3.查体可见三角肌轻度萎缩，斜方肌痉挛。冈上肌腱、肱二头肌长短头肌腱及三角肌周缘有明显压痛。肩关节活动受限，以后伸、外展及外旋明显。

4.病程较长及年龄较大者，X 线片可见肩部骨质疏松、冈上肌腱及肩峰下滑囊钙化。

（二）临床分期

肩周炎可分为急性期、冻结期和恢复期。

1.**急性期**　又称为早期、疼痛期或冻结进行期，可持续数月至一年。主要表现为肩关节周围疼痛并进行性加重。疼痛剧烈，夜间加重，影响睡眠。压痛广泛，在肩峰下、冈上肌、肱二头肌长头腱及关节囊周围有压痛，可伴有肌肉痉挛和关节活动受限。关节活动度可有轻度受限。

2.**冻结期**　又称为中间期、慢性期或僵硬期。该期患者疼痛减轻，但广泛压痛依旧存在。本期关节活动度严重受限，肩关节周围软组织广泛粘连、挛缩，呈"冻结"状态。肩关节各方向活动范围明显缩小，以外展、外旋、上举及后伸最明显，进而影响日常生活，如梳头、洗脸、穿脱衣物和向后系扣等。肩关节周围肌肉如三角肌、冈上肌、冈下肌等出现失用性萎缩。肩关节活动严重受限。

3.**恢复期**　又称为末期、解冻期或功能恢复期。该期患者疼痛减轻，功能活动也逐渐恢复。不过萎缩的肌肉需要长时间锻炼才能恢复正常。

肩周炎是典型的自愈性疾病，但其症状总的持续时间可达 12 ～ 24 个月。一般认为，疼痛期的长短与恢复期的长短相关，即疼痛期越长，恢复期就越长。而症状严重程度与恢复期长短没有相关性。肩周炎的恢复过程并非直线型发展，肩关节疼痛和功能的恢复会出现起伏甚至停滞。药物治疗、物理因子治疗、手法治疗及功能锻炼都有利于促进肩周炎的康复。

（三）鉴别诊断

1.**肩袖损伤**　肩周炎发病年龄在 50 岁左右，以女性多见，肩关节被动活动差，肩周压痛点广泛，X片示肩关节间隙窄、骨质疏松。而肩袖损伤一般被动活动受限不明显，压痛点仅限于冈上肌及冈下肌止点（但有些广泛肩袖损伤也有肩关节僵硬），肩峰下间隙有变化，肱骨头旋转受限。疼痛弧征、Neer撞击试验及Hawkins撞击试验阳性。MRI检查可明确诊断。

2. 颈椎病 颈椎病压痛一般集中于颈部到肩部，疼痛呈放射状，颈部影像学检查有异常。

3. 肱二头肌长头腱腱鞘炎 本病压痛点主要在肱二头肌结节间沟处，虽也会出现疼痛弧，但是不典型，主要表现为上肢后伸时疼痛较甚，肱二头肌结节间沟封闭可立即见效。

4. 肩关节骨折脱位 肩关节骨折脱位多有急性受伤史或习惯性脱位病史。肩部可见肿胀、疼痛、主动和被动活动受限。肩三角肌塌陷，呈"方肩"畸形，常以健肢托扶伤肢。在腋窝、喙突下或锁骨下可触及移位的肱骨头，关节盂空虚，搭肩试验阳性。肩关节脱位常伴有大、小结节骨折，X线检查可鉴别。

三、康复评定

临床常见评定包括疼痛评定、关节活动度评定、日常生活活动能力评定、肌力评定、焦虑评定及肩关节功能综合评定等。

（一）疼痛评定

常用评定方法有：①视觉模拟评分法（VAS）；②数字疼痛评分法；③口述分级评分法；④麦吉尔（McGill）疼痛调查表。

（二）关节活动度评定

利用量角器进行关节活动度评定肩关节的屈、伸、外展、内旋和外旋等活动。肩关节正常活动度为前屈$0 \sim 180°$，后伸$0 \sim 60°$，外展$0 \sim 180°$，内外旋$0 \sim 80°$。

（三）肩关节功能综合评定

临床常用的评分系统包括UCLA肩关节评分系统（表17-5）和JOA肩关节疾患治疗成绩判定标准（表17-6）。

表 17-5　UCLA 肩关节评分系统

功能／治疗反应		评分
疼痛	持续性疼痛且难以忍受；经常服用强镇痛药物	1
	持续性疼痛可以忍受；偶尔服用强镇痛药物	2
	休息时不痛或轻微痛，轻微活动时出现疼痛；经常服用水杨酸制剂	4
	仅在重体力劳动或激烈运动时出现疼痛，偶尔服用水杨酸制剂	6
	偶尔出现疼痛并很轻微	8
	无疼痛	10
功能	不能使用上肢	1
	仅能轻微活动上肢	2
	能做轻家务劳动或大部分日常活动	4
	能做大部分家务劳动、购物、开车；能梳头、自己更衣（包括系胸罩）	6
	仅轻微活动受限；能举肩工作	8
	活动正常	10
向前侧屈曲活动	>150°	5
	120°～150°	4
	90°～120°	3
	45°～90°	2
	30°～45°	1
	＜30°	0
前屈肌力测定（徒手）	5级（正常）	5
	4级（良）	4
	3级（可）	3
	2级（差）	2
	1级（肌肉收缩）	1
	0级（无肌肉收缩）	0
患者满意度	满意，较以前好转	5
	不满意，比以前差	0

表 17-6　JOA 肩关节疾患治疗成绩判定标准

指标		评分
疼痛（30分）	1. 无	30
	2. 压痛或仅在运动、重体力劳动时出现疼痛	25
	3. 日常生活轻微疼痛	20
	4. 中等程度可以忍受的疼痛（使用镇痛剂，时有夜间痛）	10
	5. 高度疼痛（活动受限，夜间经常痛）	5
	6. 因为疼痛而完全不能活动	0
功能（20分）	（一）综合功能（10分） 　1. 外展肌力的强度：	
	正常	5
	优	4
	良	3
	可	2
	差	1
	零	0
	2. 耐久力（在肘伸展位内举起 1 kg 的哑铃保持水平的时间）：	
	10s 以上	5
	3s 以上	3
	2s 以上	1
	不能	0
	（二）日常生活动作（10分）	
	梳头	1
	系带子	1
	手摸嘴	1
	睡眠时压着患处	1
	取上衣侧面口袋的东西	1
	用手摸对侧眼	1
	能关或拉开门	1
	用手取头上的东西	1
	能大小便	1
	穿上衣	1
	（如有其他不能做的动作各减 1 分）	
活动度（主动运动，坐位进行）（30分）	1. 上举（15分）	
	150°以上	15
	120°以上	12
	90°以上	9
	60°以上	6
	30°以上	3
	0°	0
	2. 外旋（9分）	
	60°以上	9
	30°以上	6
	0°以上	3
	-20°以上	1
	-20°以下	0

续表

指标		评分
活动度（主动运动，坐位进行）（30分）	3.内旋（6分） 　　T$_{12}$以上 　　L$_5$以上 　　臀部 　　臀部以下	6 4 2 0
X线评价（5分）	正常 中度变化或半脱位 重度变化或脱位	5 3 1
关节稳定性（15分）	正常 轻度不稳定或有要脱臼的不稳定感 重度不稳定或既往有半脱位状态 既往有脱臼	15 10 5 0

四、物理因子治疗

（一）治疗原则

1.**急性期**　包括局部制动、使用非甾体消炎药、局部痛点封闭、手法治疗、针灸治疗、物理因子治疗、关节松动及以不加重疼痛为度的运动疗法。

2.**冻结期或恢复期**　可继续采用急性期的治疗方案，其治疗重点是改善关节活动，恢复日常生活所需功能。其中运动疗法、医疗体操及关节松动是主要治疗方案。对于严重功能受限的肩周炎患者，也可采用手术松解。

（二）治疗方法

1.**低频电疗法**　常选择经皮电神经刺激（TENS）疗法。操作时，将电极并置或对置在治疗区域，刺激强度以患者耐受为宜，每次30分钟，1次/日，7～10次为1个疗程。

2.**中频电疗法**　临床常用干扰电疗法。操作时应将病变部位置于电极交叉中心，刺激强度以患者耐受为宜，每次30分钟，1次/日，7～10次为1个疗程。

3.**高频电疗法**　用短波和超短波法治疗时，将电极置于肩背部两侧，选择微热量，每次10～15分钟，1次/日，7～10次为1个疗程。用微波治疗时，将辐射器置于肩背部照射，每次20～30分钟，1次/日，7～10次为1个疗程。

4.**超声波疗法**　常使用接触移动法，0.5～1W/cm^2，压痛点局部固定和周围小范围缓慢移动。每次5～10分钟，1次/日，7～10次为1个疗程。疼痛期可利用超声波进行药物透入，常用药物有扶他林、B族维生素及氢化可的松。

5.**石蜡疗法**　在肩周炎治疗中常采用蜡饼法，将蜡饼置于颈部或肩背部，每次20～30分钟，1次/日，7～10次为1个疗程。

6. 冲击波疗法　操作时将冲击波发生器的焦点对准患肩疼痛点进行冲击，频率为 60～90 次 / 分，共冲击 1000～2000 次，能量密度为 0.12～0.24mJ/mm², 每周治疗 1 次，3～5 次为 1 个疗程。

项目六　下背痛的物理因子治疗

一、概述

（一）概念

下背痛（low back pain，LBP）是骨科疾病中的常见临床症状之一。下背痛不是一种临床诊断，而是以背部疼痛为代表的一组症候群或症状综合征。下背痛的主要表现为腰骶臀部的疼痛症状，伴有或不伴有下肢的症状。其病因复杂，多为局部骨骼、韧带、肌肉、椎间盘及软组织受到激惹所致。据疼痛持续的时间，下背痛可分为急性下背痛和慢性下背痛。两者之间的分界线为 3 个月，即 3 个月内为急性下背痛，超过 3 个月为慢性下背痛。

下背痛包括以下三种类型：①特异性腰背痛：因肿瘤、骨折或感染等具体病理变化导致；②非特异性下背痛：引起疼痛的局部病理变化不能明确，包括腰肌劳损、腰肌纤维组织炎、腰背筋膜炎等急慢性腰部病变；③根性下背痛：又称坐骨神经痛，由坐骨神经或神经根受压、刺激所致，多数为腰椎间盘突出引起。

特异性下背痛发生率较低，约占下背痛的 0.2%，故临床中所说的下背痛主要是非特异性下背痛和根性下背痛。在临床工作中，针对下背痛的患者，应首先排除特异性下背痛的可能，主要注意以下几点：①初次发病年龄小于 20 岁或大于 55 岁；②有明显创伤史，或有骨质疏松可能的患者有轻微创伤史；③伴有胸痛；④伴有原因不明的体重下降；⑤伴有鞍区麻木或二便异常；⑥伴有进行性肌无力；⑦查体发现神经学阳性体征和直腿抬高试验阳性；⑧疼痛进行性发展后持续 4～6 周及以上。

（二）病因

下背痛病因较多，临床常见腰背部软组织损伤、腰椎间盘突出、腰椎骨关节退行性变、骨质疏松、腰椎管狭窄、腰椎失稳、腰椎关节突关节紊乱症、腰骶部椎骨发育异常、棘上与棘间韧带损伤、病毒感染、强直性脊柱炎、腰椎结核、化脓性关节炎、腰椎转移瘤、椎管内肿瘤、肾脏疾病、女性盆腔炎，以及因情绪、压力等心理因素导致的下背痛。

二、功能障碍特点

下背痛病因较多，不同病因引发的腰背疼痛，其临床特点也有所不同，常见以下几种。

1. **腰背部软组织损伤**　腰背部肌肉、韧带或肌腱等组织由于长期劳损或急性损伤易导致下背痛。软组织损伤类型常见急性腰扭伤及腰背肌筋膜炎等。急性腰扭伤多有明显急性腰扭伤史，常见于青壮年体力劳动者，下腰段为好发部位，患者常能描述受伤体位和动作；腰骶部有明显疼痛点和肌痉挛，伴脊柱侧弯以减轻疼痛；有明显的放射痛及牵涉痛，咳嗽、小便时加重；有明显的局限性压痛点；肌痉挛、僵硬；脊柱侧凸畸形，活动受限；X 线平片常无明显阳性发现。

腰背肌筋膜炎是指因寒冷、潮湿、慢性劳损使腰背部筋膜和肌组织发生水肿、渗出及纤维变性，从而出现一系列临床症状。其病因包括急性腰损伤后治疗不及时或治疗不当、长期弯腰劳动、腰椎先天或后天畸形，或腰椎、关节、韧带退行性改变产生慢性腰肌劳损。既往有腰部外伤史，具有职业特点：多发于中年以上、弯腰工作的体力劳动者，女性多见；述有广泛腰背痛，一般劳累或遇冷时加重，休息或保温则减轻；查体常见背伸肌紧张，前屈受限较显著；患部怕凉喜按，轻手法按摩或叩击腰背部疼痛可减轻；腰大肌外沿多有压痛，以肋腰点显著；无下肢放射痛，直腿抬高试验阴性，腰背活动范围多正常，脊柱生理弧度改变不明显，肌肉轻度萎缩；X 线平片常无明显阳性发现。

2. **腰椎间盘突出**　腰椎间盘突出是引起下背痛的主要原因，在椎间盘退变的基础上，纤维环破裂，髓核突出，压迫神经根，引起腰腿痛和神经功能障碍。临床以 $L_4 \sim L_5$、$L_5 \sim S_1$、$L_3 \sim L_4$ 节段突出常见，其中 $L_4 \sim L_5$、$L_5 \sim S_1$ 占 90% 以上。多发生于中青年，20 ～ 50 岁之间，男性多于女性，多有搬重物或扭伤史。临床表现为腰背痛、下肢放射性神经痛、下肢麻木、腰椎活动受限。咳嗽、打喷嚏或腹部用力时症状加重，卧床休息症状减轻；站立时症状较轻，坐位时加重。突出症状严重者，常伴有下肢肌肉萎缩，以踇趾背屈肌力减弱多见。中央型巨大突出时可发生大小便异常或失禁，鞍区麻木、足下垂。部分患者有下肢发凉的症状。查体时可见腰椎前凸减小，腰部平坦，可有侧凸畸形。腰椎活动明显受限，活动时加重，以前屈受限多见。明显的腰痛和下肢痛，呈典型腰骶神经根分布区域的疼痛，常表现为下肢痛重于腰痛。可出现肌肉萎缩和肌力下降。疼痛严重者出现减痛步态。直腿抬高及加强试验多为阳性，如为 $L_3 \sim L_4$ 椎间盘突出时，股神经牵拉试验可为阳性。根据受累神经支配范围可出现相应部位的感觉改变和腱反射的降低和消失。X 线检查可见脊柱侧弯、腰生理前凸消失，病变椎间盘可能变窄，相应边缘有骨赘增生。CT 或 MRI 检查可显示椎间盘突出的部位及程度。

3. **腰椎骨关节退行性变**　指因腰椎退行性改变，或以退变为主，引起腰椎骨与关节增生性改变，并继发一系列临床症状与体征。本病常见于 50 岁以上的重体力劳动者，男性多于女性，患者表现为间歇性腰背酸痛、沉痛，不灵活，可放射到臀部、大腿，偶可放射到小腿，活动过度时加重、休息后减轻。这类病变在影像学上有典型改变。如 X 线可见椎间隙变窄，关节突结构紊乱，关节突关节面骨质密度增高；局部增生形成骨赘，关节突关节呈肥大性改变，椎间孔变小。CT 检查可清晰显示关节突关节病变的程度及其与椎管、椎间孔之间的关系；可发现关节突关节边缘骨刺形成，间隙变窄，关节突关节软骨下骨硬化等。

4. 腰椎管狭窄　由于椎管发育不全，或退变、外伤、失稳、炎症或手术等各种原因导致的腰椎椎管内径减小，并产生相应的症状或体征。主要症状是长期腰腿痛，有典型的"间歇性跛行"，站立行走时重，坐位或侧卧位屈髋时轻。行走时出现下肢疼痛麻木，行走距离越远，症状越重，休息后症状减轻或消失。查体时阳性体征少，重者可见脊柱平直，脊柱后伸时下肢疼痛麻木。X 线检查可见腰椎退行性改变，椎体后缘骨质增生，小关节肥大，关节间距缩小，中矢径缩小。CT 测量椎管矢状径小于 9mm，可明确诊断。

5. 腰椎失稳　因退变导致腰椎失稳，退行性腰椎滑脱症是腰椎不稳的一种表现。腰椎退变引起椎体移位，椎弓根无崩裂，称为腰椎假性滑脱。腰椎失稳以 L_4、L_5 最多，其次为 L_5、S_1，常合并腰椎间盘突出并伴有椎管狭窄表现。查体可见站立时骶棘肌坚硬呈索状，俯卧时其紧张度明显降低。腰椎失稳在静态正位 X 线片上没有特殊征象，在动态 X 线检查（过屈过伸位）时有改变，主要表现为：①一个运动单位的上下终板夹角变化大于 10°；②上位椎体向前或后移位大于 4mm；③关节对称性消失；④下关节突接触面丢失大于 50%；⑤棘间韧带增宽，上位棘突与下位棘突之间旋转大于 8°。此外，CT 检查显示一侧关节突关节后缘张开，也被认为是腰椎失稳的证据。

6. 骨质疏松　骨质疏松是单位体积内骨量减少、骨组织结构异常，易发生骨折的一种系统性骨骼疾病。根据病因常分为原发性和继发性。本病以 T_{12} 或 L_1 椎体常见，患者多诉有广泛腰背疼痛，卧床休息可缓解。X 线检查或骨密度检查可明确诊断。

7. 第 3 腰椎横突综合征　指以第 3 腰椎横突部位明显疼痛和压痛为特点的慢性腰痛。本病多有急性受伤史。查体时，可在第 3 腰椎横突发现明显甚至敏锐压痛点，多数患者可触及软组织硬结。直腿抬高试验多为阴性，实验室检查无特殊改变，X 线检查多无异常。

8. 臀上皮神经炎、臀中皮神经炎　多数患者有腰部扭伤史、感受风寒史或近期臀部肌肉注射史。查体有典型的疼痛范围和压痛区，急性患者疼痛范围多为患侧腰臀部，呈刺痛、酸痛或撕裂样痛，体位改变或腹压升高时疼痛加剧，可以向腘窝乃至下肢放射，但多数不超过膝关节，无小腿麻木症状。触诊时常在 $L_2 \sim L_3$ 横突投影部位有深压痛，急性和亚急性患者患侧腰臀部肌肉紧张，板状痉挛。在髂嵴中点直下 3 ～ 4cm 处，或取髂前上棘和大粗隆连线中点向内 3 ～ 5cm 处可触及自上而下的痛性条索状物，质硬，压痛，可移动，有时伴胀麻或放射痛。X 线、CT、MRI 等检查可与其他疾病进行鉴别诊断。

（二）鉴别诊断

1. 盆腔出口综合征　本病以往常与"梨状肌综合征"相混淆，主要临床表现为坐骨神经干刺激症状，起始于臀部的沿坐骨神经走向的放射性疼痛，并伴有其支配区的运动、感觉或反射障碍。

2. **骶髂关节结核**　骶髂关节结核可为单纯滑膜结核或骨关节结核。起病缓慢，持续疼痛，局部肿胀压痛，休息后减轻，活动、咳嗽加重，晚期可出现寒性脓肿。X 线、CT、MRI 及结核菌等检查可协助诊断。

3. **肿瘤及瘤样病变**　肿瘤及瘤样病变易被误诊为腰椎间盘突出症。临床检查多无脊柱畸形，压痛也不明显，直腿抬高试验不典型，运动、感觉、反射障碍往往不局限于单一神经根支配区。X 线、CT、MRI 及肿瘤标志物等检查可协助诊断。

4. **脊柱血管畸形**　脊柱血管畸形也常误诊为腰椎间盘突出症，其中最常见的为硬脊膜动静脉瘘。由于血管的异常可使脊髓局部缺血变性或受压，因而影响脊髓各种功能，可导致运动、感觉、反射及括约肌控制异常。临床可表现为肌肉无力、萎缩，行走障碍，下腹或腹股沟以下痛觉明显减退，并多数有位置觉障碍。

5. **盆腔内脏疾病**　盆腔内脏疾病可影响骶前神经丛而牵涉骶后及大腿后疼痛，其疼痛常为钝痛、坠痛，具体疼痛位置不明确。腰骶部及下肢检查无明显体征，盆腔检查可帮助确诊。

6. **血栓闭塞性脉管炎**　血管性间歇性跛行主要为肢体末端缺血所致，其疼痛需蹲下或坐下休息一段时间才能缓解，直腿抬高时可见肢端发白，足背动脉或胫后动脉搏动减弱或消失。神经性间歇性跛行主要为下肢麻木、无力或运动不由自主，具有一定的神经根性或节段性分布的特征，停止行走或稍坐即可缓解。

7. **强直性脊柱炎**　强直性脊柱炎（AS）是以骶髂关节和脊柱附着点炎症为主要症状的疾病。CT 检查骶髂关节和血清 HLA-B27、SR、CRP 可鉴别。

三、康复评定

临床常见评定包括疼痛评定、关节活动度评定、日常生活活动能力评定、肌力评定、焦虑评定及腰背功能综合评定等。

（一）疼痛评定

常用评定方法：①视觉模拟评分法（VAS）；②数字疼痛评分法；③口述分级评分法；④麦吉尔（McGill）疼痛调查表。

（二）关节活动度评定

利用量角器评定腰部的屈、伸、侧屈和旋转等活动。腰椎正常活动度为前屈 0 ~ 90°，后伸 0 ~ 30°，左右侧屈 0 ~ 30°，旋转 0 ~ 30°。

（三）肌力评定

1. **躯干肌力评定**　测量屈肌肌力时，患者取仰卧位，屈髋屈膝：双手抱头能坐起为 5 级肌力；双手平伸于体侧，能坐起为 4 级肌力；仅能抬头和肩胛为 3 级肌力；仅能抬头为

2 级肌力；仅能扪及腹部肌肉收缩为 1 级肌力。测量伸肌肌力时，患者取俯卧位，胸以上在床沿以外，固定下肢：能对抗较大阻力抬起上身为 5 级肌力；能对抗中等阻力抬起上身为 4 级肌力；仅能抬起上身不能对抗阻力为 3 级肌力；仅能抬起头为 2 级肌力；仅能扪及腰背部肌肉收缩为 1 级肌力。

2. 躯干肌耐力评定　一般情况下可采取等长收缩来测定肌耐力。测量屈肌耐力时，患者平卧在垫子或治疗床上，腰部贴紧床面，双腿伸直并拢上举约45°，用秒表记录时间，作为腹肌等长收缩的评定，正常值为 60 秒。测定伸肌耐力时，患者俯卧于垫子或治疗床上，臀肌收缩以保持骨盆稳定，上体稍抬高使胸部离开垫面或床面，身体呈水平，记录等长收缩的时间，作为伸肌耐力的指标，正常值为 60 秒。

（四）腰背功能综合评定

1. JOA 下腰痛评分表　此标准简洁明了，临床上应用比较广泛（表 17-7）。主要用于腰椎间盘突出症、腰椎滑脱等腰椎疾患的疗效评定，正常总分共29分，包括 3 个主观症状（9分）、3 个临床体征（6分）、7 个日常活动（14分）。

表 17-7　JOA 下腰痛评分表

项目 / 评分			分级
主观症状（9分）	下腰痛	无	3
		偶有轻痛	2
		频发静止痛或偶发严重痛	1
		频发或持续性严重痛	0
	腿痛或麻	无	3
		偶有、轻度	2
		频发轻度或偶有严重痛麻	1
		频发或持续重度	0
	步行能力	正常	
		能步行 ≥ 500m，可有痛、麻、软	2
		步行 < 500m，因痛、麻或软弱	1
		步行 < 100m	0

续表

项目 / 评分				分级
体征（6 分）	直腿抬高	正常		2
		30°～70°		1
		＜ 30°		0
	感觉障碍	无		2
		轻度		1
		明显		0
	运 动 障 碍（MMT）	正常（5 级）		2
		稍弱（4 级）		1
		明显弱（3 ～ 0 级）		0

		重	轻	无
ADL 受限（14 分）	卧位转身	0	1	2
	站立	0	1	2
	洗漱	0	1	2
	身体前倾站立	0	1	2
	坐（1 小时）	0	1	2
	举物、持物	0	1	2
	步行	0	1	2

膀胱功能（ - 6 分）	正常	0
	轻度失控	-3
	严重失控	-6

2. Oswestry 功能障碍指数问卷表（ODI）　本表是临床常用量表，可有效帮助医务人员了解患者腰痛（或腿痛）对日常活动的影响（表 17-8）。本量表共 10 项，总分 50 分，但考虑国内文化，实际使用时，没有使用"性功能"的指标。每项评分是 0 ～ 5 分（0、1、2、3、4、5、6 级），总分为 45 分。分数就是障碍指数，分数越高，功能越差。实际计算公式为实际评分之和 /45×100%。

表 17-8　Oswestry 功能障碍指数问卷表（ODI）

项目 / 评分	分级	
1.疼痛的程度（腰背痛或腿痛）	无任何疼痛	0
	有很轻微的痛	1
	较明显的痛（中度）	2
	明显的痛（相当严重）	3
	严重的痛（非常严重）	4
	痛得不能做任何事	5
2.日常生活自理能力（洗漱、穿脱衣服等活动）	日常生活完全能自理，一点也不伴腰背痛或腿痛	0
	日常生活完全能自理，但引起腰背痛或腰痛加重	1
	日常生活虽能自理，由于活动时腰背或腿痛加重，以致动作小心、缓慢	2
	多数日常活动可自理，有的需他人帮助	3
	绝大多数的日常活动需要他人帮助	4
	穿脱衣服、洗漱困难，只能躺在床上	5
3.提物	提重物时并不引起腰背或腿痛加重	0
	能提重物，但腰背或腿痛加重	1
	由于腰背或腿痛，以至于不能将地面上的重物拿起来，但是能拿起放在合适位置上的重物，比如桌面上的重物	2
	由于腰背或腿痛，以至于不能将地面上较轻的物体拿起来，但是能拿起放在合适位置上较轻的物品，比如放在桌面上的物品	3
	只能拿一点轻的东西	4
	任何东西都提不起来或拿不动	5
4.行走	腰背或腿痛，但一点也不妨碍走多远	0
	由于腰背或腿痛，最多只能走 1000m	1
	由于腰背或腿痛，最多只能走 500m	2
	由于腰背或腿痛，最多只能走 100m	3
	只能借助拐杖或手杖行走	4
	不得不躺在床上，排便也只能用便盆	5
5.坐	随便多高的椅子，想坐多久，就坐多久	0
	只要椅子高矮合适，想坐多久，就坐多久	1
	由于疼痛加重，最多只能坐 1 个小时	2
	由于疼痛加重，最多只能坐半个小时	3
	由于疼痛加重，最多只能坐 10 分钟	4
	由于疼痛加重，一点也不敢坐	5

续表

项目／评分	分级	
6. 站立	想站多久，就站多久，疼痛不会加重	0
	想站多久，就站多久，但疼痛有些加重	1
	由于疼痛加重，最多只能站 1 小时	2
	由于疼痛加重，最多只能站半个小时	3
	由于疼痛加重，最多只能站 10 分钟	4
	由于疼痛加重，一点也不敢站	5
7. 睡眠	半夜不会痛醒	0
	有时晚上会被痛醒	1
	由于疼痛，最多只能睡 6 个小时	2
	由于疼痛，最多只能睡 4 个小时	3
	由于疼痛，最多只能睡 2 个小时	4
	由于疼痛，根本无法入睡	5
8. 社会活动	社会活动完全正常，绝不会因为这些活动导致疼痛加重	0
	社会活动完全正常，但是这些活动会加重疼痛	1
	疼痛限制剧烈活动，如运动，但对参加其他社会活动没有明显影响	2
	由于疼痛限制了正常的社会活动，以致不能参加某些经常性的活动	3
	由于疼痛限制参加社会活动，只能在家从事一些社会活动	4
	由于疼痛，根本无法从事任何社会活动	5
9. 旅行（郊游）	能到任何地方去旅行，腰部或腿不会痛	0
	能到任何地方去旅行，但疼痛会加重	1
	由于疼痛，外出郊游不超过 2 小时	2
	由于疼痛，外出郊游不超过 1 小时	3
	由于疼痛，外出郊游不超过半个小时	4
	由于疼痛，除了去医院，根本无法外出	5

四、物理因子治疗

（一）治疗原则

1. 软组织损伤类型疾病　包括急性腰扭伤、腰背肌筋膜炎、第 3 腰椎横突综合征等多种疾病。本类疾病的病因为腰背部肌肉、韧带、筋膜等软组织的各种急慢性损伤。针对病因，急性期以卧床休息、口服消炎镇痛药为主，可予以局部痛点注射。一般不主张使用手法及运动疗法。恢复期及慢性期患者可配合物理治疗、手法治疗及运动疗法。

2. 腰椎间盘突出症 急性发作期，神经根水肿和无菌性炎症明显，禁用温热疗法，可利用腰椎牵引。手法治疗以肌肉放松为主。恢复期可用温热疗法，手法治疗以松动手法为主。如突出物较大，伴有椎管狭窄，多采用手术治疗。

3. 腰椎退行性骨关节病、退行性腰椎失稳症及腰椎管狭窄 上述三者一般以非手术治疗为主。可选择卧床休息、腰围制动、物理疗法、注射治疗、针灸治疗、运动疗法等。有神经根受压症状、非手术治疗无效者，考虑手术治疗。

4. 骨质疏松症 应当针对骨质疏松的不同病因采取相应疗法。一般在临床治疗的基础上，病因治疗主要为补充钙、维生素 D 及加强运动锻炼，老年女性可补充雌激素。

（二）治疗方法

1. 直流电药物离子导入疗法 应用直流电导入各种药物治疗下背痛，具有一定疗效，如导入中药制剂、维生素类药物、镇痛药、碘离子等。作用极置于腰骶部疼痛部位，非作用极置于患侧肢体，电流密度为 0.08～0.1mA/cm^2，每次 20 分钟，1 次 / 日，7～10 次为 1 个疗程。

2. 低频电疗法 临床常选择经皮电神经刺激（TENS）疗法。操作时，将电极并置或对置在治疗区域，刺激强度以患者耐受为宜，每次 30 分钟，1 次 / 日，7～10 次为 1 个疗程。

2. 中频电疗法 临床常用干扰电疗法。操作时应将病变部位置于电极交叉中心，刺激强度以患者耐受为宜，每次 30 分钟，1 次 / 日，7～10 次为 1 个疗程。

3. 高频电疗法 用短波和超短波法治疗时，将电极置于腰腹部对置，或腰部、患肢对置，选择微热量，每次 10～15 分钟，1 次 / 日，7～10 次为 1 个疗程。用微波治疗时，将辐射器置于腰背部照射，每次 20～30 分钟，1 次 / 日，7～10 次为 1 个疗程。

4. 超声波疗法 常使用接触移动法，0.5～1W/cm^2，压痛点局部固定和周围小范围缓慢移动。每次 5～10 分钟，1 次 / 日，7～10 次为 1 个疗程。疼痛期可利用超声波进行药物透入，常用药物有扶他林、吲哚美辛及氢化可的松。

5. 石蜡疗法 在下背痛治疗中常采用蜡饼法，将蜡饼置于腰骶部，每次 20～30 分钟，1 次 / 日，7～10 次为 1 个疗程。

6. 冲击波疗法 国内文献研究报道认为，冲击波对腰椎间盘突出导致的腰腿疼痛效果明显，但外冲击波治疗腰椎间盘突出症的治疗剂量要严格把握。操作时将冲击波发生器的焦点对准腰背部痛点或穴位进行冲击，频率为 60～90 次 / 分，共冲击 1000～2000 次，能量密度为 0.12～0.24mJ/mm^2，每周 1 次，3～5 次为 1 个疗程。

7. 红外线疗法 将红外线灯置于腰背部照射，照射距离 30～40cm，选择温热量，每次 20～30 分钟，1 次 / 日，7～10 次为 1 个疗程。

项目七　软组织损伤的物理因子治疗

一、概述

软组织损伤主要包括肌肉、肌腱、韧带、关节囊及关节软骨等损伤。导致软组织损伤的因素很多，常见体育运动、意外跌倒、扭伤或撞击等。软组织损伤一般分为急性或慢性损伤，急性损伤多有急性受伤史，慢性损伤多因劳损所致。

二、功能障碍特点

1. 疼痛和肿胀　软组织损伤后，常因组织出血出现肢体肿胀，也有不同程度的疼痛。

2. 关节活动障碍　因肢体疼痛或肿胀，常出现关节活动障碍。

3. 关节不稳　若因韧带或关节囊严重损伤，常出现关节不稳，临床手法检查可发现异常。如膝关节前交叉韧带断裂时，可出现前抽屉试验和拉赫曼试验阳性；膝关节内外侧副韧带损伤时可出现侧搬试验阳性；踝关节距腓前韧带损伤时可出现踝关节前抽屉试验阳性。

三、康复评定

软组织损伤后常出现疼痛、关节功能障碍等。临床评定中包括疼痛、关节活动度、肌力、肢体维度、关节周径、关节功能、日常生活活动能力及生活质量等多方面评定。

四、物理因子治疗

（一）治疗原则

1. 急性期　急性期治疗的重点是止痛、止血和消肿。经典的处理方式是 RICE 原则（rest、ice、compression、elevation），即局部休息、冰敷、加压包扎和抬高患肢。损伤后应即刻加压包扎，然后冰敷 15 ～ 30 分钟。临床上也可外敷具有活血化瘀、消肿止痛的中药，口服镇痛药及行气止痛的中药。对疑似骨折或韧带、肌肉或肌腱断裂者应适当外固定，并尽快明确诊断。

2. 稳定期　损伤后 48 小时，出血停止，此时治疗的重点是血肿及渗出液的吸收。临床可使用物理因子治疗、轻手法按摩、针灸、中药外敷等手段促进创伤修复；支具保护，局部制动至创伤愈合。

3. 恢复期　局部肿痛消退后，逐渐进行损伤肢体肌力、关节活动度、平衡及协调性、柔韧性的训练。物理因子治疗起辅助作用，可软化瘢痕，防止瘢痕挛缩。

（二）治疗方法

1. 冷疗法　冷疗法是软组织损伤后控制肢体肿胀和疼痛的重要手段，也对后期康复训练预防肿痛有重要意义。临床常用冰袋或装有冰水混合物的口袋置损伤处，在患处加压包扎，每次 15～30 分钟，1～2 次 / 日，至关节肿痛减轻。

2. 低频电疗法　临床常选择经皮电神经刺激（TENS）疗法。操作时，将电极并置或对置在治疗区域，刺激强度以患者耐受为宜，每次 30 分钟，1 次 / 日，7～10 次为 1 个疗程。

2. 中频电疗法　临床常用干扰电疗法。操作时应将病变部位置于电极交叉中心，刺激强度以患者耐受为宜，每次 30 分钟，1 次 / 日，7～10 次为 1 个疗程。

3. 高频电疗法　用短波和超短波法治疗时，将电极置损伤部位，急性期选择无热量，恢复期选择微热量，每次 10～15 分钟，1 次 / 日，7～10 次为 1 个疗程。用微波治疗时，将辐射器置于损伤部照射，急性期选择无热量，恢复期选择微热量，每次 20～30 分钟，1 次 / 日，7～10 次为 1 个疗程。

4. 超声波疗法　常使用接触移动法，$0.5～1W/cm^2$，压痛点局部固定和周围小范围缓慢移动。每次 5～10 分钟，1 次 / 日，7～10 次为 1 个疗程。急性期疼痛肿胀明显时，应以小剂量为主。也可利用超声波进行药物透入，常用药物有扶他林和酮洛芬。

5. 石蜡疗法　临床常采用蜡饼法，将蜡饼置于损伤部，每次 20～30 分钟，1 次 / 日，7～10 次为 1 个疗程。

6. 红外线疗法　损伤急性期禁用温热疗法，但在恢复期可利用红外线的温热效应促进血液循环、消炎、消肿、镇痛，加快组织修复及愈合，缓解肌肉和韧带痉挛。操作时将红外线灯置于损伤部照射，照射距离 30～40cm，选择温热量，每次 20～30 分钟，1 次 / 日，7～10 次为 1 个疗程。

学习小结

本模块的内容是骨骼肌肉系统常见疾病的物理因子治疗，主要包括骨折、骨关节炎、人工关节置换术、颈椎病、肩周炎、下背痛和软组织损伤 7 种疾病的概述（概念、发病情况、分型分类等）、功能障碍特点、康复评定和物理因子治疗。通过本模块的学习，重点掌握物理因子治疗在各种疾病康复治疗中的应用。熟悉及了解 7 种疾病的概念、特点和康复评定，为下一步学习临床康复课程奠定基础。当然这些疾病病情复杂、功能障碍特点各异，治疗时需要多种康复治疗综合运用。

复习思考

一、以下每一道考题有 A、B、C、D、E 五个备选答案，请从中选择一个最佳答案

1. 在治疗疼痛时，最常用的治疗方法是（　　　）

　　A. TENS　　　　　　　　　　B. NMES　　　　　　　　C. 磁疗法

　　D. 冲击波疗法　　　　　　　　E. 微波疗法

2. 软组织损伤急性期，禁止使用的物理因子方法为（　　　）

　　A. 红外线疗法　　　　　　　　　　B. 无热量短波疗法

　　C. 低剂量超声波药物透入疗法　　　D. 直流电药物离子导入疗法

　　E. 磁疗法

3. 具有防止肌肉萎缩、促进骨折愈合的疗法包括（　　　）

　　A. 超短波疗法　　　　　　　　B. 红外线疗法　　　　　　C. 低频电疗法

　　D. 微波疗法　　　　　　　　　E. 低频脉冲电磁场疗法

4. 经颅彩色多普勒、DSA、MRA 常用于（　　　）颈椎病的检查

　　A. 颈型　　　　　　　　　　　B. 神经根型　　　　　　　C. 椎动脉型

　　D. 脊髓型　　　　　　　　　　E. 混合型

二、多选题

1. 肩周炎的物理因子治疗方法包括（　　　）

　　A. 电疗法　　　　　　　　　　B. 超声波疗法　　　　　　C. 磁疗法

　　D. 冲击波疗法　　　　　　　　E. 光疗法

2. 神经根型颈椎病常发部位包括（　　　）

　　A. $C_2 \sim C_3$　　　　　　　B. $C_3 \sim C_4$　　　　　　C. $C_4 \sim C_5$

　　D. $C_5 \sim C_6$　　　　　　　E. $C_6 \sim C_7$

3. 颈椎病中病理反射阳性率常见的是（　　　）

　　A. Hoffmann　　　　　　　　B. 髌阵挛　　　　　　　　C. 踝阵挛

　　D. Babinski　　　　　　　　　E. 腱反射亢进

三、名词解释

RICE 原则　　　　肩周炎

四、简答题

1. 简述骨折愈合的标准。

2. 简述颈椎病的分型。

五、思考题

骨折康复分期及不同分期的物理因子治疗方法。

扫一扫，看课件

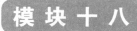

其他常见疾病的物理因子治疗

【学习目标】

掌握冠心病、骨质疏松、慢性盆腔炎、压疮、佝偻病的功能障碍特点及物理因子治疗方法。

熟悉冠心病、骨质疏松、慢性盆腔炎、压疮、佝偻病的概念及病因。

了解冠心病、骨质疏松、压疮的康复评定。

项目一　冠心病的物理因子治疗

一、概述

（一）概念

冠心病是冠状动脉粥样硬化性心脏病（coronary atherosclerotic heart disease，CAHD）的简称，是指冠状动脉发生粥样硬化，引起管腔狭窄或闭塞，导致心肌缺血缺氧或坏死而引起的心脏病，也称缺血性心脏病。世界卫生组织将冠心病分为5大类：无症状心肌缺血（隐匿型冠心病）、心绞痛、心肌梗死、缺血性心力衰竭（缺血性心脏病）和猝死。临床中常分为稳定型冠心病和急性冠状动脉综合征（急性冠脉综合征）。

（二）病因

冠心病的危险因素包括可改变和不可改变的因素。了解并干预危险因素有助于冠心病的防治。可改变的危险因素：高血压，血脂异常（总胆固醇过高或低密度脂蛋白胆固醇过高，甘油三酯过高，高密度脂蛋白胆固醇过低），超重/肥胖，高血糖/糖尿病，不良生活方式包括吸烟、不合理膳食（高脂肪、高胆固醇、高热量等）、缺少体力活动、过量饮酒，以及社会心理因素。不可改变的危险因素：性别、年龄、家族史。此外，冠心病还与感染有关，如巨细胞病毒、肺炎衣原体、幽门螺杆菌等。冠心病的发作常与季节变化、情绪激动、体力活动增加、饱食、大量吸烟和饮酒等有关。

二、功能障碍特点

（一）临床表现

1.心绞痛　疼痛部位多为心前区、下颌部、左肩部、左背部、左手臂或剑突下。疼痛性质表现为缩窄性、烧灼性、压迫性疼痛，也可表现为胸闷和心前区不适感，常由于劳累或情绪激动诱发。

心绞痛的分级：国际上一般采用CCSC加拿大心血管协会分级法。

Ⅰ级：日常活动，如步行、爬梯，无心绞痛发作。

Ⅱ级：日常活动因心绞痛而轻度受限。

Ⅲ级：日常活动因心绞痛发作而明显受限。

Ⅳ级：任何体力活动均可导致心绞痛发作。

2.急性心肌梗死　是心肌缺血性坏死。临床表现为持久的胸骨后剧烈疼痛，发热，白细胞计数和血清心肌坏死标记物升高，心电图进行性改变。发生心肌梗死时胸痛剧烈，持续时间长（常超过半小时），硝酸甘油不能缓解，并可有恶心、呕吐、出汗、发热，甚至发绀、血压下降、休克、心衰。

（二）主要功能障碍

1.循环功能障碍　冠心病患者有不同程度的心功能减退，心血管系统的适应性降低。

2.呼吸功能障碍　长期的心血管功能障碍可导致肺循环功能障碍，肺部血管和肺泡气体交换效率降低，吸氧能力下降，血氧含量下降，诱发或加重缺氧症状。

3.体力活动能力下降　冠心病患者运动少，肌肉血供减少，导致机体氧利用减少，肌肉萎缩和有氧代谢降低，全身运动能力下降。

4.代谢功能障碍　脂肪和能量摄入过多且缺乏运动易导致脂代谢和糖代谢障碍。

5.心理和行为障碍　冠心病常伴有不良生活习惯及心绞痛、呼吸困难和心律失常等症状，给患者带来很大的心理压力。对病情的担心会使患者出现情绪不稳定，甚至焦虑或抑郁症状。

三、康复评定

冠心病患者的康复评定主要包括危险因素的评估、心电运动试验、行为类型评定、心功能评定、康复治疗危险程度分层评定、代谢当量测定等多方面评定。

1.危险因素评估　是早期评估的重要内容，包括吸烟情况、血脂异常情况、高血压、体力活动水平、压力和心理状况、体重、糖尿病、酒精或其他嗜好等。

2. 心电运动试验　可以了解患者在运动中的血流动力学反应、是否有运动诱发的心绞痛、心肌缺血的心电图表现及心律失常，以及可能出现的其他不良反应。临床上一般在心梗后 1 个月内完成。心电运动试验的方法和负荷常用活动平板、功率自行车、上肢功量计或臂–腿功量计。采用间断性试验。一般从最小负荷开始，分阶段逐渐增大负荷到患者的耐受负荷，以安全清楚地观察各级负荷时患者的表现，精确地测定心脏功能和体力活动能力，制订康复计划，指导康复治疗。

3. 行为类型评定　Friedman 和 Rosenman（1974）提出行为类型评定，指患者的行为特征，其评估有助于制定个体行为治疗策略。

（1）A 类型：工作主动，有进取心和雄心，有强烈的时间紧迫感（同一时间总是想做两件以上的事），但往往缺乏耐心，易被激怒，情绪易波动。此行为类型的应激反应较强烈，冠心病发病率较高，需要将应激处理作为康复的基本内容。

（2）B 类型：平易近人、耐心，充分利用业余时间放松自己，不受时间驱使，无过度的竞争性。

四、物理因子治疗

（一）治疗原则

1. 治疗目标

（1）短期目标：有效恢复日常活动；减少心脏病对生理和心理的影响；减少心脏事件复发；控制症状。

（2）长期目标：控制危险因素；稳定和逆转动脉硬化的过程；改善患者心理状况，降低死亡和事件发生风险，提高患者的生存质量。

2. 治疗原理

（1）中心效应：是对心脏的直接作用。通过康复运动，提高心肌的血液灌注，加速心脏侧支循环形成，增加冠状动脉储备，提高心肌内在的收缩性。

（2）外周效应：是心脏之外的组织和器官发生的适应性改变。主要是长期康复运动训练后，运动肌氧利用能力、代谢能力及肌肉适应性明显改善，肌肉最大运动能力提高；同时交感神经兴奋性降低，血儿茶酚胺含量降低，从而降低外周血管的阻力，降低血压。外周效应的产生是长期康复训练的结果，停止训练则消失，因此训练需要持之以恒。

（3）危险因素的控制：监测血糖、血压、血脂，稳定情绪，改善生活习惯。

3. 分期与方法　冠心病的康复治疗应注重分期。

Ⅰ期（急性期）：指急性心肌梗死或急性冠脉综合征住院期的康复。康复目标是缩短住院时间，避免卧床带来的不利影响，保持现有的功能水平和防止"废用综合征"的出现。

Ⅱ期（恢复期）：从患者出院开始，至病情稳定性完全建立为止。康复目标是保持适当的体力活动，逐步恢复一般日常生活活动能力。

Ⅲ期（慢性期）：也称社区或家庭康复期，指病情处于较长期的稳定状态，包括陈旧性心肌梗死、稳定型心绞痛、隐匿型冠心病及冠脉分流术后的患者。康复目标是巩固Ⅱ期康复成果，维持已经形成的健康生活方式和运动习惯，控制危险因素，减少冠心病复发风险。

每一期的康复方法不同，主要包括物理因子治疗、运动疗法等，临床应根据不同分期选择具体方法。

4. 适应证和禁忌证

（1）适应证：

Ⅰ期：患者生命体征平稳，无明显心绞痛，安静心率 < 110 次 / 分，无心衰、严重心律失常和心源性休克，血压基本正常，体温正常。

Ⅱ期：患者生命体征平稳，运动能力达到 3 代谢量（metabolic equivalent，MET）以上，家庭活动时无显著症状和体征。

Ⅲ期：临床病情稳定，包括陈旧性心肌梗死、稳定型心绞痛、隐匿型冠心病、PTCA或 CABG 术后、慢性心力衰竭、先天性心脏病术后、心脏移植术后等。

（2）禁忌证：凡是康复训练过程中可能诱发临床病情恶化的情况均为禁忌证，包括不稳定型心绞痛、未控制的持续心动过速、肥厚梗阻型心肌病、肺动脉高压等。此外，不理解或不合作的患者不宜进行康复治疗。

（二）治疗方法

1. 直流电疗法　应用直流电疗法治疗冠心病，具有一定疗效。微弱直流电接近生物电的电流强度，刺激心血管反射区的皮肤感受器，反射性地对异常的冠状动脉舒缩功能起调节作用。一般采用节段反射疗法：取两个 10cm×15cm 的电极分别置于上臂外侧和肩胛间区，电流强度为 8 ～ 12mA，每次治疗 5 ～ 20 分钟，每日或隔日 1 次，10 ～ 12 次为 1 个疗程。

2. 超声波疗法　房室束对超声波的作用很敏感。超声波主要影响心脏活动能力及其节律。大剂量超声波可使心率减慢，诱发心绞痛，严重时发生心律紊乱，最后导致心跳停止；小剂量超声波使心脏毛细血管充血，对冠心病患者有扩张动脉管腔及解除血管痉挛的作用，对冠状动脉供血不足者有一定疗效。常采用 0.75 ～ 1.25W/cm^2 的脉冲超声移动法作用于心前区，可以增强心肌收缩力，扩张冠状动脉及解除血管痉挛，促进侧支循环的建立和心肌细胞的修复，使心肌梗死和冠心病患者的症状缓解，每次 5 ～ 10 分钟，1 次 / 日，7 ～ 10 次为 1 个疗程。

3. 水疗法　水疗法适用于心脏疾患代偿期。水疗法对心血管的影响，主要取决于水的温度和作用持续时间。当在心脏部位施行冷敷时，心率减慢，但心脏收缩力增强，脉搏有力、血压下降；在心脏部位施行热敷时，心率加快，可增强心肌张力。

4.磁疗法 磁疗法可增强病变的心脏左室收缩功能；通过抑制主动脉内壁粥样斑块的形成，延缓动脉粥样硬化病变的进展，预防心肌发生脂肪变性。磁场还可改善血管舒缩功能，改善血液循环。旋转磁场有调整心律的作用，能阻止和延缓疾病的发展过程，减轻残疾和减少再发作的危险。目前临床上常用的是脉冲电磁场疗法，脉冲频率40～100次/分，磁场强度0.15～0.8T，每次治疗时间20～30分钟，每日治疗1次，15～20次为1个疗程。

（三）预防

冠心病的预防可以分为三级预防。一级预防是针对健康人群的基础预防，是在未发病时对多种危险因素（吸烟、高血压、血脂异常、糖尿病、肥胖、静息生活方式）在源头进行综合控制，即将防病治病的重点从"下游"转到"上游"，这是一个非常重要的医学模式的转变。一级预防的重点是干预血糖、干预血脂、干预血压。最基本的措施是改变不健康的生活方式，提倡健康饮食与戒烟。二级预防是针对有冠心病危险因素人群的预防，是指对患有冠心病者采取药物或非药物措施以预防病情复发或加重。如高脂血症合并冠心病，首先应治疗原发病，控制高血脂，然后对冠心病进行治疗。三级预防是针对冠心病患者的预防措施，主要目的为延缓冠心病慢性合并症的发生和患者的死亡。其目的主要是针对不同人群采取不同的措施进行预防，早期发现、早期治疗，防止病情恶化等。

项目二　骨质疏松的物理因子治疗

一、概述

（一）概念

骨质疏松（osteoporosis，OP）是一种以骨量减少、骨组织微细结构破坏导致骨脆性增加和骨折危险性增加为特征的全身性骨骼疾病。骨质疏松可发生于任何年龄，多见于绝经后妇女和老年人。全世界患骨质疏松的总人数超过2亿，其中每年约5000万人因此发生骨折，大大增加了老年人的病残率和病死率。

（二）临床分型

骨质疏松可分为原发性、继发性和特发性三类。原发性OP主要是年龄增长必然发生的一种生理性退行性病变；继发性OP是由某种疾病或药物导致的骨质疏松，如脊髓灰质炎后遗症、糖尿病性骨质疏松、肾上腺皮质激素性骨质疏松等；特发性OP是指儿童、青少年和成年人不明原因的骨质疏松。

（三）病因

骨质疏松的发病因素很多，目前认为OP是一种由多因素引起的疾病，包括内分泌因素、营养因素、性别及年龄因素、疾病及药物因素和遗传及免疫学因素。如内分泌因素包括雌激素、雄激素、甲状旁腺激素、降钙素和生长激素等。营养因素主要涉及骨吸收和骨形成的动态平衡过程中，钙、磷代谢的异常等。性别及年龄因素中，年龄是影响人体骨矿含量的主要因素之一。女性40～49岁、男性40～64岁时骨量开始缓慢减少。女性绝经期后，血中雌激素等水平下降，骨量急剧流失，80岁以上达流失高峰，女性骨质疏松患病率可达100%。疾病及药物因素包括甲状腺功能亢进症、糖尿病、胃肠疾病，以及长期服用肾上腺糖皮质激素、抗癫痫药、避孕药、抗结核药等均可影响钙的吸收，增加尿钙的排泄，加速骨量丢失，从而引发骨质疏松。遗传和免疫因素也是骨质疏松的重要原因，调查发现46%～62%的骨密度由遗传因素决定。此外，老年人行动不便、户外运动及日照减少、气候变化及环境污染等均可影响骨质对钙、磷等矿物的吸收，导致骨质疏松。

二、功能障碍特点

（一）临床表现

1. 疼痛　主要因骨的微骨折所致。其中女性患者表现更为明显，最常见于腰背疼痛者占67%，疼痛性质多呈冷痛、酸痛、持续性疼痛，有突发性加剧，部分患者可出现腓肠肌阵发性痉挛。男性患者常表现为全身乏力、双下肢行走时疲乏、体力下降、精力不足等。

2. 脊柱变形　脊柱弯曲，胸廓畸形，影响胸腔脏器功能，可出现胸闷、气急、咳嗽、呼吸困难、心脏功能异常等。

3. 骨折　骨折可造成脊柱畸形，脊柱运动功能下降，肢体活动度、肌力等运动及平衡功能障碍。骨折后活动减少、长期卧床，易引起循环功能障碍。

4. 心理功能障碍　长期反复的疼痛易使患者忧郁、焦虑。

（二）检查与诊断

1. 检查

（1）实验室检查：OP常用的实验室指标主要是骨代谢生化标志物监测指标，包括血钙、血磷、血镁、钙调节激素（甲状旁腺激素、降钙素、二羟维生素D_3等）及骨形成与骨吸收生化标志物等。

（2）影像学检查：X线片的典型表现为非承重区骨小梁稀疏、数量减少；骨的透光度增加；骨皮质变薄，皮质内哈佛管扩大，出现皮质隧道征；骨折。MRI检查的主要目的在于鉴别诊断，尤其是排除结核及恶性肿瘤。

（3）骨矿密度测量：应用仪器对骨骼中的矿物质进行测量和定量分析，对早期诊断骨质疏松症、预测骨折危险性及评估疗效均有十分重要的意义。

（4）定量超声测定：该检测无辐射，适合于儿童、孕妇及不适宜接触 X 线者，但应用范围较窄，目前仅能测定跟骨、髌骨和胫骨。

2. 诊断：常根据患者的症状、体征、实验室与影像学检查进行诊断，但诊断原发性 OP 必须排除各种继发性 OP。

（三）鉴别诊断

1. **骨软化症**　患者常有胃肠吸收不良、脂肪痢、胃大部切除病史或肾病病史。早期骨骼 X 线检查常不易和骨质疏松区别。但如出现假骨折线（Looser 带）或骨骼变形，则多属骨软化症。其生化改变较骨质疏松明显。

（1）维生素 D 缺乏所致骨软化症则常有血钙、血磷低下，血碱性磷酸酶升高，尿钙、磷减少。

（2）肾性骨病变多见于肾小管病变，如同时有肾小球病变时，血磷可正常或偏高。由于血钙过低、血磷过高，患者均有继发性甲状旁腺功能亢进症。

2. **骨髓瘤**　典型患者的骨骼 X 线检查表现为边缘清晰的脱钙，须和骨质疏松区别。患者血碱性磷酸酶均正常，血钙、磷变化不定，但常有血浆球蛋白（免疫球蛋白 M）升高及尿中出现本周蛋白。

3. **遗传性成骨不全症**　可能由于成骨细胞产生的骨基质较少，结果状如骨质疏松。血及尿中钙、磷及碱性磷酸酶均正常，患者常伴其他先天性缺陷，如耳聋等。

4. **转移癌性骨病变**　临床上有原发性癌症表现，血及尿钙常升高，伴尿路结石。X 线检查见骨质有侵袭。

（四）并发症

骨折是最常见的并发症，患者常因轻微外力而导致骨折，如打喷嚏、扭转身体、持物、开窗或车辆颠簸等。骨折发生部位多为胸腰椎椎体、桡骨远端及股骨上端，特别是胸腰椎体，临床应多注意。

三、康复评定

骨质疏松的评定主要包括风险评定、骨折评定、疼痛评定、活动度评定、骨密度评定、体质评定等多方面评定。

（一）疼痛评定

疼痛是骨质疏松常见症状，临床常用评定方法有以下几种。

1. **视觉模拟评分法**（visual analogue scale，VAS）　VAS 评分法用于疼痛的评估，在中国临床使用较为广泛。

2. **数字疼痛评分法**（NμmericalPainRating Scale，NPRS）　包括 11 点数字评分法、101 点数字评分法、11 方框评分法。

3. 口述分级评分法（verbal rating scale，VRS）　VRS 评分法由一系列用于描述疼痛的形容词组成，也称为言语评价量表。

4. 麦吉尔疼痛调查表（McGill pain questionnaire，MPQ）　提供人们对疼痛的感觉、情感，以及评价维度的估计。通常被认为是疼痛测量工具的黄金标准。

（二）活动度评定

目的是了解受累关节活动受限程度，进而判断是否对日常生活活动产生影响。常用量角器进行测评。

（三）风险评定

OP 的风险评定包括易患因素的评估、骨质疏松风险评估及预测和跌倒风险因素的评估：易患因素评估有种族、性别、年龄、女性绝经年龄、体型、体重、家族史、个人生活习惯等；骨质疏松风险评估及预测评估方法有多种，如 WHO 骨折风险预测简易工具，计算其未来 10 年发生髋部骨折及骨质疏松性骨折的风险；跌倒风险因素的评估有环境因素及健康因素等。

（四）骨折评定

骨折是骨质疏松常见的临床表现之一。骨折的评定主要涉及骨折的部位、程度和影响，包括疼痛、运动功能、生存质量的影响等。骨折的常用评定方法有 VDS 指数评定法、Genant 方法等。

1. VDS 指数评定法　让患者将自身感受说出，即语言描述评分法。这种方法患者容易理解，但不够精确。具体方法是将疼痛划分为 4 级：①无痛；②轻微疼痛；③中度疼痛；④剧烈疼痛。

0 级：无疼痛。

Ⅰ级（轻度）：有疼痛但可忍受，生活正常，睡眠无干扰。

Ⅱ级（中度）：疼痛明显，不能忍受，要求服用镇痛药物，睡眠受干扰。

Ⅲ级（重度）：疼痛剧烈，不能忍受，需用镇痛药物，睡眠受严重干扰，可伴自主神经紊乱或被动体位。

2. Genant 方法　为半定量分析（肉眼观察），观察 $T_4 \sim L_4$ 椎体高度、形态。本法分 $0 \sim 3$ 级。

0 级：正常椎体。

1 级：椎体轻度变形，椎体前、中或后方高度减少 20% ~ 25%。

2 级：椎体中度变形，椎体前、中或后方高度减少 25% ~ 40%。

3 级：椎体严重变形，椎体前、中或后方高度减少 40%。

（五）骨密度评定

骨密度的评定方法有很多种，包括双能 X 线检查、QCT 骨密度测量法、超声波骨密度测量法、X 线平片评定法等。WHO 将骨质疏松的诊断标准定为低于标准 2.5 个标准差以上。骨密度每下降 1 个标准差，发生骨折的风险将倍增。

（六）体质评定

体重与骨质疏松有相关性，体重高的人群患骨质疏松症的比例较体重低的低，身高与体重相关。

四、物理因子治疗

（一）治疗原则

缓解疼痛，增加骨量，增强肌力，改善运动能力，增加钙的摄入量，促进钙吸收，预防及减少骨折。

（二）治疗方法

1. **直流电钙离子导入疗法** 采用 2%～5% 氯化钙全身法直流电钙离子导入，补充钙量，每次 30 分钟，1 次/日，10～20 次为 1 个疗程。

2. **脉冲电磁场疗法** 可以促进成骨细胞中钙离子的内流，使成骨作用显著增强，从而改善骨代谢功能，同时加速骨组织的生长，提高骨矿含量和骨密度，治疗骨质疏松。文献研究报道，脉冲电磁场疗法成骨效应明显者频率集中在 75Hz 以下。对正弦电磁场影响骨重建的研究发现，15～35Hz 范围、5～10mT 出现最有效的成骨能力，低于 15Hz 正弦磁场信号的成骨能力明显下降。具体操作时，将磁片并置或对置在治疗区域，刺激强度以患者耐受为宜，每次 30 分钟，1 次/日，15～20 次为 1 个疗程。

3. **低频电疗法** 临床常选择经皮电神经刺激（TENS）疗法和神经肌肉电刺激（NMES）疗法。操作时，将电极并置或对置在治疗区域，刺激强度以患者耐受为宜，每次 30 分钟，1 次/日，7～10 次为 1 个疗程。如有金属内固定物，电极的放置应尽量远离局部金属内固定物区域。

4. **中频电疗法** 临床常用干扰电疗法。操作时应将病变部位置于电极交叉中心，刺激强度以患者耐受为宜，每次 30 分钟，1 次/日，7～10 次为 1 个疗程。

5. **高频电疗法** 用短波和超短波法治疗时，将电极置于关节两侧，选择微热量，每次 10～15 分钟，1 次/日，7～10 次为 1 个疗程。用微波治疗时，将辐射器置于关节病变处照射，每次 20～30 分钟，1 次/日，7～10 次为 1 个疗程。

6. **超声波疗法** 常使用接触移动法，0.5～1W，压痛点局部固定和周围小范围缓慢移动。每次 5～10 分钟，1 次/日，7～10 次为 1 个疗程。疼痛期可利用超声波进行药物透入，常用非甾体类药物如酮洛芬和扶他林。

7. **紫外线疗法** 采用无红斑量紫外线全身照射，可预防及治疗骨质疏松。

（三）预防

骨质疏松常给患者生活带来极大的不便和痛苦，治疗收效很慢，一旦骨折又可危及生命，因此，要特别强调落实三级预防。

1. 一级预防　应从儿童、青少年做起，如注意合理膳食营养，多食用含钙、磷高的食品，如鱼、虾、牛奶、乳制品、骨头汤、鸡蛋、豆类、杂粮、绿叶蔬菜等。坚持科学的生活方式，如坚持体育锻炼，多接受日光浴，不吸烟，不饮酒，少喝咖啡、浓茶及含碳酸饮料，少吃糖及食盐，动物蛋白也不宜摄入过多，晚婚、少育，哺乳期不宜过长。尽可能保存体内钙质，丰富钙库，将骨峰值提高到最大值是预防生命后期骨质疏松的最佳措施。对有遗传基因的高危人群，应重点随访，早期防治。

2. 二级预防　人到中年，尤其妇女绝经后，骨丢失加速进行。此时期应每年进行一次骨密度检查，对快速减少骨量的人群，应及早采取防治对策。近年来，欧美各国多数学者主张在妇女绝经后 3 年内即开始长期雌激素替代治疗，同时坚持长期预防性补钙，以安全、有效地预防骨质疏松。

3. 三级预防　对退行性骨质疏松患者应积极进行抑制骨吸收（雌激素、CT、Ca）、促进骨形成（活性维生素 D）的药物治疗，还应加强防摔、防颠等措施。对中老年骨折患者应积极手术，实行坚强内固定，早期活动，给予理疗、营养、补钙，以遏制骨丢失，提高免疫功能及整体素质等。

项目三　慢性盆腔炎的物理因子治疗

一、概述

（一）概念

女性内生殖器及其周围的结缔组织、盆腔腹膜发生炎症时称盆腔炎。盆腔炎分急性和慢性两类，是妇科常见疾病，生育期妇女多见。急性盆腔炎的病程可迁延及反复发作，造成慢性盆腔炎；但是慢性盆腔炎亦可无急性盆腔炎症病史过程，如沙眼衣原体感染所致输卵管炎。慢性盆腔炎病情较顽固，可导致月经紊乱、白带增多、腰腹疼痛及不孕等。

（二）病因

1. 免疫因素　自然防御功能遭到破坏，或机体免疫功能下降、内分泌发生变化或外源性致病菌侵入，可导致炎症的发生。

2. 产后、流产后及妇科手术后感染　如刮宫术、输卵管通液术、子宫输卵管造影术、宫腔镜检查、人工流产等各种对盆腔有一定损害的手术及侵入性检查，或没有严格遵守无菌原则，可引起生殖道黏膜损伤、出血、坏死，导致下生殖道内源性菌群的病原体上行感染。

3. **经期卫生不良**　不注意经期卫生，如使用不洁的卫生巾和护垫、经期盆浴、经期性交等均可使病原体侵入而引起炎症。

4. **邻近器官的炎症直接蔓延**　最常见的是阑尾炎、腹膜炎。由于阑尾及腹膜与女性内生殖器官毗邻，炎症可以通过直接蔓延，引起盆腔炎症；患慢性宫颈炎时，炎症也可通过淋巴循环，引起盆腔结缔组织炎。

5. **其他**　慢性盆腔炎的急性发作等。

二、功能障碍特点

（一）临床表现

1. 症状

（1）慢性盆腔痛：慢性炎症形成的瘢痕粘连及盆腔充血，常引起下腹部坠胀、疼痛、腰骶部酸痛。常在劳累、长时间站立、性交后及月经前后加剧，重者影响工作。

（2）不孕及异位妊娠：输卵管粘连阻塞可致不孕和异位妊娠。急性盆腔炎后不孕发生率为20%～30%。随着病情的发展，不孕率呈现上升趋势。

（3）月经异常：子宫内膜炎常有白带增多、月经紊乱、经血量多、痛经、性感不快等表现；盆腔瘀血可致经量增多；卵巢功能损害时可致月经失调。

（4）全身症状：多不明显，有时仅有低热，易感疲倦。由于病程时间较长，部分患者可出现神经衰弱症状，如精神不振、周身不适、失眠等。当患者抵抗力差时，易有急性或亚急性发作。

2. 体征　一般体征：子宫多后倾、活动受限或粘连固定；或输卵管增粗压痛；或触及囊性包块；或子宫旁有片状增厚、压痛等。

（1）若为子宫内膜炎，子宫可增大、有压痛；若为输卵管炎，则在子宫一侧或两侧触到呈索条状的增粗输卵管，并有轻度压痛。

（2）若为输卵管积水或输卵管卵巢囊肿，则在盆腔一侧或两侧触及囊性肿物，活动多受限。

（3）若为盆腔结缔组织炎时，子宫常呈后倾后屈，活动受限或粘连固定，子宫一侧或两侧有片状增厚、压痛，宫骶韧带常增粗、变硬，有触痛。

3. 分类　盆腔炎的范围主要局限于输卵管、卵巢和盆腔结缔组织，常见以下类型。

（1）输卵管炎：是盆腔炎中最为常见的。输卵管黏膜与间质因炎症破坏，使输卵管增粗、纤维化而呈条索状，进而使卵巢、输卵管与周围器官粘连，形成质硬而固定的肿块。

（2）输卵管积水与输卵管卵巢囊肿：输卵管发炎后，伞端粘连闭锁，管壁渗出浆液性液体，潴溜于管腔内形成输卵管积水。输卵管积脓的脓液吸收后，也可形成输卵管积水；如果同时累及卵巢则形成输卵管卵巢囊肿。

（3）慢性盆腔结缔组织炎：炎症蔓延到宫旁结缔组织和子宫骶韧带处最多见。局部组织增厚、变硬，向外呈扇形散开，直达盆壁，子宫固定不动或被牵向患侧。

（二）检查

1. B超检查　B超及腹腔镜检查有助于鉴别诊断。

2. 子宫输卵管碘油造影　可以显示输卵管阻塞的情况，包括阻塞的部位和程度，有利于对症治疗。

3. 组织病理学检查　镜下可见被检组织大量炎性增生。

4. 其他检查　血常规检查、阴道分泌物检查、肿瘤标记物检查、聚合酶链反应检测。另外，阴道镜、腹腔镜检查也有利于诊断慢性盆腔炎。

（三）诊断与鉴别诊断

慢性盆腔炎根据病史、症状和妇科相关检查，一般即可做出诊断。但是有时患者自觉症状较多，而无明显盆腔炎病史及阳性体征，此时应该更加慎重诊断。

1. 子宫内膜异位症　主要表现为继发渐进性痛经，伴月经失调或不孕。若在子宫后壁、子宫骶骨韧带、后陷凹处有触痛性结节，即可诊断。此外，慢性盆腔炎久治无效者，应考虑有内膜异位症的可能。

2. 卵巢囊肿　与输卵管卵巢囊肿相鉴别，输卵管卵巢囊肿除有盆腔炎病史外，肿块呈腊肠形，囊壁较薄，周围有粘连；而卵巢囊肿一般以圆形或椭圆形较多，周围无粘连，活动自如。

3. 卵巢癌　附件炎性包块与周围粘连，不活动，有时易与卵巢癌相混淆，慢性炎性包块多为囊性；而卵巢癌包块多为实性，较硬，表面不规则，子宫直肠窝可扪及质硬的结节，常有腹水，患者一般情况较差，B型超声检查有助于鉴别。诊断有困难时，可借助于腹腔镜检查或病理活体组织检查。

4. 陈旧性宫外孕　多有闭经史及阴道流血，偏于患侧下腹痛，妇科检查子宫旁有粘连的包块、触痛，腹腔镜检查有助于诊断。

5. 结核性盆腔炎　也是慢性疾病，多有其他脏器的结核史，腹痛常为持续性，偶有闭经史，常有子宫内膜结核，腹胀，偶有腹部包块。X线检查下腹部可见钙化灶，包块位置较慢性盆腔炎高。腹腔镜检查活检可明确诊断。

三、物理因子治疗

（一）治疗原则

1. 一般治疗　增强患者治疗的信心，增加营养，锻炼身体，注意劳逸结合，提高机体抵抗力。避免再次感染或感染范围扩散。

2. 物理疗法　温热能促进盆腔局部血液循环，改善组织营养状态，提高新陈代谢，有利于炎症的吸收和消退；同时配合相关的药物治疗，可促进机体对药物的吸收和利用。临床常用短波、超短波、微波、激光、离子透入（可加入各种药物如青霉素、链霉素等）等疗法。

3. 抗菌药物治疗　长期或反复多种抗菌药物的联合治疗有时并无显著疗效，但是对于年轻需保留生育功能或急性发作者可以应用，最好同时采用抗衣原体或支原体的药物。

4. 其他药物治疗　应用抗菌药物的同时，也可采用糜蛋白酶或玻璃酸酶（透明质酸酶）肌内注射，隔天1次，7～10次为1个疗程，有利于粘连分解和炎症的吸收。个别患者局部或全身出现变态反应时应停药。在某些情况下，抗生素与地塞米松可同时应用，口服地塞米松，每天3次，停药前注意地塞米松应逐渐减量。

5. 手术治疗　一些慢性盆腔炎患者，由于长期的炎症刺激，导致器官周围粘连，抗炎药物已经不容易进入，致使病情反复发作时，可采用手术治疗。

（二）治疗方法

治疗目的是改善盆腔血液循环，促进炎性物质吸收。

1. 高频电疗法　常用的有短波、超短波和微波疗法，通过高频电流的深部透热作用，改善神经、血管等组织的血液循环，促进功能恢复。短波或超短波的非热效应对急性炎症有良好的治疗作用，对亚急性、慢性炎症采用微热量或温热量同样可以起到促进炎症消散、吸收的作用。用短波和超短波治疗时，电极对置于耻骨与腰骶部，急性期用无热量，炎症好转后改用微热量，每次10～15分钟，1次/日，7～10次为1个疗程。用微波治疗时，将辐射器置于下腹部照射，每次20～30分钟，1次/日，7～10次为1个疗程。

2. 音频电疗法或调制中频电疗法　有明显促进局部血液和淋巴循环的作用，可使皮肤温度上升，小动脉和毛细血管扩张，开放的毛细血管数目增多等，有利于炎症的吸收，适用于后遗症期粘连增厚明显者。

3. 直流电离子导入疗法　临床上常以此疗法镇痛、止痒、软化瘢痕、消肿、促进组织再生、改善中枢和周围神经功能等，慢性盆腔炎常采用下腹部导入碘离子的方法治疗。

4. 紫外线疗法　红斑量照射下腹部与腰骶部，适用于慢性盆腔炎急性期，有助于炎性物质的吸收。一般照射从3～4MED开始，以后根据病情斟酌增减剂量，每日或隔日照射1次，10～15次为1个疗程。

5. 磁疗法　临床常采用敷磁法、电磁疗法或低频脉冲磁场疗法作用于相关穴位或下腹部与腰骶部病变区，每次20分钟，1次/日，7～10次为1个疗程。

6. 石蜡疗法　临床常将蜡饼或蜡袋置于下腹部和腰骶部，40～45℃。

7. 红外线疗法　红外线照射下腹部，距离20～30cm，每次20～30分钟，1次/日，7～10次为1个疗程。

8. 超声波疗法　临床常用接触移动法治疗下腹部与腰骶部病变区，0.8～1.5W/cm²，每次 5 ～ 10 分钟，1 次 / 日，7 ～ 10 次为 1 个疗程。

（三）预防与调护

1. 注意劳逸结合　要劳逸结合，适当地学一些强身体操，如太极拳、太极剑等，以促进康复。同时还要注意避孕，节制性生活，以减少人流手术及其他对宫腔创伤的机会，防止细菌再次侵入而加重病情。

2. 注意饮食调理　患者宜食用高蛋白、高维生素的营养饮食，包括瘦肉、猪肝、豆腐、鸡肉、水果、蔬菜等。烟、酒、浓茶等辛辣刺激性食物，则应严格禁止食用。局部热敷可以促进炎症吸收，加快血液循环，缓解组织粘连，改善局部营养，故每天可用温热物品热敷小腹部。在家中可用热水袋、电子取暖器等，也可用粗盐炒热用布包后进行热敷。

项目四　压疮的物理因子治疗

一、概述

（一）概念

压疮（pressure sores）又名褥疮，是指局部皮肤长期受压或受摩擦力与剪切力引起血流受阻，造成受力部位的皮肤和皮下组织局部缺血、组织坏死和溃疡形成。压疮常位于骨突出部位，如骶尾部、足跟、坐骨结节、股骨大转子等，多见于瘫痪、术后、昏迷、老年体弱等长期卧床患者。压疮常有并发感染的风险，影响患者早期康复训练，甚至可因继发感染而危及生命。

（二）病因

压疮的形成原因主要包括直接因素和间接因素两方面。直接因素有压力、摩擦力和剪切力；间接因素有运动障碍、营养不良、潮湿、年龄、发热、认知障碍等。

1. 直接因素　引起压疮最主要的原因是局部组织遭受持续性垂直压力，特别在身体骨头粗隆凸出处。如果长期卧床或坐轮椅、夹板内衬垫放置不当、石膏内不平整或有渣屑、局部长时间承受超过正常毛细血管的压迫，均可造成压疮（一般而言，皮下血管可承受的压力约为 32mmHg，若超过以上压力，局部血管便可能扭曲、变形而影响血流的通过，导致缺血）。

摩擦力作用于皮肤，易损害皮肤的角质层。当患者在床上活动或坐轮椅时，皮肤可受到床单和轮椅垫表面的逆行阻力摩擦，如皮肤被擦伤后又受到汗、尿、大便等的浸渍时，极易发生压疮。

剪力是一个作用力施于物体上后导致平行反方向的平面滑动，是由摩擦力与垂直压力相加而成。它与体位关系密切，例如平卧抬高床头时身体下滑，皮肤与床铺出现平行的摩擦力，加上皮肤垂直方向的重力，从而导致剪切力的产生，引起局部皮肤血液循环障碍而发生压疮。

2.间接因素

（1）全身营养缺乏，肌肉萎缩，受压处缺乏保护，如长期发热及恶病质等。

（2）全身营养障碍，摄入不足，出现蛋白质合成减少、负氮平衡、皮下脂肪减少，一旦受压，骨突处皮肤要承受外界压力和骨突处对皮肤的挤压力，受压处缺乏肌肉和脂肪组织的保护，引起血液循环障碍而出现压疮。

（3）皮肤经常受潮湿、摩擦等物理性刺激（如石膏绷带和夹板使用不当、大小便失禁、床单皱褶不平、床上有碎屑等），使皮肤抵抗力降低而出现压疮。

二、功能障碍特点

（一）临床表现

压疮多发生于无肌肉包裹或肌肉层较薄、缺乏脂肪组织保护又经常受压的骨突处。

1.仰卧位　好发于枕骨粗隆、肩胛部、肘、脊椎体隆突处、骶尾部、足跟。

2.侧卧位　好发于耳部、肩峰、肘部、肋骨、髋部，以及膝关节的内、外侧，内、外踝。

3.俯卧位　好发于耳部、颊部、肩部、女性乳房、男性生殖器、髂嵴、膝部、脚趾。

（二）分期

根据欧洲压疮顾问小组（EPUAP）和美国国家压疮顾问小组（NPUAP）的压疮分级系统，将压疮分为以下几期。

1.Ⅰ期压疮　红斑期。局部皮肤受压后出现潮红，皮肤完整，可有疼痛、麻木，指压不褪色并有硬肿感，红斑短时间内不消退。

2.Ⅱ期压疮　真皮层部分缺损期。局部皮肤进一步受压呈紫红色，表皮下渗出，出现完整的或破溃的血清性水泡。此时水泡易破溃露出创面，表现为浅表开放的粉红色创面，增加感染的机会。

3.Ⅲ期压疮　全皮层缺损期。受压部位皮肤全层破损，可见皮下脂肪，出现脓性分泌物，但没有骨骼、肌腱或肌肉暴露，未涉及深层组织。

4.Ⅳ期压疮　组织全层缺损期。全皮层缺损，伴有骨骼、肌腱或肌肉的暴露。伤口可能会部分覆盖腐肉或焦痂，常有窦道形成。Ⅳ期压疮可深及肌肉和（或）支撑组织（如筋膜、肌腱或关节囊），可以直接看见或触及骨或肌腱，有时伴有骨髓炎。

5.可疑深部组织损伤　深度未知。局部皮肤完整，但皮肤出现局部紫色或黑紫色，或形成充血性水泡。该区域组织出现疼痛、硬肿、糜烂、松软、变冷或发热。此期在黑色创面上形成的水泡，可能会发展为被一层薄的焦痂覆盖。由于表面有厚壁水泡或结痂覆盖，可掩盖损伤程度，容易被误认为是创面愈合现象。

　　6. 难以分期的压疮　皮肤全层或组织全层缺损，深度未知。缺损深及组织全层，但溃疡的实际深度完全被创面的坏死组织和（或）焦痂所掩盖，无法确定其实际深度，除非彻底清除坏死组织和（或）焦痂后才能测量伤口真正的深度，否则无法分期。但足跟部固定的焦痂（干燥、附着紧密、完整且无红肿或波动性）相当于"机体天然的（生物的）遮盖物"，不应该被清除。

　　（三）测量

　　一般使用厘米为单位的标尺，测量压疮伤口的最长径和最宽径的垂直线，可算出伤口面积。用一根无菌棉签，缓慢插入伤口的最深处，以大拇指和食指固定在棉签上与创口表面平行处的点，手指不离固定处，将棉签取出，测无菌棉签顶端至手指固定处，即为伤口深度。

三、康复评定

　　压疮的康复评定有助于对创面情况的了解，为祛除病因、制订和实施相关的治疗提供科学的依据。

　　（一）压疮危险性评定

　　临床上常使用 Norton 评估（表 18-1）和 Braden 评估（表 18-2），部分患者还需进行营养和疼痛评估。

　　1. Norton 评估　见表 18-1。

表 18-1　Norton 评估

参数	身体状况				精神状况				活动能力				灵活程度				失禁情况			
结果	好	一般	不好	极差	思维敏捷	无动于衷	不合逻辑	昏迷	可以走动	帮助下可以走动	坐轮椅	卧床	行动自如	轻微受限	非常受限	不能活动	无失禁	偶有失禁	常常失禁	完全大小便失禁
分数	4	3	2	1	4	3	2	1	4	3	2	1	4	3	2	1	4	3	2	1
得分																				

评分 ≤ 14 分，则患者有发生压疮的危险，建议采取预防措施。

2. Braden 评估　见表 18-2。

表 18-2　Braden 评估

项目	1分	2分	3分	4分
感觉	完全受限	非常受限	轻度受限	未受损
潮湿	持续潮湿	潮湿	有时潮湿	很少潮湿
活动力	限制卧床	可以坐椅子	偶尔行走	经常行走
移动力	完全无法移动	严重受限	轻度受限	未受限
营养	非常差	可能不足够	足够	非常好
摩擦力和剪切力	有问题	有潜在问题	无明显问题	
得分				

评分 ≤ 18 分，提示患者有发生压疮的危险，建议采取预防措施。

（二）营养评定

压疮的营养评定包括体重、体重指数（BMI）、三头肌皮肤皱褶厚度（TSF）和上臂肌围（AMC）。营养评定甚为关键，只有了解并积极改善全身营养状况，才能治愈压疮。尤其是患者蛋白丢失严重，加之伤口感染，全身抵抗力下降，如果只考虑清理伤口和使用抗生素，则很难治愈压疮。

（三）疼痛评定

临床常用的疼痛评定方法有视觉模拟评分法、数字疼痛评分法、口述分级评分法、麦吉尔（McGill）疼痛调查表。

四、物理因子治疗

（一）治疗原则

压疮的治疗首先应明确并去除产生压疮的原因，其次给予正确的局部和全身治疗。

1. 全身治疗　以抗生素治疗感染；积极治疗原发病；加强营养，纠正贫血或低蛋白血症等。

2. 局部治疗　包括局部清创换药、物理因子治疗、抗感染治疗、手术治疗等。

（二）治疗方法

物理因子治疗是压疮治疗中较为有效和常用的方法，可以明显促进伤口愈合。常用的物理因子治疗有电刺激疗法、超声波疗法、光疗法等。

1. 低强度直流电疗法　其杀菌作用能刺激慢性创伤愈合。应用直流电导入各种药物治疗压疮，亦具有一定疗效。如导入中药制剂、维生素类药物、镇痛药、抗生素等，有利于创口愈合。

2. 低频电疗法　在压疮的治疗中，常选择经皮电神经刺激（TENS）疗法。操作时，将电极并置或对置在治疗区域，刺激强度以患者耐受为宜，每次 30 分钟，1 次 / 日，7 ～ 10 次为 1 个疗程。

3. 超声波疗法　3MHz 的超声波用于治疗表浅创口，1MHz 的超声波用于治疗深部创口。对急性感染性创口或伴发骨髓炎时，应慎用或禁用超声波疗法。

4. 紫外线疗法　小剂量紫外线可促进组织再生，改善局部血运，一般用于压疮早期或清洁新鲜的伤口。而较大剂量紫外线可使溃疡面分泌物和坏死组织脱落，同时还有一定的杀菌作用。但紫外线不应用于极易受伤的皮肤或创口周围组织严重水肿的患者。临床常用于治疗 III ～ IV 期，可采用波长 253.7nm 冷光源紫外线，进行中心重叠照射，隔日 1 次。

5. 红外线疗法　将红外线灯置于压疮部位照射，照射距离 30 ～ 40cm，选择温热量，每次 20 ～ 30 分钟，1 次 / 日，7 ～ 10 次为 1 个疗程。但对于感染性或渗出性伤口不宜使用红外线疗法。

6. 激光疗法　临床常采用 He-Ne 激光，输出功率 $2mW/cm^2$，创面分点照射；或采用半导体激光疗法。

7. 超短波疗法　临床上一般采用脉冲式超短波治疗仪，选择微热量，电极与皮肤间隙为 1cm，每次 20 分钟，每日 1 次。

8. 漩涡浴疗法　能清洗含黏稠渗出物、腐败或坏死组织的压疮。但是，如果压疮是清洁的则不宜采用本法，因为水的振动可能会造成再生组织的损伤。

（三）预防与调护

1. 床铺要松软平整，尽可能地经常改换卧床患者的体位，帮助患者翻身，一般每 2 ～ 3 小时翻身一次，必要时每 1 小时翻身一次，最长不超过 4 小时。翻身动作要轻柔，避免推、拖、拉等，以防止擦伤皮肤。

2. 经常检查患者骨骼突出处及受压部位，定期按摩全背或受压处，按摩时自上而下，压力由轻到重，再由重到轻，切勿擦伤皮肤。受压局部要垫气圈、棉圈、海绵垫等。

3. 对于大小便失禁的患者要及时更换尿垫，注意保持皮肤和被褥的干燥、清洁。

4. 对使用夹板或者其他矫形器械的患者，应加上松软的衬垫，观察患者反应，随时调节夹板或器械松紧。

5. 卧床患者不可使用掉瓷的便盆。使用便盆时应协助患者抬高臀部，防止局部皮肤擦伤，同时臀部与便器间应垫软纸、海绵或棉垫。

6. 鼓励患者进食，保证充足的营养。饮食要有足够的蛋白质、维生素和热量，并选择容易消化的食物。注意每日摄入适量的水果和蔬菜。

7. 平时注意多活动身体。有活动能力的老人，不要睡卧过多；不能单独行动者，应在他人帮助下适度活动；因病卧床者，一旦病情许可，应尽早离床。

8.要经常用温水洗浴、擦背，保持患者皮肤清洁，促进血液循环。

项目五　佝偻病的物理因子治疗

一、概述

（一）概念

佝偻病即维生素 D 缺乏性佝偻病，是由于婴幼儿、儿童、青少年体内维生素 D 不足，引起钙、磷代谢紊乱，从而产生的一种以骨骼病变为特征的全身、慢性、营养性疾病。佝偻病主要的特征是生长的长骨干骺端软骨板和骨组织钙化不全，维生素 D 不足，使成熟骨钙化不全。本病高危人群是 2 岁以内（尤其是 3～18 个月）的婴幼儿，可以通过摄入充足的维生素 D 来预防。近年来，重度佝偻病的发病率逐年降低，但是北方佝偻病患病率高于南方，轻、中度佝偻病发病率仍较高。本病可以在体检时发现，也可能首发即表现为低钙惊厥、生长迟缓、萎靡、易激惹，婴儿期易发生呼吸道感染。

（二）病因

1.围生期维生素 D 不足　研究指出，虽然母亲孕后期每日补充 400IU 的维生素 D，对于足月儿血循环中 25-OH-D_3 的影响很小，但是与孕期规律补充的母亲相比，未补充者，新生儿的维生素 D 很快就降至缺乏水平，早产、双胎更易于贮存不足。

2.日照不足　城市生活中高大建筑阻挡日光照射、大气污染、寒冷的冬季日照短而紫外线较弱、没有充足时间的室外活动，或者室外活动时皮肤暴露少等因素都可影响内源性维生素 D 的生成。

3.生长速度快　如因低体重、早产、双胎、疾病等，婴儿恢复健康后，生长发育相对较快，需要维生素 D 多，但体内贮存的维生素 D 不足，易发生佝偻病。

4.食物中补充维生素 D 不足　因天然食物中含维生素 D 少，婴儿若纯母乳喂养，加之没有充足的户外活动，如不补充维生素 D，容易罹患佝偻病。

5.疾病和药物影响　胃肠道或肝胆疾病可影响维生素 D 的吸收，如婴儿肝炎综合征、慢性腹泻等，肝、肾严重损害可致维生素 D 羟化障碍，1,25-OH$_2$-D_3 生成不足而引起佝偻病。长期服用抗惊厥药物可使体内维生素 D 生成不足，如苯妥英钠、苯巴比妥，可刺激肝细胞微粒体的氧化酶系统活性增加，使维生素 D 和 25-OH-D_3 加速分解为无活性的代谢产物。糖皮质激素有对抗维生素 D 对钙的转运作用。

二、功能障碍特点

（一）临床表现

佝偻病多见于婴幼儿，特别是 3～18 月龄。主要表现为生长最快部位的骨骼改变，并可影响肌肉发育及神经兴奋性的改变。年龄不同，临床表现不同。本病在临床上可分以下几期。

1. 初期（早期） 见于 6 个月以内，特别是 3 个月以内的婴儿。多有神经兴奋性增高的表现，如易激惹、烦闹、多汗、枕秃等。此期常无骨骼病变，骨骼 X 线可正常，或钙化带稍模糊；血清 25-OH-D$_3$ 下降，甲状旁腺激素（PTH）升高，血钙下降，血磷降低，碱性磷酸酶正常或稍高。

2. 活动期（激期） 当病情继续加重，出现 PTH 功能亢进和钙、磷代谢失常的典型骨骼改变。6 个月以内婴儿佝偻病以颅骨改变为主，前囟边缘软，颅骨薄，轻按有"乒乓球"样感觉。6 个月以后，骨缝周围亦可有乒乓球样感觉，但额骨和顶骨中心部分常常逐渐增厚，至 7～8 个月时，头变成"方颅"，头围也较正常增大。骨骺端因骨样组织堆积而膨大，沿肋骨方向于肋骨与肋软骨交界处可触及圆形隆起，从上至下如串珠样突起，以第 7～10 肋骨最明显，称佝偻病串珠；严重者，在手腕、足踝部亦可形成钝圆形环状隆起，称手、足镯。1 岁左右的小儿可见到胸骨和邻近的软骨向前突起，形成"鸡胸样"畸形；严重佝偻病小儿胸廓的下缘形成一水平凹陷，即肋膈沟或郝氏沟。

患儿会坐与站立后，因韧带松弛可致脊柱畸形。由于骨质软化与肌肉关节松弛，1 岁后，开始站立与行走后双下肢负重，可出现股骨、胫骨、腓骨弯曲，形成严重膝内翻（"O"形）或膝外翻（"X"形）样下肢畸形。因为严重低血磷，使肌肉糖代谢障碍，全身肌肉松弛，肌张力降低和肌力减弱。

此期血生化检查除血清钙稍低外，其余指标改变较显著。X 线显示长骨钙化带消失，干骺端呈毛刷样、杯口状改变；骨质稀疏，骨皮质变薄；可有骨干弯曲畸形或青枝骨折，骨折可无临床症状。

3. 恢复期 以上任何期经治疗或日光照射后，临床症状和体征逐渐减轻或消失，即进入恢复期。血钙、磷逐渐恢复正常，碱性磷酸酶需 1～2 个月降至正常水平。治疗 2～3 周后骨骼 X 线有所改善，出现不规则的钙化线，以后钙化带致密增厚，逐渐恢复正常。

4. 后遗症期 多见于 2 岁以后的儿童。因婴幼儿期严重佝偻病，残留不同程度的骨骼畸形，如 O 形腿、X 形腿、鸡胸等。无任何临床症状，血生化检查正常，X 线检查骨骼干骺端病变消失。

（二）鉴别诊断

本病早期神经兴奋性增高的症状无特异性，需与如下疾病鉴别：

1. **软骨营养不良** 是遗传性软骨发育障碍，出生时即可见四肢短、头大、前额突出、腰椎前凸、臀部后凸。根据特殊的体态（短肢型矮小）及骨骼 X 线可以做出诊断。

2. **低血磷抗维生素 D 佝偻病** 本病多为性连锁遗传，亦可为常染色体显性或隐性遗传，也有散发病例。病因为肾小管重吸收磷及肠道吸收磷的原发性缺陷。佝偻病的症状多发生于 1 岁以后，因而 2 ～ 3 岁后仍有活动性佝偻病表现；血钙多正常，血磷明显降低，尿磷增加。对用一般治疗剂量维生素 D 治疗佝偻病无效时应与本病鉴别。

3. **远端肾小管性酸中毒** 为远曲小管泌氢不足，从尿中丢失大量钠、钾、钙，继发甲状旁腺功能亢进，骨质脱钙，出现佝偻病体征。患儿骨骼畸形显著，身材矮小，有代谢性酸中毒，多尿，碱性尿，除低血钙、低血磷之外，血钾亦低，血氨升高，并常有低血钾症状。

4. **维生素 D 依赖性佝偻病** 为常染色体隐性遗传，可分为两型：I 型为肾脏 1α - 羟化酶缺陷，使 $25\text{-}OH\text{-}D_3$ 转变为 $1,25\text{-}OH_2\text{-}D_3$ 发生障碍，血中 $25\text{-}OH\text{-}D_3$ 浓度正常；II 型为靶器官受体缺陷，血中 $1,25\text{-}OH_2\text{-}D_3$ 浓度升高。两型临床均有严重的佝偻病体征，低钙血症、低磷血症，碱性磷酸酶明显升高及继发性甲状旁腺功能亢进。I 型患儿可有高氨基酸尿症，II 型患儿重要特征为脱发。

5. **肾性佝偻病** 由于先天或后天原因所致的慢性肾功能障碍，导致钙磷代谢紊乱，血钙低，血磷高，甲状旁腺继发性功能亢进，骨质普遍脱钙，骨骼呈佝偻病改变。多于幼儿后期症状逐渐明显，形成侏儒状态。

三、物理因子治疗

（一）治疗原则

1. 目的在于控制活动期，防止骨骼畸形。治疗的原则应根据需要补充钙和维生素 D，口服维生素 D 一般剂量为每日 2000 ～ 4000IU，或 $1,25\text{-}OH_2\text{-}D_3$ 0.5 ～ 2.0μg，1 个月后改为预防量每日 400IU。大剂量治疗应有严格的适应证。当重症佝偻病有并发症或无法口服者可大剂量肌内注射维生素 D，3 个月后改为预防量。治疗 1 个月后应复查，如临床表现、血生化与骨骼 X 线改变无恢复征象，应与抗维生素 D 佝偻病相鉴别。

2. 中国营养学会推荐我国儿童每日膳食钙供给量 0 ～ 6 个月为 300mg，7 ～ 12 个月为 400mg，1 ～ 3 岁为 600mg。只要母乳充足或摄入足够的配方奶，即可满足婴幼儿的钙营养。佝偻病的治疗一般无需补钙，除非并发手足搐搦症等低钙表现。

3. 除采用维生素 D 治疗外，应注意加强营养，保证足够奶量，及时添加转乳期食品，坚持每日户外活动。

4. 对已有骨骼畸形的后遗症期患儿应加强体格锻炼，可采用主动或被动运动的方法矫正。对于有维生素 D 缺乏性佝偻病的高危因素时，患儿在生长发育过程中，应避免过早的承力性运动（如避免过早练习坐、站、扶腋下蹦跳等）。如已经出现下肢畸形可做肌肉按摩（O形腿按摩外侧肌、X形腿按摩内侧肌），增加肌张力，以纠正畸形。严重骨骼畸形可考虑外科手术矫治。

（二）治疗方法

佝偻病常用的物理因子治疗有日光浴疗法和紫外线疗法等。

1. 日光浴疗法　日光中的紫外线可使皮肤内的固醇类物质转变成维生素 D，而红外线可使皮肤温暖，使血管舒张，促进血液循环，增强全身新陈代谢。日光浴疗法的剂量必须严格掌握，应根据当地的日光照射热量分钟数来控制该疗法的剂量。

2. 紫外线疗法　波长在 272 ～ 297nm 的紫外线以亚红斑量照射皮肤，可使人体皮肤内的 7- 脱氢胆固醇变为胆钙化醇，再经肝和肾的羟化作用而转化为维生素 D_3，而维生素 D_3 可促进肠道对钙磷的吸收和肾小管对钙磷的重吸收，保持血液中钙磷比例的平衡。

（三）预防

维生素 D 缺乏性佝偻病是可预防的疾病，如果婴幼儿有足够的户外活动时间，可以预防发病。因此，确保儿童每日获得维生素 D400IU 是预防和治疗的关键。

1. 母乳喂养或者部分母乳喂养的足月婴儿，应在生后 2 周开始补充维生素 D，每日 400IU；早产儿、低出生体重儿、双胎儿生后 1 周开始补充维生素 D，每日 800IU。以上患儿均补充至 2 岁。如果生长速度快，即便夏季阳光充足时，也不宜减量或停用维生素 D。一般可不加服钙剂，但乳类摄入不足和营养欠佳时可适当补充微量营养素和钙剂。

2. 非母乳喂养的婴儿、每日奶量摄入小于 1000mL 的儿童，应当补充维生素 D，每日 400IU。

3. 青少年摄入量维生素 D 达不到每日 400IU 者，如奶制品摄入不足、鸡蛋或强化维生素 D 食物摄入少，应当每日补充维生素 D 400IU。

学习小结

　　本模块的主要内容是其他常见疾病的物理因子治疗，包括冠心病、骨质疏松、慢性盆腔炎、压疮和佝偻病 5 种疾病的概述（概念、病因、分型分类等）、功能障碍特点、康复评定和物理因子治疗。重点掌握物理因子治疗在各种疾病康复治疗中的应用。通过本模块的学习，熟悉 5 种疾病的概念、病因，了解 5 种疾病的康复评定，为下一步学习临床康复课程奠定基础。这些疾病病情复杂、功能障碍特点各异，治疗时需要多种康复治疗综合运用。

复习思考

一、以下每一道考题有 A、B、C、D、E 五个备选答案，请从中选择一个最佳答案

1. 冠心病 I 期康复的目标不包括（　　　）

   A. 按正常节奏连续行走 100～200m 而无症状和体征

   B. 运动能力达到 2～3METs

   C. 理解冠心病危险因素及注意事项

   D. 恢复一般日常生活活动能力

   E. 心理上适应疾病的发作和处理生活中的相关问题

2. 压疮 I 期又称为（　　　）

   A. 瘀血红润期　　　　　　　B. 炎性侵润期

   C. 浅度溃疡期　　　　　　　D. 深度溃疡期

3. 骨质疏松的临床表现不包括（　　　）

   A. 疼痛　　　　　　B. 肿胀　　　　　　C. 骨折

   D. 身长缩短　　　　E. 驼背

4. 儿童佝偻病进行康复治疗时，下列叙述错误的是（　　　）

   A. 日光浴疗法　　　　B. 紫外线疗法　　　　C. 体位矫形

   D. 按摩疗法　　　　　E. 蓝紫光疗法

5. 关于盆腔炎性疾病的临床表现，下列叙述正确的是（　　　）

   A. 患者均出现腹痛

   B. 月经通常没有改变

   C. 均出现阴道分泌物增加

   D. 均有发热

   E. 可出现消化系统症状，如呕吐、腹泻

二、多选题

1. 骨质疏松的物理因子治疗方法包括（　　　）

   A. 电疗法　　　　　　B. 超声波疗法　　　　C. 磁疗法

   D. 冲击波疗法　　　　E. 光疗法

2. 压疮最常见的部位是（　　　）

   A. 坐骨　　　　　　B. 骶骨　　　　　　C. 足跟

   D. 膝盖　　　　　　E. 股骨大转子

3. 佝偻病的主要病因包括（　　　）

   A. 围生期维生素 D 摄入不足

B. 日照不足

C. 生长速度过快

D. 食物中补充维生素 D 不足

E. 婴儿肝炎综合征

三、名词解释

VAS　　佝偻病

四、简答题

1. 简述冠心病的康复分期与方法。

2. 简述骨质疏松的预防措施。

五、思考题

压疮的分期及不同分期的物理因子治疗方法是什么？

主要参考文献

［1］燕铁斌.物理治疗学［M］.2版.北京：人民卫生出版社，2013.

［2］乔志恒，华桂茹.理疗学［M］.北京：华夏出版社，2003.

［3］林成杰.物理治疗技术［M］.2版.北京：人民卫生出版社，2014.

［4］林成杰.物理治疗技术［M］.北京：人民卫生出版社，2010.

［5］燕铁斌.康复医学与技术精选习题集［M］.2版.北京：人民卫生出版社，2016.

［6］吴军.物理因子治疗技术［M］.北京：人民卫生出版社，2017.

［7］何成奇.康复医学［M］.北京：人民卫生出版社，2009.

［8］于靖.物理因子治疗［M］.北京：中国科学技术出版社，2015.

［9］金荣疆，张宏.物理治疗学［M］.北京：人民卫生出版社，2012.

［10］吴军，张维杰.物理因子治疗技术［M］.2版.北京：人民卫生出版社，2014.

［11］张维杰，刘海霞.物理因子治疗技术［M］.北京.人民卫生出版社，2016.

［12］张维杰，彭怀晴，蓝巍.物理因子治疗技术［M］.武汉：华中科技大学出版社，2012.

［13］郭新娜，汪玉萍.实用理疗技术手册［M］.5版.郑州：河南科学技术出版社，2017.

［14］励建安.临床运动疗法学［M］.北京：华夏出版社，2005.

［15］黄晓琳，燕铁斌.康复医学［M］.5版.北京：人民卫生出版社，2013.

［16］张通.神经康复治疗学［M］.北京：人民卫生出版社，2011.

［17］燕铁斌，窦祖林.实用瘫痪康复［M］.2版.北京：人民卫生出版社，2010.

［18］励建安，王彤.康复医学［M］.北京：科学出版社，2002.

［19］刘波.常用骨伤康复方案［M］.成都：四川大学出版社，2014.

［20］王玉龙.康复功能评定［M］.北京：人民卫生出版社，2008.

［21］张长杰.肌肉骨骼康复学［M］.北京：人民卫生出版社，2008.

［22］沈晓明，王卫平.儿科学［M］.7版.北京：人民卫生出版社，2005.

［23］《中国脑性瘫痪康复指南》编写委员会.小儿脑性瘫痪的定义、诊断条件及分型［J］.中国康复医学杂志，2015，30（7）：750.

［24］《中国脑性瘫痪康复指南》编写委员会.小儿脑性瘫痪的物理因子治疗［J］.中国康复医学杂志，2015，30（12）：1325-1326.

［25］何成奇，王朴.骨关节炎与骨质疏松的关系及物理治疗中的热点与争议［J］.四川大学学报（医学版），2014，45（1）：102-106.

［26］丁翔，张屹，邓桢翰，等.经皮神经电刺激治疗膝骨关节炎性疼痛的荟萃分析［J］.中国组织工程研究，2015，19（11）：1798-1804.

[27] 周宁，邵彬，陈勇，等.冲击波治疗肩周炎的单盲研究 [J].中国康复医学杂志，2009，24（6）：537-539.

[28] 张盘德，彭小文，容小川，等.体外冲击波治疗肩周炎治疗次数与镇痛效果的关系研究 [J].中国康复医学杂志，2014，33（6）：519-523.

[29] 王华军，陈均源，罗斯敏，等.糖尿病与骨关节炎相关性的 Meta 分析 [J].中国矫形外科杂志，2017，25（11）：995-998.

[30] 杨丽霞，周贤刚，杨闯，等.低频脉冲电磁场治疗骨质疏松症的 Meta 分析 [J].中国康复医学杂志，2005，20（9）：688-691.

[31] 《中华儿科杂志》编辑委员会，中华医学会儿科学分会儿童保健学组，全国佝偻病防治科研协作组.维生素 D 缺乏性佝偻病防治建议专家讨论会纪要 [J].中华儿科杂志，2008，46（3）：192-194.

[32] 中华医学会儿科学分会儿童保健学组，《中华儿科杂志》编辑委员会.儿童微量营养素缺乏防治建议 [J].中华儿科杂志，2010，48（7）：502-509.